SIEBEN EBENEN
DER EXISTENZ

SIEBEN EBENEN DER EXISTENZ

Die Philosophie der ThetaHealing® Technik

VIANNA STIBAL

Begründerin der ThetaHealing® Technik

W PUBLISHING

www.w-cooperation.ch

Bibliografische Information der Deutschen Nationalbibliothek: Die Deutsche Nationalbibliothek verzeichnet diese Publikation in der Deutschen Nationalbibliografie; detaillierte bibliografische Daten sind im Internet über dnb.dnb.de abrufbar.

Herstellung:
BoD – Books on Demand, Norderstedt

Verlag:
W-Cooperations GmbH | W-Publishing | Kriessern

ISBN: 978-3-95246-102-0

Innenabbildungen: Shutterstock/Thinkstock

Erste Veröffentlichung in Englisch und Vertrieb im Vereinigten Königreich durch:

Hay House UK Ltd, Astley House, 33 Notting Hill Gate, London W11 3JQ
Tel: +44 (0)20 3675 2450; Fax: +44 (0)20 3675 2451; www.hayhouse.co.uk

Stürmt die Tore des Himmels!

Während der Sog des Lebens mich heimsucht,
knie ich, mit geducktem Kopf.
Von allen Richtungen,
von innen, von außen,
bin ich von Dunkelheit belagert.
Überflutet von dunklen Emotionen,
Fühle ich das Leiden von Angst, Zweifel und Verzweiflung.
Ich fühle die Frustration der Begrenzungen.
Ich fühle Sehnsucht und Liebe, Melancholie und Begeisterung.
Ich fühle flüchtig Freude und sie verschwindet.

Die Erkenntnis erwacht.
Die Erkenntnis des Schmerzens der Sterblichkeit,
Des Lichts, das ich bin, so kurz und flüchtig,
und von alledem würde meine Seele erlöschen.

Der Sturm des Trotzes steigt in mir hoch.
Er strahlt aus meiner Seele zurück, die Kraft baut sich auf,
und ich werde mir selbst bewusst.

Standhaft gegenüber allen Mächten die mich angreifen,
gegen alle Launen des Bösen in und um mich herum,
Im Herzen der Trostlosigkeit,
In der Dunkelheit, die mich verzehren würde,
wache ich auf und entfache mein inneres Licht.

Zum ersten Mal sehe ich, was mich festhält.
Mein Körper ist auf dieser Erde verankert,
Ich in Ketten wie Prometheus,
gehalten mit unsichtbaren Fesseln,
Kinder, geformt durch einen kleineren Gott.
Ich fange an mich, freizukämpfen,
Nagend an meinen Fesseln,
wie Fenrir der Wolf.

Ich nehme das Bittere und Süße hin.
Von jedem Teil meines Seins,
Fange ich an zu bluten,
Ich weine einen Strom gegen die Bitterkeit der Verzweiflung,
weine Tränen, die mich reinwaschen.
Ich suche nach dem Zentrum und finde das Gleichgewicht.

In der Qual des Lebens lerne ich Akzeptanz.
Ich ergebe mich vollständig und schaue hinauf.
Von meinen Knien stehe ich auf, auf meine Füße,
breche die Ketten der Angst
mit der reinen Energie der Gedanken.
Eine Explosion von blauem Licht
löst die unsichtbaren Fesseln,
frei von der Angst vor dem Tod
und angefangen von innen,
werde ich der Mikrokosmos.

Alles wird klar und ich sehe, dass ich stehe.
Im Innern der Strudel des Lebens.
Der Strudel, der mich bindet und in diesem Leben hält.
Er wirbelt um mich und über mir herum,
eine mächtige Säule, die in den Himmel führt,
und darüber hinaus in die Unendlichkeit.

Ich sammle die Kraft über mir,
von der reinen Magie.
Ich brülle, während die Kraft sich aufbaut,
gegen die Zeit, gegen den Tod, gegen die Angst und Verzweiflung
und mache sie so zur Illusion.
Ich werde Entkommen.
Ich werde frei sein
Ich *werde*
ein Wesen der verbundenen Elemente.
Ich *werde*

der Stein der Weisen, der Makrokosmos.
Ich *werde*
der Phönix aus der Asche,
aufsteigend aus diesem körperlichen Gefängnis,
den Namen des Schöpfers schreiend
mit der göttlichen Kraft Akzente setzen,
lichtdurchflutet,
und einen Sturm in Richtung des Kosmos erheben,
um die Tore des Himmels zu stürmen!

Ich werde die Tore des Himmels stürmen.
Ohne Hoffnung, werde ich die Tore ins Visier nehmen,
um mich daran zu zerbrechen,
um die Essenz meiner Seele auszugeben,
um zu bezeugen, wie sie vor mir fallen,
oder jedes Atom meines Seins explodieren zu lassen
bei meinen Bemühungen,
um mich vom Karma zu befreien,
oder aufhören zu existieren und nicht mehr zu sein.

Bewaffnet mit dem Speer meines Glaubens
steige ich über das Universum hinaus
durch unmessbaren Glanz,
um eine Barriere von Farben und Schwingungen zu erreichen,
die versucht, mir den Weg zu versperren.
Ich werde jedoch nicht abgewiesen!
Ich werde die Ebenen der Existenz!

Jede Ebene integriert sich in mir,
und mit der Kraft der Gedanken
werde ich das *Wort* ans Universum richten.
Das *Wort*, welches eine Sprachmelodie wird.
Die Sprachmelodie, ein pulsierender Klang,
eine Schwingung so mächtig, dass sie *nicht abgewiesen werden kann.*
Die Kraft dehnt sich aus, während sie die Tore bestürmt,
mit der Kraft von tausend explodierenden Sternen.

Die zeitlosen Tore fangen an zu vibrieren und zu kreischen
und explodieren in einem Ausbruch von goldenem Licht.

Dann kommt die Vibration,
die Sprachmelodie des göttlichen Klanges,
kommend vom Herzen des Himmels.
Die Sprache einer Vielzahl von Engeln
wird zu der bloßen Stimme Gottes,
die auf mich zustürmt und ich auf sie,
mit einer Stimme sprechend und eine Frage stellend.
In Tränen der Freude,
im Jubel,
öffne mich der Frage:

'Sohn,
Du bist entschlossen in dir,
über die Tore des Himmels hinauszugehen,
um das Gesicht Gottes zu berühren
und darüber hinaus zu schreiten, um eins zu sein,
mit dem Schöpfer von Allem was Ist?
Hier ist nun, was du suchst!
Horche und grüße das Alles, was Ist!
Öffne dich, kleiner Funke Gottes
und lerne die Göttlichkeit kennen!
Willkommen beim Schöpfer von Allem, was Ist.'

Ich steige in einer strahlenden, perlmuttartigen Lichtsäule,
die mich umgibt, hinauf,
Sie vervollständigt mich als Ganzes.
Ich werde Licht.
Keine Trennung mehr von der Schöpfung,
sondern ich werde zur Schöpfung selbst.

GUY STIBAL, DEZEMBER 2006

Wir alle schauen nach den Toren zum Himmel. Egal, ob wir reich oder arm, agnostisch oder religiös sind, tief in unserem Herzen hoffen wir, sie existieren – ein Portal zu einem Leben, welches über dieses hinausgeht, zu einem höheren Bewusstsein … und für die, die an Gott glauben, zu Gott.

Die Tore des Himmels sind die Barrieren, die durch unsere Überzeugungen geschaffen wurden, die uns von einem liebenden Gott trennen.

Wenn die Tore unserer Überzeugungen auseinanderbrechen, werden wir vielleicht Gott in diesem sterblichen Körper erkennen. Möglicherweise ist es, wie Meister Eckhart sagt, dass weder Gott ohne uns noch wir ohne Gott existieren.

So nehme ich auch Vianna wahr. Sie und andere, die wie sie sind, sind hier, um die Tore des Himmels zu öffnen und sie offen zu halten, so dass es keine Trennung zwischen einem liebenden Gott und uns gibt.

Die Ebenen der Existenz geben jedem von uns den Wegweiser, um die Tore des Himmels zu stürmen.

INHALT

EINFÜHRUNG

In diesem Buch werden Informationen von ThetaHealing®, einer der kraftvollsten Energieheiltechniken offenbart. ThetaHealing ist ein Meditationsprozess, bei dem wir, durch die Nutzung der Theta-Gehirnwelle körperliche, psychologische und spirituelle Heilung erschaffen. Während wir in einem reinen Theta-Geisteszustand sind, sind wir fähig, uns durch fokussiertes Gebet mit dem Schöpfer von Allem was Ist zu verbinden.

Ich lernte durch den Schöpfer von Allem was Ist, wie körperliche Heilung erschaffen wird, wie wir spirituell vorwärtsgehen und einen Weg zur Erleuchtung finden. ThetaHealing wurde geboren und bestätigte mir seine Berechtigung durch das, was ich als Spontanheilung meines Beines wahrnahm. Noch immer verstehe ich, wie wichtig diese erste Heilung und Lernerfahrung für mich war und wie sie weiterhin wichtig sein wird für die Menschen, die an dieser Arbeit interessiert sind, lange nachdem ich dieses Leben verlassen habe und zu einem höheren Ort gegangen bin. Diese Spontanheilung war der kleine Samen, der zum heiligen Baum von ThetaHealing herangewachsen ist.

Dies ist ein Begleitbuch zu meinen ersten beiden Büchern *ThetaHealing* und *ThetaHealing für Fortgeschrittene.* In *ThetaHealing* erkläre ich Schritt für Schritt die ThetaHealing-Techniken: Reading, Heilung, Glaubensarbeit, Gefühlsarbeit, Graben und Genarbeit. Ebenfalls gebe ich eine Einführung in die Ebenen der Existenz sowie weitere Informationen für Anfänger. In *ThetaHealing für Fortgeschrittene* gebe ich eine kurze Einführung in meine Erfahrungen mit jeder Ebene der Existenz und wie du diese nutzen kannst, um mit deinem Geist zu heilen. Diese beiden Bücher geben dem

Leser eine tiefgreifende Anleitung in die Glaubens-, Gefühls- und Gen-Arbeit sowie das Graben, Einsichten in die Ebenen der Existenz und die Glaubenssätze, von denen ich glaube, dass sie für das spirituelle Wachstum essenziell sind. Der Fokus dieser Bücher liegt darin, dich zu lehren, wie du auf die Heilfähigkeiten der Siebten Ebene zugreifst, indem du die bedingungslose Liebe des Schöpfers von Allem was Ist nutzt.

Dieses Buch beinhaltet nicht viele der Schritt-für-Schritt-Anleitungen, die bereits in meinen ersten Büchern mitgeteilt wurden. Es ist jedoch nötig, ein Verständnis für diese Prozesse zu erlangen, um dieses Buch vollständig nutzen zu können.

In diesem Buch werde ich dich in Dimensionen bringen, welche ich für den Anfang des Lebens halte, eine Reise, die dich am Universum vorbeiführt und dir das Konzept bietet, wodurch es in einem Theta-Zustand des Geistes möglich ist, dich mit der göttlichen Energie zu verbinden, *bevor* sie etwas in diesem Universum wird. Ich werde die Ebenen der Existenz erklären, die uns einen konzeptionellen Rahmen zum Verständnis bieten, wie und warum das Erschaffen auf körperlicher und spiritueller Ebene funktioniert, und wie sich dies in Bezug auf uns, auf allen Stufen unseres Seins verhält: mental, spirituell, seelisch, körperlich und emotional.

Es ist wichtig, das Konzept der Ebenen der Existenz zu verstehen, da dies die maßgebende philosophische Richtlinie zur Kunst des ThetaHealing ist.

Es ist interessant anzumerken, dass es viele Jahre gedauert hat, die Informationen für die Bücher über ThetaHealing, die viele Menschen heute erfreuen, zusammenzustellen. Die Inspiration für solche Dinge hängt von vielen Faktoren ab, hauptsächlich stammen die Informationen in den Büchern jedoch aus Jahren der Meditation, des Gebets, des Glaubens und der göttlichen Führung. Allein dieses Buch nahm viele Jahre des bedachten Channeling in Anspruch, das mit einem blendenden Lichtblitz anfing, als ich in Kroatien war und durch den Geburtsort von Nikola Tesla fuhr. Dieser Lichtblitz war der inspirierende Funke, welcher meine Sinne öffnete und mich später in meiner Hütte, hoch in den Bergen von Idaho, wieder besuchte. Die weiteren Informationen kamen von dir, werter Leser, da ohne deine Schwingungen der Liebe, diese Philosophie nicht gekommen wäre.

Anfangs war ich durch die Anstrengungen, durch die meine Mutter ging, motiviert dies zu tun. Meine Mutter nehme ich als großartige mediale Seelenessenz wahr, die in einer fanatischen religiösen Frau steckt, die diese Essenz nicht in sich halten kann. Ihre religiösen Glaubenssysteme stehen im Konflikt mit ihrer inneren Essenz. Viele Jahre lang bekämpfte sie ihre Intuition durch Fanatismus und Aberglaube, da sie sie als falsch, unmoralisch oder sogar böse erachtete. Nun nutzt sie sie von Zeit zu Zeit, aber durch das, was ihr beigebracht wurde, stellt sie sie immer infrage, fragt sich, ob diese wundervolle Essenz von einem dunklen Ort kommt. Hätte sie die Möglichkeit gehabt, dies als Geschenk von Gott anzusehen, wäre es ihr möglich gewesen, sie frei fließen zu lassen, uneingeschränkt wie ein emporsteigender Falke, der die Schöpfung aus den Wolken betrachtet.

Als ich fünfzehn Jahre alt war, wurde ich mir derselben übersinnlichen Essenz in mir bewusst. Im Alter von siebzehn bis siebenundzwanzig konnte ich sie überhaupt nicht kontrollieren. Erst mit einunddreißig Jahren konnte ich sie kontrollieren, statt von ihr kontrolliert zu werden. Ich lernte, wie ich mich fokussierte, und dies bedeutete, dass ich anstatt plötzlich übersinnliche Informationen von Geistern zu erhalten oder von anderen Energien verfolgt zu werden, lernte mit dem, was passierte, umzugehen. Waren die Geister negativ, sagte ich ihnen, sie sollen weggehen. Manchmal gingen sie, manchmal kamen sie auch wieder zurück. Dann lernte ich jedoch, sie ins göttliche Licht zu schicken, wo sie blieben.

Durch die Führung meines ‚Himmlischen Vaters' lernte ich, wie mir dies gelingen konnte. Eines der wichtigsten Dinge, die ich von der religiösen Seite meiner Mutter lernte, war, dass es einen Himmlischen Vater gebe, der mich liebe und mit dem ich reden könne, wann immer ich wollte. Seit ich drei Jahre alt bin, führe ich Gespräche mit ihm. Die Antworten auf meine Fragen, waren nicht immer die, die ich gerne wollte, jedoch bekam ich immer eine Antwort.

Durch die Beziehung mit meinem Himmlischen Vater wurde ich einige Jahre später den Gesetzen des Universums vorgestellt. Dies begann mit einer visionären Erfahrung, als ich das Gesetz der Wahrheit der Sechsten Ebene der Existenz in meinem Wohnzimmer traf. Dieses Gesetz zeigte mir, dass ich aufgrund meiner Glaubenssysteme in meinem Leben schwierige Situationen erschuf und *dass ich durch die Verbindung zum Göttlichen Veränderungen in mein Leben manifestieren könne.*

Dies war eine tiefgreifende Erfahrung. Der Grund, warum ich sie gemacht hatte, war, weil ich darum gebeten habe und auf irgendeiner Ebene glaubte, dass es möglich sei. Diesen Glauben hatte ich, weil mir meine Mutter als kleines Kind die Bibelgeschichte von einem Mann namens Salomon vorgelesen hatte. Salomon bat Gott um eine Sache: Weisheit. Diese Geschichte blieb mir auch als Erwachsene in Erinnerung. Ich glaubte, dass ich Gott um eine Sache bitten könnte und überlegte mir stundenlang, was diese eine Sache sein sollte.

Was würde mir helfen, mich um meine Familie kümmern zu können? Ich hatte gerade ein Geschäft eröffnet, in welchem ich übersinnliche Readings anbot, darum bat ich Gott, mir die Wahrheit zu zeigen. Könnte ich den Menschen die Wahrheit in einem Reading sagen, würden sie für ein weiteres Reading zurückkommen und anderen von mir erzählen. Sie würden mich persönlich vielleicht nicht mögen, wenn ich ihnen aber die Wahrheit sagen könnte, könnte ich ihnen trotzdem einen Dienst erweisen. Darum bat ich, die Wahrheit zu sehen, allerdings hatte ich mir nicht vorgestellt, dass das Gesetz der Wahrheit in meinem Wohnzimmer auftauchen würde!

Seither ist das Gesetz der Wahrheit das Gesetz, mit welchem ich am stärksten verbunden bin. Es besucht mich noch immer von Zeit zu Zeit. Aus Neugierde, glaube ich, um zu sehen, wie ich mit den Herausforderungen in meinem Leben klarkomme.

Nach dieser Erfahrung war ich auf der Suche nach der reinen Wahrheit, um die höchste göttliche Ebene zu erkennen sowie mit ihr zu kommunizieren und um zu verstehen, wie das Universum erschaffen wurde.

Zu dieser Zeit fragten mich die Leute erstmals, ob ich Seminare gebe. Als ich damit anfing, motivierten mich meine Studenten, innezuhalten und darüber nachzudenken, was ich intuitiv machte, um es zu verstehen und zu schauen, ob andere es auch machen können. Dies war der Anfang meines Verständnisses für die Sieben Ebenen der Existenz. Ich wusste, dass meine Studenten auch das Bedürfnis hatten, dieses Verständnis zu erlangen. Sie brauchten dazu das Gleichgewicht, welches die Ebenen der Existenz bieten.

Dies führte mich dazu, den Schöpfer darum zu bitten, mir den Aufbau des Universums zu zeigen. Ich konnte die Informationen jedoch nicht alle auf einmal aufnehmen. Mein Gehirn musste sich erst so weit entwickeln, dass ich fähig war, diese zu verarbeiten.

Meine Studenten wollten ebenfalls mehr über die Gesetze wissen, also sagte ich dem Schöpfer, ‚Ich möchte ein Buch schreiben, das meinen Studenten zeigt, wie sie alle Gesetze des Universums nutzen. Würdest du mir das erklären?'

Die Antwort war überraschend: ‚Sobald du bereit bist.'

Dies verletzte meine Gefühle. Ich fragte Gott noch mal und erneut wurde mir gesagt, ‚Du bekommst die Antwort, sobald du bereit bist.'

Ich fragte, ‚Was muss ich tun, um bereit zu sein?'

Der Schöpfer sagte, ‚Du musst ein paar Dinge lernen.'

In meiner grenzenlosen Weisheit sagte ich, ‚Ich weiß sehr viel.'

Der Schöpfer widerholte einfach, ‚Du musst ein paar Dinge lernen.'

‚Was für Dinge muss ich lernen?'

Auf einmal versank mein Leben im Chaos und die Arbeit, die ich so innig liebte, wurde im Internet angegriffen. Ich konnte nicht verstehen, warum mir dies passierte. Was musste ich lernen?

Die Antwort bekam ich beim Besuch eines buddhistischen Tempels in Japan.

Wie im Buch *Auf den Schwingen der Gebete* berichtet, besuchte ich, nachdem ich im Jahr 2009 ein Seminar in Tokyo gegeben hatte, einen buddhistischen Tempel mit Kloster aus dem 13. Jahrhundert mit dem Namen Engakuji, in der Stadt Kamakura. Es wurde behauptet, dass dort einige der Überreste von Buddha in einer Grotte aufbewahrt werden, und ich wollte diese Energie erfahren.

Als ich mich der Grotte näherte, fühlte ich einen starken Schmerz in meiner Brust, als wäre ein elektrischer Schock durch meinen Körper gefahren. Dann folgte ein seltsames Kribbeln, gefolgt von der Empfindung, mit Rosenblättern und der Essenz von Gelächter abgeduscht zu werden. Ich fragte den Schöpfer, ‚Was ist das?' und hörte, ‚Das ist Mitgefühl.'

Ich war verwirrt, da ich dachte zu wissen, wie sich Mitgefühl anfühlt. Der Schöpfer erklärte mir, ‚So fühlt sich das Mitgefühl von Buddha an. Jeder, der den Wert von wahrem Mitgefühl entwickelt hat, kann dem Gefühl seine eigene Essenz geben und dies ist das Mitgefühl von Buddha. Es gibt viele Werte, die du erlangen musst.'

Später schaute ich mir den Daibutsu-Buddha von Kamakura an, eine riesige Bronzestatue im Kotoku-in-Tempel. Dort befand sich ein kleiner Laden mit verschiedenen Buddhastatuen, welche zum Verkauf standen. Ich fragte den Schöpfer, welchen ich kaufen sollte, welcher den Wert repräsentierte, den ich erlangen sollte, dann wählte ich den, von welchem ich mich angezogen fühlte. Aufgrund der Angriffe im Internet erwartete ich, dass es ein Buddha des Schutzes sein würde. Als ich aber fragte, um was für einen Buddha es sich handele, wurde mir gesagt, dass es ein Buddha der Gnade sei.

Dies enttäuschte mich, da es mir sagte, ich solle Gnade gegenüber denen, die mich zu Unrecht beschuldigt hatten, und denen, die ihnen gefolgt sind, haben. Irgendwie musste das der falsche Buddha sein. Ich nahm einen aus einem anderen Bereich, jedoch war die Botschaft des Buddhas dieselbe: ‚Gnade.' Ich schaute mir einige der anderen Buddhas an, um zu schauen, ob alle dasselbe aussagten, doch alle waren verschieden. Die Botschaft war klar: Irgendwie musste ich einen Weg finden, denen zu vergeben, die mich angegriffen hatten. Ich nahm den Buddha mit nach Hause und folgte der Botschaft.

Später erkannte ich, dass ich die Informationen der Ebenen der Existenz niemals hätte channeln können, ohne die Werte zu entwickeln, welche ich zögernd verfolgte: Toleranz und Gnade.

Als ich diese wichtigen Lektionen gelernt hatte, war ich bereit für mehr. Der Schöpfer führte mich auf eine Entdeckungsreise, die Gesetze des Universums zu biegen. Dies gab mir ein anderes Verständnis der Dimensionen und wie sie funktionieren.

Zudem wollte ich herausfinden, warum einige Menschen beständig und andere nur unbeständig Heilungen vollbringen konnten. Wir sind alle mit dem Schöpfer verbunden, also warum?

Indem ich dem Schöpfer die richtigen Fragen gestellt habe, glaube ich, einige der Gründe für diese Unregelmäßigkeit gefunden zu haben. Eine Antwort, die ich bekommen habe, war, dass die Menschen, die Heilungen machen konnten, andere Gedankenmuster haben als andere Menschen. Dies veränderte ihre Anschauung der Realität. Sie lehnten das ab, was andere Menschen als Realität definierten und gingen ihren eigenen Weg.

Die meisten von uns tun dies nicht. Ebenfalls erkennen wir nicht, dass wir verborgene Talente haben, die darum kämpfen, in uns zu erwachen. Wir sind unfassbar mächtig, ohne es zu wissen. Wir sind geschaffen aus der Essenz des Lichts selbst. Unsere spirituelle Essenz ist in ihrer Natur multidimensional, auch wenn wir hier in einer dreidimensionalen Welt leben. Wenn wir in einem menschlichen Körper sind, handeln wir dreidimensional, unsere Seele weiß jedoch, dass es Bereiche außerhalb des Körperlichen gibt. Diese Bereiche sind die Sieben Ebenen der Existenz. Ich lade euch ein, sie durch die Kraft der Theta-Gehirnwellen zu entdecken, während du noch immer in einem menschlichen Körper bist.

1

DIE SIEBEN EBENEN DER EXISTENZ

Ich glaube, dass es Sieben Ebenen der Existenz gibt. Sie sind die sichtbaren und unsichtbaren Kräfte des Kosmos, die die verschiedenen Dimensionen dieses Universums und dem, was darüber hinausgeht, definieren. Sie sind so schnell, dass der menschliche Geist in einem abstrakten Zustand sein muss, um sie zu verstehen. Der Theta-Zustand des Geistes ermöglicht uns, diese unerklärlichen Kräfte in all ihrer Majestät durch den Schöpfer von Allem was Ist wahrzunehmen.

Jede dieser Ebenen hat ihre eigene besondere Energie, die am besten als Schwingung beschrieben wird. Durch die *Frequenz der Schwingung* lassen sich die Ebenen voneinander unterscheiden, so auch die verschiedenen spirituellen und körperlichen Einwohner jeder Ebene. Je höher die spirituelle Frequenz der Schwingung, desto schneller bewegen sich die Atome. In den soliden Objekten der Ersten Ebene bewegen sich die Moleküle sehr langsam. Die Moleküle in den Pflanzen der Zweiten Ebene bewegen sich schneller, und so setzt sich dies durchgehend in den weiteren Ebenen fort. Diese Schwingungen sind die Essenz des Lebens, in all ihren Formen.

Die Schwingungsstärke der Ebenen haben riesige und winzige Größenverhältnisse, die, einmal verstanden, durch die Kraft des reinen Gedankens beeinflusst werden können.

Die Ebenen sind durch dünne Schleier unterteilt, die die Gestalt von Glaubenssätzen annehmen, welche im Unterbewusstsein eines jeden Mannes, einer jeden Frau und eines jeden Kindes auf dieser Welt programmiert sind. Wenn wir hochgehen, in die Siebte Ebene der Existenz, lernen wir, wie wir diese Schleier von Glaubenssätzen fallen lassen, damit wir erkennen können, dass wir nicht getrennt von den Ebenen, sondern mit ihnen allen verbunden sind.

Jede Ebene der Existenz unterliegt ihren eigenen Bedingungen, Regeln, Gesetzen und Versprechungen. Die ersten sechs Ebenen haben, in der Natur ihres Seins, Illusionen in sich, die Siebte Ebene jedoch ist die Essenz von Wahrheit und Göttlichkeit.

Die Ebenen sind so schnell, dass der menschliche Geist in einem abstrakten Zustand sein muss, um sie zu begreifen, und sie sind so winzig, dass sie nicht gemessen werden können. Um sie verstehen zu können, müssen wir in einer Theta-Gehirnwelle sein, welche einen göttlichen Geisteszustand erschafft. Ich nenne dies den Theta-Zustand. Er ermöglicht es uns, für die schnellen inneren und äußeren Landschaften, die die Schöpfung bilden, aufnahmebereit zu sein. Und er erlaubt uns, mit dem Schöpfer zu kommunizieren. Die beste Weise, fähig zu sein, die Ebenen der Existenz in all ihrer Majestät wahrzunehmen ist, durch den Schöpfer von Allem was Ist, der Siebten Ebene der Existenz.

Die Siebte Ebene der Existenz

Dies ist die Ebene des Schöpfers von Allem was Ist, der Energie, die durch alle Dinge fließt, um Leben zu erschaffen. Hier haben wir die Erkenntnis, dass wir Teil sind von Allem was Ist, Teil von Gott.
Auf der Siebten Ebene können wir die Energien aller Ebenen nutzen, ohne durch irgendwelche Eide oder Versprechen an sie gebunden zu sein. Dies liegt daran, dass die Energie der Siebten Ebene die anderen Ebenen erschafft. Es ist die Energie, die die Quarks erschafft, die wiederum die Protonen, Neutronen und Elektronen erschaffen, die wiederum den Nukleus eines Atoms bilden.

Die Sechste Ebene der Existenz

Dies ist die Ebene der Gesetze, der Struktur des Universums, wie beispielsweise dem Gesetz der Zeit, dem Gesetz des Magnetismus, dem Gesetz der Schwerkraft, dem Gesetz des Lichts und vielen weiteren.

Die Fünfte Ebene der Existenz

Dies ist die Ebene der göttlichen und halb-göttlichen Wesen, die Ebene der Meister, wie Jesus Christus und Buddha. Sie ist in verschiedene Schwingungs- und Bewusstseins-Stufen unterteilt. Die niederen Stufen unterliegen dem Dualismus. Jeder auf dieser Erde ist ein Wesen der Fünften Ebene.

Die Vierte Ebene der Existenz

Diese Ebene ist das Reich der Geister – was einige Menschen die ‚Geisterwelt' nennen würden. Dort existieren die Geister nach ihrem Tod, dort warten unsere Vorfahren. Es ist die Schule für die Wesen der Fünften Ebene – die Geister an diesem Ort lernen immer noch und sind noch nicht für höhere Schwingungen der Realität graduiert.

Die Dritte Ebene der Existenz

Dies ist die Ebene der proteinbasierten Lebensformen wie Mensch und Tier. Wir haben sie teilweise so erschaffen, damit wir die Herausforderung, von Emotionen und instinktivem Verlangen beherrscht zu sein und die Realität in einem menschlichen Körper, in dieser materiellen Welt, zu erfahren. Hier lernen wir an der Vierten Ebene vorbei zu graduieren, um direkt auf die Fünfte Ebene zu gelangen.

Die Zweite Ebene der Existenz

Diese Ebene besteht aus organischen Materialien: Vitaminen, Pflanzen und Bäumen. Feen werden durch die Bäume und Pflanzen angezogen.

Die Erste Ebene der Existenz

Diese Ebene beinhaltet alle nicht-organischen Materialien dieser Erde: Die Mineralien, Kristalle, Erde und Steine, alle Elemente, die die Erde in ihrer natürlichen Form ausmachen, alle Atome auf dem Periodensystem, bevor sie sich mit Kohlenstoffen verbinden (um organisch zu werden).

GEGENSEITIGE VERBINDUNGEN

Alle Ebenen der Existenz sind miteinander verbunden, um so das große Ganze der Schöpfung zu formen. Indem wir die Natur jeder Ebene lernen, erlangen wir ein besseres Verständnis dieser gegenseitigen Verbindungen und eröffnen uns so, was uns jede Ebene beibringen kann.

Gleichsetzung

Wann immer wir lernen, die Energie einer Ebene zu nutzen, öffnet sich für uns eine Übereinstimmung mit einer anderen Ebene. Das bedeutet, dass wir die Energie einer Ebene nutzen und zeitgleich die einer anderen. Dies wird Gleichsetzung genannt.

Die Mineralien der Ersten Ebene interagieren zum Beispiel automatisch mit den Gesetzen der Sechsten Ebene, die sie noch wirksamer machen.

Durch dieses Konzept der Gleichsetzung kommen wir zu der Erkenntnis, dass jede Ebene der Existenz in unserem Körper in vollständiger Harmonie arbeitet, um Leben zu erschaffen.

Unsere Verbindung zu den Ebenen der Existenz

Wir sind ein Mikrokosmos der Ebenen der Existenz. Der menschliche Körper setzt sich aus fünf verschiedenen Komponenten zusammen: Fette, Kohlenhydrate, Proteine, Nukleinsäure (DNA) und ATP (Energie). Jede dieser Komponenten ist mit einer bestimmten Ebene verbunden. Zusammen machen diese fünf Komponenten aus, wer wir sind. Sie sind die Stützen des Lebens, die uns mit den anderen Ebenen verbinden.

Dies kann auch in der Tatsache, dass unsere mentale und spirituelle Gesundheit davon abhängig ist, genügend von diesen Komponenten zu haben, erkannt werden. Herrscht ein Mangel daran vor, können wir auch einen Mangel in anderen Bereichen unseres Lebens haben. Dies stellt sich wie folgt dar:

- Mangel an ATP der Siebten Ebene erschafft *Mangel an spiritueller, reiner und bedingungsloser Liebe.*
- Mangel an Fetten der Fünften Ebene erschafft *Mangel an spiritueller Balance.*

- Mangel an Kohlenhydraten der Vierten Ebene erschafft *Mangel an Energie.*
- Mangel an Proteinen der Dritten Ebene erschafft *Mangel an genährt sein.*
- Mangel an Vitaminen der Zweiten Ebene erschafft *Mangel an Liebe.*
- Mangel an Mineralien der Ersten Ebene erschafft *Mangel an Unterstützung.*

Darum ist das Verständnis der Ebenen der Existenz so wichtig: *Wir sind die Sieben Ebenen der Existenz.*

DIE EBENEN VERWENDEN

Früher wurde von einer Person erwartet, dass sie die Energie einer Ebene der Existenz auf einmal meistert. Um beispielsweise das Wissen über Mineralien und wozu sie hilfreich sein können, zu erlangen, mussten sie das Wissen der Ersten Ebene der Existenz meistern. Das Meistern der Energie einer Ebene bedeutet, dass sie eine spirituelle-mentale Veränderung gemacht haben, die Initiation genannt wurde. Zum ersten Mal in der Menschheitsgeschichte wurden die Ebenen der Existenz gleichzeitig geöffnet, damit sie verstanden und verwendet werden können wie niemals zuvor. Während wir lernen, die Elemente der Ebenen in einer zusammenhängende Energie zu verschmelzen, werden wir jedoch noch immer Lektionen oder Initiationen durchleben, die uns lehren, wie wir sie nutzen und verstehen. Ob die Lektionen schwierig oder einfach sind, liegt an uns.

Es ist einfach, durch die Schönheit und Majestät der ersten sechs Ebenen fasziniert zu sein. Sie alle haben ihre eigenen außergewöhnlichen Glaubenssysteme, Kräfte und Heilfähigkeiten. Dies sind interessante Informationen, die uns unterhalten können, denen jedoch die Signifikanz fehlt, die uns dennoch in jeder Ebene faszinieren, sodass wir dort bleiben, um alles zu lernen, was wir können.

Jede Ebene der Existenz gibt uns ebenfalls seine Vision des Göttlichen, durch die Ebene gefiltert, welche wir auf unsere eigene Art interpretieren können. Ich glaube, dass auf diese Weise Religionen geschaffen werden: Ein Suchender stellt eine Verbindung zu dem Bewusstsein einer Ebene der Existenz her, nimmt die Glaubenssysteme dieser Ebene wahr und lenkt sie ins geschriebene Wort. Religiöse Orden wurden durch die innewohnenden Energien jeder Ebene geformt. Dies bedeutet jedoch nicht, dass diese Orden nicht auch Informationen von der Reinheit der Siebten Ebene erhalten haben, denn seit Anbeginn der Zeit berührten Menschen die Göttlichkeit.

Heute, wenn wir beginnen, unsere übersinnlichen Fähigkeiten zu entwickeln, verbinden wir uns auf natürliche Weise mit den Ebenen der Existenz und nutzen sie als maßgebliches Werkzeug zur Selbstentwicklung und zum spirituellen Wachstum.

2

DAS UNIVERSUM ... UND DARÜBER HINAUS

Schon immer wollte ich die Geheimnisse des Universums kennen. Eines Tages fragte ich den Schöpfer, ‚Woher kommt die Energie der Siebten Ebene, die Partikel erschafft?‘

Mir wurde gesagt: ‚Vianna, sie kommt von einem multidimensionalen Aspekt. Die Energie von Allem was Ist erschafft dieses Universum und das Universum, welches über dieses hinausgeht. Sie schafft all die unterschiedlichen Energien in allen verschiedenen Dimensionen.‘

Der Schöpfer nahm mich auf eine Entdeckungsreise zu den Schlüsseln, um die Gesetze des Universums zu biegen und wie sie sich auf andere Dimensionen beziehen. Um zu verstehen, wie die Gesetze gebogen werden können, musste ich zunächst unser Universum verstehen lernen und wie es dreidimensional aufgebaut ist. Dies führte dazu, dass ich ein anderes Verständnis für Dimensionen und wie diese arbeiten erlangte.

DIMENSIONEN

‚Dimension‘ ist ein gebräuchlicher Ausdruck in der Wissenschaft und der Metaphysik, jedoch haben die meisten Menschen keine Idee, was eine Dimension wirklich ist. Jedem, der dieses Konzept verstehen möchte, schlage ich vor das Buch *Flächenland* von Edwin Abbott zu lesen. Ich war in der dritten Klasse, als mein Lehrer der Klasse dieses Buch vorlas, und schon damals veränderte es mein Leben. Da ich als Kind kränklich war, fehlte ich manchmal tagelang, doch als mein Lehrer uns daraus vorlas, wollte ich zum ersten Mal wirklich zur Schule gehen. Obwohl es schon vor mehr als hundert Jahren im viktorianischen England geschrieben wurde, bringt dich das Buch zum Nachdenken, da es darauf hindeutet, dass es zu unbekannten, höheren Realitäten Antworten gibt, die mit wissenschaftlichen oder rationalen Gedanken erklärt werden können, wenn wir unseren Geist befreien und die richtigen Fragen stellen.

Im Buch beschreibt Abbot das Leben eines kleinen Quadrats, welches in einer zweidimensionalen Welt lebt. Es hat ein kleines Haus und als es ein dreidimensionales Wesen trifft, ist es verblüfft, dass dieses einen Schrank betreten kann und ein Ei herausholt. Dies ist für das zweidimensionale Quadrat ein Wunder, wie es für uns ein Wunder wäre, wenn wir ein fünfdimensionales Wesen träfen, welches seine Form von fest zu geistig zu fest verändern würde.

Dreidimensionaler Raum

Unser Universum ist dreidimensional, was bedeutet, dass wir von Natur aus dreidimensionale Wesen sind. Durch die Idee des euklidischen Raumes haben die Griechen bereits vor Tausenden von Jahren die Dreidimensionalität durchdacht. Oben, unten und die vier Himmelsrichtungen sind die dreidimensionale Welt, in der wir leben. An das sind wir gewöhnt und so definieren wir unser Universum.

Während unserer Kindheit lernen wir den dreidimensionalen Raum durch das Prinzip des Unbewussten Schlusses des Deutschen Physikers Hermann von Helmholtz, aus dem 19. Jahrhundert, welches eng mit der Entwicklung der Hand- und Augen- Koordinierung verbunden ist, kennen. Die visuelle Fähigkeit, die Welt in drei Dimensionen wahrzunehmen, wird *Tiefenwahrnehmung* genannt.

Während wir älter werden, nehmen wir den dreidimensionalen Raum als selbstverständlich hin, als einzige Art, die Realität wahrzunehmen. Dies ist eine Art, wie uns der Körper hierbehält, um eine Erfahrung auf dieser Dritten Ebene zu machen. Da wir so stark mit der dritten Dimension verbunden sind, wäre die Energie einer anderen Dimension etwas, das wir nicht verstehen würden. Was aber, wenn die Realität mehr als ein dreidimensionaler Raum wäre und als multidimensional definiert und wahrgenommen werden könnte?

Ich glaube, dass es viele Dimensionen gibt, jede ganz anders als unsere eigene, sogar in dem sogenannten Multiversum. Ich habe gelernt, dass die Erste, Zweite und Dritte Ebene dreidimensional und die Vierte, Fünfte und Sechste Ebene multidimensional sind. Sie sind Teil des Universums sowie anderer Dimensionen.

Da wir dreidimensionale Wesen sind, die in den ersten drei Ebenen der Existenz leben, gehen die Vierte, Fünfte und Sechste Ebene weit über das, was wir uns als normal vorstellen, hinaus. Wir können nicht mal verstehen, was eine vierdimensionale Energie ist. Wir können nicht konzipieren was in der vierten Dimension gemacht werden könnte, wie sie sich von unserer dreidimensionalen Realität unterscheidet, nicht mal, wie sie aussehen könnte. Um sie verstehen zu können, müssten wir sie unmittelbar erfahren.

Diese Art, andersdimensionale Energien zu erfahren, ist durch das spirituelle Bewusstsein einer Theta-Gehirnwelle möglich. Da sich spirituelle Gedanken schneller als Lichtgeschwindigkeit bewegen, können wir dieses fokussierte Bewusstsein am Universum, das wir kennen, vorbei projizieren, um sie als Fortbewegungsmittel zum Erfahren anderer Dimensionen zu nutzen.

Multidimensionale Seelen

Obwohl wir hier auf der Dritten Ebene sind, sind unsere Seelen in ihrer Essenz nicht dreidimensional, sondern multidimensional. In unserer Kindheit erscheint es uns merkwürdig, einen dreidimensionalen Körper zu haben sowie auch der Rest dieser dreidimensionalen Welt merkwürdig scheint. Während wir aufwachsen, werden wir das Gefühl nie ganz los, dass wir mehr sein und machen können, als diese Welt zu bieten hat. Dies liegt daran, dass wir **andersdimensionale** Energien erfahren, bevor wir auf diese Ebene kommen.

Jeder auf dieser Welt ist ein Wesen der Fünften Ebene. Wir sind alle eins von zwei Arten spiritueller Energien: Kinder der Meister und aufgestiegene Meister.

Kinder der Meister

Die Kinder der Meister umfassen den Großteil der irdischen

Seelenbevölkerung. Sie sind aus der ersten Stufe der Fünften Ebene hierhergekommen, um zu lernen und zu wachsen. Sie leben viele Leben, um das Karma von negativen Leben aufzulösen, und arbeiten daran, Wesen reinen Lichtes zu werden. Sobald sie die Lektionen der dreidimensionalen Energie erlernt haben, werden sie nach Hause auf die Fünfte Ebene geschickt, um eine höhere Phase des Lernens zu beginnen.

Aufgestiegene Meister der Fünften Ebene

Die zweite Art spiritueller Energie, die hierhergekommen ist, sind die aufgestiegenen Meister der Fünften Ebene. Dies sind spirituelle Wesen, die über viele Leben ausreichend Werte gesammelt haben, um über diese dreidimensionale Realität hinauszugehen, auf die Fünfte Ebene der Existenz. Das Abschließen des Karmas dieser aufeinanderfolgenden Leben brachte sie zu einer höheren spirituellen Schwingung, hoch genug, um Meister der Fünften Ebene zu werden. Wann immer sie zurück in die dreidimensionale Realität kommen, nennen wir sie *aufgestiegene Meister.* Ich glaube, dass sie zurückkommen, um uns die Bedeutung von Liebe zu lehren und uns helfen, zu einer höheren Form der Evolution zu graduieren, sodass wir uns nicht selber zerstören.

Aufgestiegene Meister kommen in diese Dimension mit einer spirituellen Energie, die multidimensional ist. Ein vollständig bewusstes und erwecktes Wesen der Fünften Ebene kann von einer festen Inkarnation als Mensch zu einer spirituellen Inkarnation wechseln. Hohe Wesen der Fünften Ebene haben die Möglichkeit, mit ihrem *Willen* diesen Zustand zu verändern.

Ein aufgestiegener Meister dieser Ebene hat die Aufgabe, zu seinem vollen Potenzial zu erwachen, um so die Kinder der Meister zur Erleuchtung führen zu können und ihnen beizubringen, dass ihre Seelen von Natur aus multidimensional sind.

UNSER UNIVERSUM VERSTEHEN

Ursprünge

Mir wurde vom Schöpfer gezeigt, dass, wenn die reine **Alles was Ist-Energie** von anderen Dimensionen in unser Universum kommt, sich diese ausdehnt. Darum glaube ich, dass unser Universum sich ständig ausdehnt. Es wächst ständig, dehnt sich jedoch nicht wie ein Luftballon aus, da es Energien gibt, die die ganze Zeit hinein- und hinausfließen. Ich glaube nicht, dass es kollabiert oder auseinanderfällt, oder dass es durch einen Urknall erschaffen wurde, sondern durch Energien, die in einen Bereich flossen, um Atome zu erschaffen und die Gesetze der Sechsten Ebene anregten. Der Schöpfer von Allem was Ist der Siebten Ebene der Existenz war die göttliche Intelligenz, die das ganze Geschehen verursacht hat.

Dimensionale Durchgänge

Mir wurde gesagt, dass durch das Universum hindurch dimensionale Durchgänge verschiedener Größen, von sehr klein bis zu riesig groß, existieren und diese von der Wissenschaft als schwarze Löcher bezeichnet werden.

2011 sah ich eine Sendung im Fernsehen, die eine Theorie präsentierte, was sich in einem schwarzen Loch befindet. Die Theorie besagte, dass, wenn du in ein schwarzes Loch gehen solltest, du durch die Dunkelheit, durch verschiedene Lichtschichten in ein helles goldenes Licht und durch dichte Materie dann in reine Energie gehen würdest. Ich war verblüfft, wie ähnlich dies dem Prozess war, den ich schon jahrelang unterrichtete, um auf die Siebte Ebene zu gelangen.

Ich glaube, es gibt überall um uns herum schwarze Löcher, auch in unserem eigenen Raum. Wenn wir in einer Theta-Meditation hinaufgehen, richten wir unseren Geist unbewusst darauf, diese Durchgänge zu finden.

Ich glaube auch, dass sich in diesen Durchgängen Energien verfangen und in dieses dreidimensionale Universum gelangen, aus Dimensionen, die viel komplexer sind als die unsere.

So, wie ich es sehe, sind schwarze Löcher nicht nur Ausgänge in einigen Teilen des Universums, sondern in jedem einzelnen Atom als Energiefeld, das sich zwischen den winzigen Partikeln im Atom bewegt. Dies ist die Energie von Allem was Ist – die Schöpfungsenergie.

Schöpfungsenergie

Die Schöpfungsenergie besteht aus einer reinen Form von Liebe mit unendlicher Intelligenz, die multidimensional mit allen Dingen verbunden ist, vom kleinsten Partikel bis zur größten Galaxie. Sie ist das, woraus die Siebte Ebene der Existenz besteht. Sie ist überall – sie existiert in allem. Wir nutzen sie, wenn wir eine Heilung machen und uns dabei mit der Siebten Ebene verbinden. Wenn es anfängt zusammenzufließen, entstehen andere Energiefelder.

Der Raum zwischen der Schöpfungsenergie nennt die Wissenschaft ‚dunkle Materie'. Ich nenne diesen Raum die Gesetze des Universums. So, wie du ein morphogenetisches Feld um deine DNA hast, welches die DNA leitet, damit sie ihre Funktion erfüllen kann, so leitet die multidimensionale Energie, die ins Universum tritt, die Gesetze auf eine ähnliche Art und Weise.

Die Schöpfungsenergie reist die ganze Zeit zwischen verschiedenen Dimensionen hin und her. Darum ist die Theorie, dass unser Universum kollabieren würde, falls jemals ein Molekül einer anderen Dimension in unsere gebracht würde, lächerlich. Wenn Energie einer anderen Dimension in unsere gelangt, nimmt sie durch das Gesetz der Gedanken eine neue Form an.

Ich glaube, dass Energien von anderen Dimensionen, die in unser dreidimensionales Universum gelangen, das erschaffen, was die Quantenmechanik in der String-Theorie als ‚Strings' bezeichnen. Die String-Theorie ist das Konzept, das alle Materie aus vibrierenden Fäden und Membranen zusammengesetzt ist, aus Energien, die in ihrer Natur multidimensional sind und auf einer bestimmten Frequenz schwingen. Man nimmt an, dass diese Strings der Anfang von subatomaren Partikeln sind. Sie beginnen sich in Schemen zu bewegen und werden Protonen, Neutronen, Atome, Moleküle und schließlich solide Materie. Obwohl ich glaube, dass das Universum nicht genau auf diese Weise geformt ist, ähnelt das Konzept von schwingenden Strings dem, wie ich dies wahrnehme.

Ich denke, diese kleinen Strings sind der Mikrokosmos dieses Universums und die Ebenen der Existenz sind der Makrokosmos. Wenn du tief in den Nukleus eines Atoms gehst, findest du Protonen und Neutronen, worin sich Partikel, die noch kleiner sind, die sogenannten Quarks, befinden.

Die Energie der Siebten-Ebene, die in dieses Universum kommt, erschafft String-Teilchen, regt diese an und versetzt die Quarks in Bewegung, um Protonen und Neutronen zu erschaffen, die die Energie im Nukleus eines Atoms sind.

Die Anzahl Protonen in einem Atom macht es zu dem, was es ist. Wasserstoff hat zum Beispiel ein Proton und ein Neuron, sein Elementsymbol ist eins. Das Elementsymbol von Gold ist 79 und das von Quecksilber 82. (Dieses Wissen ist der Schlüssel, um die Atomstruktur eines Elements zu verändern.)

Die übrig gebliebene Energie aus der Bildung des Nukleus eines Atoms erschafft kleine Energieteilchen, die sogenannten Elektronen, die sich um den Nukleus drehen.

Als ich lernte, dass die Ebenen der Existenz durch die Geschwindigkeit, wie schnell ihre Atome und Moleküle schwingen, unterschieden werden war ich darüber verwirrt, wie sich Gase, Wasser und feste Stoffe in den Ebenen zueinander verhalten. Die Antwort auf diese Verwirrung war, dass das häufigste Element im Universum Wasserstoff ist.

Ich bezeichne Wasserstoff als ‚Vater der Schöpfung'. Wenn Sauerstoff sich mit Wasserstoff und Kohlenstoff, der ‚Mutter der Schöpfung', vermischt, entsteht das, was wir als Leben wahrnehmen.

Zwei Wasserstoffatome und ein Sauerstoffatom bilden Wasser, das Gas (Dampf), Feststoff (Eis) und Flüssigkeit (Wasser) sein kann. In seinen verschiedenen Formen besitzt es daher die Fähigkeit, unser Bewusstsein zwischen den verschiedenen Ebenen der Existenz zu bewegen. Es ist die Brücke zwischen den verschiedenen Ebenen.

Dies erklärt, warum einige Menschen in und um Wasser spirituelle Erfahrungen machen. Tatsächlich wurde mir die Meditation, die ich nutze, um den Menschen den Weg auf die Siebte Ebene zu lehren, gezeigt, während ich in einer dampfendheißen Badewanne saß.

In dieser Meditation, schicken wir die Energie unseres Bewusstseins durch die Weiten des Universums, auf einer zeitlosen Theta-Welle reisend, die schneller als Lichtgeschwindigkeit durch die Gesetze des Universums reist, in das perlmuttartig schimmernde Licht der Siebten-Ebenen-Energie. Während wir in dieser Energie sind, können wir die Energie werden, um sie zur Erschaffung von Heilungen zu verwenden, die wir bezeugen. So machen wir dies:

Gehe hoch auf die Siebte Ebene der Existenz!

Erde und zentriere dich.

Beginne, indem du dein Bewusstsein hinunter ins Zentrum von Mutter Erde schickst, die Teil ist von Allem was Ist. Bring die Energie hoch durch deine Füße, in deinen Körper und durch alle deine Chakren.

Gehe hoch durch das Kronenchakra in einem wunderschönen Lichtball. Stelle dir vor, wie dieser Lichtball an den Sternen vorbei durchs Universum geht

Gehe am Universum vorbei, durch die verschiedenen Lichtschichten, durch ein goldenes Licht, durch die geleeartige Substanz, die die Gesetze sind, am tiefblauen Licht vorbei, durch einen pinkfarbenen Nebel in ein perlmuttartig schimmerndes, weißes Licht in die Siebte Ebene der Existenz, die reine Schöpfungsenergie. Dies ist die Energie, die die Partikel erschafft, welche Atome erschaffen.

In dieser Meditation ist das goldene Licht die Christusenergie der bedingungslosen Liebe. Der Grund, warum du am tiefblauen Licht, welches das Gesetz des Magnetismus ist, vorbeigehst, ist, um zu vermeiden, dass du abgelenkt wirst. Es würde stundenlang mit dir sprechen und du hättest eine gute Zeit, wenn du mit ihm kommunizierst. Wenn du möchtest, kannst du mit ihm sprechen, nachdem du auf der Siebten Ebene warst.

Das schneeweiße leuchtende Licht der Siebten Ebene scheint formlos zu sein. Es ist wie glitzernde Energie, die möglicherweise pink und blau in sich hat. Dies bedeutet, sie ist durchflutet von der kombinierten Energie der Wahrheit und des Mitgefühls. Dies ist die höchste Wahrheit. Wenn du diese Schöpfungsenergie kontaktierst, wirst du sehen, dass sie durch die Vierte, Fünfte, Sechste und Siebte Ebene in unser dreidimensionales Universum fließt und Atome bildet. Diese reine Energie erreichst du, bevor sie zum Atom wird. Durch die Kraft deiner Gedanken kannst du die Energie in den Raum einer Person lenken, um Krankheiten „aufzulösen“ und Leben zu erschaffen.

Ich wusste immer, dass ich zu einem Ort reiner Liebe und Energie gehe, um eine Heilung zu vollbringen. Es war nicht nur das ‚Hochgehen', sondern auch ein ‚Ausdehnen' in die Energie. Während du dich mit reinen Gedanken ausdehnst, lernst du, die reine Energie der Liebe in seiner höchsten Form zu dir zu ziehen.

Die nachfolgende Übung zeigt dir, wie du diese ALLES WAS IST-Energie in deinen eigenen Raum bringst.

Ausdehnen in die Siebte Ebene der Existenz

Setz dich in einen bequemen Stuhl oder aufs Sofa und atme tief ein.

Stelle dir vor, dass du und der Stuhl auf der molekularen Ebene eins werden. Deine Moleküle und die des Stuhles wechseln von dir zum Stuhl und vom Stuhl zu dir, hin und her. Du verbindest dich mit den Molekülen, wirst eins mit ihnen.

Stell dir jetzt vor, dass du auf der molekularen Ebene Teil von allem bist, was im Raum ist. Dehne dich aus und werde eins mit der Außenwelt.

Stelle dir vor, wie du Teil der Gegend wirst und dann Teil des Landes, in dem du bist.

Stelle dir vor, dass du Teil der ganzen Erde bist, dass du und die Erde ein und dasselbe sind; verbinde dich mit dem Festland und den Meeren, mit jeder Kreatur, mit jedem Volk auf dieser Erde, bis du und die Erde ein und dasselbe sind.

Stelle dir vor, dass du und das Universum ein und dasselbe sind.

Stelle dir vor, dass du Teil von allen leuchtend weißen Lichtern und dem goldenen Licht bist.

Stelle dir vor, dass du Teil der geleeartigen Substanz bist.

Stelle dir schließlich vor, dass du Teil des irisierenden weißen Lichtes der Siebten Ebene der Existenz bist. Werde eins mit dem irisierenden weißen Licht.

Denke für dich selbst, *Schöpfer von Allem was Ist, ich danke dir für mein Leben.*

Nimm einen tiefen Atemzug und öffne die Augen.

Willkommen auf der Siebten Ebene der Existenz. Du erkennst, dass du nicht getrennt bist, sondern Teil bist von Gott, von Allem was Ist.

Ich glaube, wenn wir auf die Siebte Ebene gehen, gehen wir in unserem eigenen Gehirn zu den Botenstoffen, den Neuronen. Wir gehen in die Energie, die die Neuronen mit den Zellen verbinden. Indem wir dies machen, werden wir uns bewusst, dass diese mit jedem Molekül, jedem Atom verbunden sind, mit allen Energien im Zusammenhang mit subatomaren Partikeln …

Die massive Kraft des Universums ist in uns und um uns herum und wartet darauf, von uns gefunden zu werden, durch die Energie der reinen Gedanken. Sobald diese Kraft in dir erkannt ist, wird sie nach außen fließen, sich durch die Ebenen der Existenz ausdehnen in den immensen Makrokosmos vom Schöpfer von Allem was Ist. Es wird dieses innere Bewusstsein sein, welches uns zur Erkenntnis bringt, dass wir diesen unfassbaren Wettbewerb, der heute zwischen uns herrscht, nicht mehr länger brauchen und der Kampf der Dualität wird vorbei sein.

GEDANKEN – SCHNELLER ALS LICHTGESCHWINDIGKEIT

Durch unsere gegenwärtige Technologie können wir unterschiedlichste Maschinen bauen, die letzte Hürde ist die Erforschung unseres Bewusstseins und der Kraft unserer Gedanken. Stelle dir die endlosen Möglichkeiten vor, wenn wir fähig sind, mit der Kraft unserer Gedanken Materie zu bewegen! Es wäre dann möglich, durch die Kraft unserer Gedanken ein Quecksilberatom in ein Goldatom zu verändern, genau wie es früher die Alchemisten machen wollten. Sobald wir jedoch diesen Zustand der Kenntnisse erreichen, wird Gold nicht mehr wertvoller sein als Quecksilber, warum es also ändern? Was einen wirklichen Wert haben wird, ist die Fähigkeit zu heilen. Gold wird nur einen Wert für seine innewohnende Schwingungen und keinen finanziellen Wert mehr haben.

Was passiert also wirklich mit dem Prozess, den wir Gedanken nennen? Was genau ist das? Kann dies definiert werden, in dem wir unsere begrenzten dreidimensionalen Konzepte nutzen? Offensichtlich sind Gedanken eine Art Energie für sich selbst, die Materie beeinflussen kann, da wir sie nutzen, um unseren Körper zu bewegen. Was wäre, wenn wir mehr mit ihnen machen könnten? Was wäre, wenn wir die Fähigkeit hätten, sie zu projizieren, auf eine Art, die den heutigen wissenschaftlichen Erklärungen trotzen würde? Was wäre, wenn es Energien gäbe, die die moderne Physik noch nicht entdeckt hat?

Ich glaube, dass es in diesem Universum verschiedene Energieformen gibt, die Protonen und Atome verändern können. Die meisten dieser Energien befinden sich unter den Gesetzen der Sechsten Ebene. Eine dieser Energien ist die Energie des reinen Gedanken.

Einige dieser Energieformen wurden bereits entdeckt, während andere noch nicht erforscht wurden. Dies sind einige die entdeckt wurden:

- Elektrizität
- Magnetismus
- Schnelligkeit/Zündung
- Wasserstoff
- Biologische Energie
- Chemische Reaktionen
- Lichtwärme
- Klang-Schwingung

Dies sind andere, welche noch nicht vollständig erforscht wurden:

- Pyramiden Energie
- Lestosive Energie – Nutzen von Elektronen

- Quark-Bewegung/String Theorie
- Heilige Geometrie
- Dimensionale Energie
- Reiner Gedanke

Der reine Gedanke ist eine der Energien, die wir in diesem Buch erforschen. Ich glaube, dass es möglich ist, Materie mit reinen Gedanken zu bewegen – wenn du weißt, wie. Das Universum wurde durch die unglaubliche Energie der reinen Gedankenform Liebe erschaffen, welche nun als reine Energie in unsere Welt sickert. Das Verständnis dieser Gedankenenergie wird uns erlauben, interdimensionale Wesen zu werden. Wenn du zum ersten Mal reinen Gedanken bist, können Dinge, wie beispielsweise Teleportation, spontan geschehen. Gedanken können sich zwischen Dimensionen bewegen, jedoch nur, wenn sie eine hohe Schwingung haben – Gedanken von Liebe, Dankbarkeit und Mitgefühl zum Beispiel. Gedanken mit niedriger Schwingung wie beispielsweise Hass, Missgunst und Gier halten uns im Gefängnis der Dritten Dimension fest. Um über diese Dimension hinauszukommen, brauchst du eine ‚leichte' Gedankenform.

Die leichte Gedankenform

Ich glaube, dass das, was ich ‚leichte Gedankenform' nenne, die reinste und mächtigste Energieform in diesem Universum ist. Ich bezeichne sie als ‚leicht' anstatt ‚Licht', da sogar Licht genug Gewicht hat, um schwerer als die leichte Gedankenform zu sein. Sie ist ‚leicht', da sie gleich wie die Energie des Lichts funktionieren muss, während sie die Fähigkeit hat, sich schneller als Lichtgeschwindigkeit zu bewegen. Sie kann nicht schwer sein, da sie dies auf der Erde verankern würde. Wenn sie leicht ist, kann sie die Grenzen dieser Welt … und auch dieser Dimension verlassen.

Was sind ‚schwere' Gedanken? Es sind die, die diesen Planeten niemals verlassen, Anker, die uns im bekannten Paradigma der Erde halten. Darum haften wir auch so stark daran, diese zu erschaffen. Angst, Zweifel, Unglaube, Hass und Groll sind nur ein paar von ihnen.

Achte darauf, keine negativen Gedanken zu erschaffen, die dich auf dieser Dritten-Ebene-Illusion verankern!

Ich glaube, es gab eine Zeit, in welcher wir statt Worte unsere Gedanken nutzten, um zu kommunizieren. Bei der Entwicklung der Kommunikation haben wir dies jedoch vergessen. Die Konsequenz daraus war, dass wir ebenfalls vergessen haben, wie wir unsere negativen Gedanken kontrollieren können.

Unsere Gedanken und unser Geist leitet jedoch unser Leben. Unsere Gedanken und Emotionen machen uns zu dem, was wir sind. Um mit der spirituellen Essenz, unseres Körpers der Dritten-Ebene, eine Heilung zu bezeugen, müssen unsere Gedanken so rein wie möglich sein. Wenn wir vorhaben, eine Heilung zu machen, während wir drückende Gedanken haben, wird sie nicht geschehen.

Wenn du also eine Heilung machst und du hast drückende Gedankenformen, die dir durch den Kopf gehen, unterbrich und warte, bis du wieder eine leichte Gedankenform projizieren kannst, bevor du weitermachst. Du musst deine Gedanken lediglich für zwei oder drei Minuten rein halten, um eine Heilung oder ein Körperscan zu machen oder jemandes Gedanken zu lesen.

Gedankenformen sind sehr mächtig. Die richtige, leichte Gedankenform kann die Gesetze des Universums biegen. Diese leichten Gedankenformen werden Tugenden genannt. (Wir werden diese später detaillierter betrachten.)

AUSDRÜCKE DER MACHT

Integriert sich unsere Fünfte-Ebene-Seele mit unserer Dritten-Ebenen-Illusion, wird sich die Fähigkeit, mit der Kraft des gesprochenen Wortes, des fokussierten Gedanken und sogar der starken Emotion zu manifestieren, schnell ausweiten.

Die Dinge, die wir sagen, und die starken Gedankenformen, die wir haben, werden durch die Nutzung der Theta-Wellen verstärkt. Dies liegt daran, dass wir nicht nur mit unserer eigenen Göttlichkeit verbunden sind, sondern direkt mit dem Göttlichen, der reinen Essenz der Siebten Ebene.

Da dies die Schöpfungsenergie ist, ist es wichtig, sich den willkürlichen Gedanken oder Aussagen bewusst zu sein, wie auch der Art, wie wir diese projizieren. Es gibt eine emotionale Komponente, die Worten und Gedankenformen beigefügt ist, die nicht immer auf logische Weise wahrgenommen wird. Wir müssen darum nicht nur darauf achtgeben, was wir sagen und denken, sondern auch herausfinden, *warum* wir das sagen und denken.

Denke an alle Worte und Gedankenformen in deinem Paradigma. Was bedeuten sie für dich auf allen Ebenen deines Seins? Vielleicht halten sie dich davon ab, voranzuschreiten, ohne dass du es bemerkst. Während du deine intuitiven Fähigkeiten entwickelst, werden deine Worte, Gedankenformen und Glaubenssysteme alle die Macht haben, Veränderungen in deinem täglichen Leben zu erschaffen, zum Guten oder Schlechten. Wenn eine Aussage oft genug gesprochen wurde, wird sie ‚Realität'. Wenn ein Gedanke in einer tiefen Theta-Gehirnwelle geformt wurde, sind sofortige Manifestationen möglich.

Sobald du fähig bist, Veränderungen mit der Kraft der Gedanken zu manifestieren, solltest du darauf achten, was du denkst und sagst. Wenn du einen negativen Gedanken hast oder du eine negative Aussage triffst, sage immer: ‚Wiederrufen ' oder ‚Löschen'.

Tiefe Glaubensarbeit wird möglicherweise benötigt, um den Unterschied zwischen Ängsten, die Manifestationen auslösen, und denen, die es nicht tun, zu erkennen. Nicht jeder Gedanke oder jede Aussage manifestiert sich in deinem Leben, jedoch ist es sehr wichtig, sich bewusst zu sein, was du möglicherweise erschaffen wirst. (Zum Thema Glaubensarbeit schaue dir Seite 46 und den Anhang an.)

Wenn du dich mit dem Schöpfer verbindest und die Alles was Ist-Energie in ein Reading bringst, ist es wichtig, auf die ‚Worte' des Schöpfers zu hören. Wenn du deinen Ängsten, Zweifeln oder mangelndem Glauben erlaubst, in ein Reading zu kommen, wird deine Kommunikation mit dem Schöpfer durch deine Glaubenssysteme gefiltert.

Das Bewusstsein ist wichtig, wie Gedankenformen und das gesprochene Wort die Macht haben, ein *lebendiges Bewusstsein* zu schaffen. Indem du deine Psyche und die Psyche deiner Klienten mit Glaubensarbeit erforschst, wirst du lernen, ob das gesprochene Wort oder unterbewusste Programme eine Fehlfunktion verursachen.

Wir alle wissen, wie mächtig Worte sein können. Tratsch und gedankenlose Worte können emotionalen Schmerz verursachen. Als Prozess des persönlichen Wachstums lernen viele Menschen, nicht das zu sagen, was sie denken. Wenn wir die Gedanken anderer fortwährend lesen könnten, würden unsere Gefühle *wirklich* verletzt werden!

Ob bewusst oder unbewusst, wir fühlen und filtern die Gedanken anderer Menschen die ganze Zeit über. Es gibt Zeiten, in welchen wir mit negativen Gedanken von Menschen, die es genießen, uns nicht zu mögen, bombardiert werden. Wenn du diese Schwingungen fühlst, kannst du ihnen erlauben oder verbieten, dich zu beeinflussen – du hast die Wahl. Es wird Menschen geben, die dich oder das, was du machst, nicht mögen. Wenn du jedoch anderen erlaubst, dich zu mögen und zu respektieren, wird sich dies verändern. Du solltest bereit sein, Liebe von den Menschen zu bekommen und keine Ablehnung erwarten. Eine Art, dies zu vermeiden, ist Vergebung zu pflegen und ein Leben, verbunden mit dem Bewusstsein der Siebten Ebene der Existenz, zu leben. (Auf Seite 39 findest du eine Übung zum Thema Vergebung.)

DIE SIEBTE EBENE DER EXISTENZ: ALLES WAS IST

Nach Tausenden von Sitzungen mit Klienten, stellte ich fest, dass viele intuitive Menschen auf die innewohnende Energie einer bestimmten Ebene der Existenz fokussiert waren. Ich bemerkte, dass sie darum an die Regeln dieser Ebene gebunden waren, daran anhafteten und dadurch alle anderen ausschlossen.

Ich erkannte, dass es eine einzelne, allumfassende Energie geben musste, die alle Ebenen der Existenz zusammenführten. Dann lernte ich, durch eine Initiation der Ebenen der Existenz, wie ich auf die Siebte Ebene gehen konnte, indem ich durch die Gesetze selbst ging. Dies war der Moment, in dem ich den Weg zum Schöpfer von Allem was Ist gefunden habe.

Von dem Moment an, in dem ich auf die Siebte Ebene ging, erkannte ich, dass ich niemals vom Schöpfer von Allem was Ist getrennt war. Es gibt keine andere Trennung als die Illusion, die wir erschaffen, um uns selbst hier auf dieser Dritten Ebene zu halten. Wir sind immer Teil von Allem was Ist.

Die Grundlagen der Siebten Ebene

Die Siebte Ebene der Existenz ist die reine Energie von Allem was Ist. Sie ist allumfassend. Anders als die Energien der anderen Sechs Ebenen, umarmt sie uns einfach mit Liebe, während wir unsere menschliche Schwingung zur Perfektion verändern.

Wenn uns bewusst wird, dass wir die Alles was Ist-Energie, was die Siebte Ebene der Existenz ist, einfach und ohne Anstrengung nutzen können, können wir unsere Realität erschaffen. Mit diesem Bewusstsein erlischt die Existenz der Zeit. Alle Trennung, welche auf der Dualität basiert, verschwindet, um die reine Essenz des göttlichen und liebenden Schöpfers von Allem was Ist zu enthüllen.

Durch den Schöpfer werden Spontanheilungen, spontane Verantwortlichkeit und sofortige Resultate erschaffen. Probleme werden nicht repariert, sondern einfach verändert, da eine andere Realität erschaffen wird – mit einem Gedanken. Der Gedanke ist die eine greifbare Energie, die schnell genug ist, die Energie von Protonen und Neutronen zu beeinflussen. Wenn also ein Heiler eine leichte Gedankenform auf die Siebte Ebene schickt, verbindet sie sich mit der Energie von allem was Ist und der Heiler nimmt das Bild der aktuellen Realität mit sich und ersetzt es durch das Bild, wie die Realität sein sollte.

Ich sage meinen Studenten, um Krankheiten zu heilen, sollen sie in die atomare Energie von Allem was Ist gehen und sich vorstellen, dass wir alle aus Atomen gemacht sind, sie sollen dann das Muster der Krankheit nehmen und bezeugen, wie es durch ein Muster der Gesundheit ersetzt wird. Dies richtet die Atome auf die richtige Art und Weise neu aus. Unabhängig davon, was es für eine Krankheit ist, kannst du sie buchstäblich in die Energie von Allem was Ist bringen und Gesundheit und Wohlbefinden zurückbringen.

Aus diesem mikrokosmischen Standpunkt verstehen wir die Siebte Ebene als die Energie, die die Partikel erschafft, welche die Atome bilden. Es ist die subatomare Kraft von Allem was Ist. Es ist die Schöpfung selbst, der Ursprung allen Lebens und mehr.

3

DIE GESETZE DER SECHSTEN EBENE: TUGENDEN DES AUFSTIEGS

Das Universum wird durch die unglaubliche Energie der Gesetze zusammengehalten. Dies sind verdichtete Gedankenformen mit hochfrequenten Schwingungen, welche die Form eines Gruppenbewusstseins annehmen können, um mit uns zu kommunizieren. Sie haben eine so hohe Energie, dass sie die Fähigkeit besitzen, die Erste-, Zweite-, Dritte-, Vierte- und Fünfte-Ebenen-Energien zu überschreiten, um die universelle Verbindung zu schaffen, die alles zusammenhält. Sie halten nicht nur dieses Universum zusammen, sondern auch multidimensionale Universen.

Die Sechste Ebene der Existenz ist zusammengesetzt aus der Essenz der Gesetze. Die Sechste Ebene wurde auch große Leere (oder dunkle Materie) genannt, was Teil der geleeartigen Substanz ist, durch die wir in meiner Meditation gehen, um die Siebte Ebene zu erreichen.

Es gibt Gesetze, die unser Universum, unsere Galaxie, unser Sonnensystem, die Erde und sogar uns lenken. Es gibt Gesetze, die die Fünfte, Vierte, Dritte, Zweite und Erste Ebene der Existenz lenken. Diese Gesetze erschaffen eine imaginäre Trennung zwischen den einzelnen Ebenen, in Wahrheit existieren diese jedoch alle zusammen. Dies sind die Gesetze der Physik: das Gesetz des Magnetismus, das Gesetz der Elektrizität, das Gesetz der Wahrheit, das Gesetz der Natur, das Gesetz des Mitgefühls, das Gesetz der Schwerkraft, das Gesetz der Zeit und viele weitere.

Die Gesetze des Universums sind für sich ein gigantisches Gruppenbewusstsein. Sie geben uns die Erkenntnis, dass wir eine Lebenserfahrung haben. Sie erschaffen die Struktur für die Realität, dass wir existieren, atmen und menschlich sind.

Wir haben das Glück, dass wir fähig sind, einige Gesetze mit unserer Willenskraft zu nutzen. Elektrizität zum Beispiel nutzen wir jeden Tag, wenn wir den Lichtschalter betätigen.

Als Wesen der Dritten Ebene aus der Fünften Ebene der Existenz können wir Informationen direkt von einem Gesetz bekommen und wir können auch lernen, wie wir den Raum durch Nutzung unserer Gedanken biegen, dem Erschaffen von Maschinen und atomarer Energie. Schon seit jeher wurden in der Geschichte Menschen geboren, die Informationen von einem Gesetz erhalten haben und als Ergebnis geholfen haben, die Schwingung der Menschheit zu erhöhen. Menschen wie Plato, Aristoteles, Leonardo da Vinci, Galileo, Newton, Tesla, Edison und Einstein wurden alle mit der Fähigkeit geboren, Informationen von den Gesetzen zu channeln. Tesla hat beispielsweise das Gesetz des Magnetismus und der Elektrizität gechannelt. Als Galileo die Meinung vertrat, dass die Erde rund sei, waren seine Ideen nicht sehr populär und viele verspotteten ihn. Die Kirche sagte ihm, er solle besser seine Meinung ändern, da die Erde flach sei. Er war jedoch sicher, dass sie rund ist. Diese Inspiration kam aus dem Wissen der Gesetze.

Heiler, die die Gesetze der Sechsten Ebene der Existenz nutzen, machen Heilungen mit Klang, Farben, heiliger Geometrie oder geometrischen Formen, Nummern oder Numerologie, Magnetismus oder dem magnetischen Feld der Erde, Astrologie oder Licht. Manchmal schickt dich der Schöpfer während einer Heilung auf die Sechste Ebene, wo du womöglich einen Ton hörst, eine Farbe siehst oder eine mathematische Formel für die Krankheiten bekommst. Es sind die Gesetze, die die Formel eines Atoms bilden.

Die Philosophie der Sechsten Ebene ist: ‚Wenn etwas kaputt ist, repariere es'. Vielfach verfangen sich Heiler hier in umständlichen Erklärungen, welche eine Unmenge an Energie verlangen. Heiler, die die Gesetze nutzen, werden in ihrer Wahrheit oft unverblümt und auf ihrer Suche nach der Wahrheit werden sie und andere leicht irritiert.

Für den menschlichen Körper ist es schwierig, diese und andere Energien der Schwingungen von Gesetzen länger zu halten. Um diese Art von Energie zu halten, braucht es ein großes Maß an Beharrlichkeit, aber wenn Liebe dazu genutzt wird, ist es möglich. Die Sechste Ebene hat starke Schwingungen, die die Wahrheit und Verantwortlichkeit der Person, die sich mit ihr verbindet, erhebt.

Für die, die die Sechste-Ebene der Existenz nutzen, ist es wichtig zu erkennen, dass sie in einer Illusion leben und ihre eigene Illusion steuern können. Sie wissen, dass sie sich nicht mehr länger selbst bestrafen müssen, um zu wachsen und vorwärtszugehen. Auf dieser Ebene ist der Kampf zwischen Gut und Böse beseitigt und ersetzt durch die reine Wahrheit. Menschen, die ausschließlich mit dieser Ebene arbeiten, werden manchmal *Mystiker* genannt.

Jedes Gesetz hat ein riesiges Bewusstsein, welches kleinere mit sich verbunden hat. Es hat eine geistartige Essenz, ein lebendiges, sich bewegendes Bewusstsein. Du solltest der Essenz eines Gesetzes niemals gestatten oder es darum bitten, in deinen Raum oder Körper einzutreten, da dies Probleme schaffen kann, die besser vermieden werden. Der menschliche Körper ist zu zerbrechlich. Du solltest dich immer zuerst mit der Siebten Ebene der Existenz verbinden, bevor du mit den Gesetzen, außerhalb deines physischen ‚Raumes', sprichst.

Du kannst ein Gesetz einladen, mit dir zu sprechen, jedoch entscheidet das Gesetz, ob und wann es diese Einladung annimmt. Du kannst mit diesen Wesen durch die Siebte Ebene der Existenz sprechen, um mit ihnen zu arbeiten, musst du jedoch Tugenden meistern. Tugenden oder Werte sind positive moralische Charakteristiken, die die Art, wie wir unser Leben leben, lenken. Sie steuern das Schiff unseres Geistes zu den Gesetzen.

GRUNDLAGEN DER GESETZE

Die Gesetze des Universums sind die Struktur der Sechsten Ebene der Existenz. Sie arbeiten ständig, um uns herum und interagieren täglich mit uns. Gute Beispiele von Gesetzen, die jeden Tag für uns arbeiten, sind das Gesetz der Schwerkraft, der Zeit, des Magnetismus und der Elektrizität.

Eines der Gesetze, mit dem du dich während deiner Arbeit in Theta verbinden wirst, ist das Gesetz der Wahrheit, welches dir durch dein ganzes Leben helfen wird. Das Gesetz des Mitgefühls ist oft beim Durchgang zur Siebten Ebene der Existenz. Es erscheint pink und wolkenartig. Wie das Sprichwort sagt: ‚Durch Mitgefühl erreichst du den Schöpfer von Allem was Ist.'

Gesetze können gebogen werden, wenn ein Flugzeug beispielsweise Geschwindigkeit aufnimmt und abhebt, überwiegt die Schwerkraft. Du kannst das Gesetz der Elektrizität biegen, indem du den Lichtschalter betätigst. Der nächste Schritt wäre es, Elektrizität aus deinen Fingerspitzen fließen zu lassen.

Es ist ein großer Unterschied, Gesetze zu biegen und Gesetze auf der Dritten Ebene der Existenz zu nutzen. Wir nutzen ständig Gesetze. Ein weiteres gutes Beispiel hierfür ist der Verbrennungsmotor. Wir fahren mit 70 Meilen pro Stunde die Straße hinunter, aber wir verstehen möglicherweise die innere Funktion dieses Gesetzes nicht – wir nutzen es einfach nur. Um den Motor erstmals zu bauen, mussten die Personen, die den Verbrennungsmotor entwickelt haben, das Gesetz verstehen und channeln. Es gab eine Zeit, in der Menschen glaubten, sie würden auseinanderfallen, wenn sie schneller als 60 Meilen pro Stunde fahren würden! Doch es gab jemanden, der anders dachte, und sieh uns jetzt an!

Tesla musste verschiedene Gesetze verstehen, um das Gesetz der Elektrizität und des Magnetismus in dieser Realität einzuführen. Er könnte mit der genetischen Prädisposition für bestimmte Werte geboren sein, die ihm möglicherweise genetische Tendenzen gegeben haben, sich mit den verschiedenen Energien bestimmter Gesetze zu verbinden. Männer wie er standen bei Entwicklungen immer an vorderster Front.

Harmonische Gesetze

Wir alle wurden mit einem Gesetz geboren, welches für uns besonders ist. Ich beispielsweise bin fasziniert von dem Gesetz der Wahrheit und glaube, dass dieses Gesetz Teil meiner Suche ist. Ich denke, dass viele Menschen, die erkennen, dass sie ein Funke Gottes sind, sich genügend entwickelt haben, um nahe mit und in Harmonie mit einem Gesetz verbunden zu sein. Ich glaube, viele von uns werden eine Zugehörigkeit zu einem Gesetz des Universums entwickeln, sobald wir beginnen, diese Verbindung zu erkennen.

Einige Gesetze waren meine besten Lehrer und aus meinen Erfahrungen, die ich mit ihnen gemacht habe, sind sie frei von emotionalen Ausbrüchen. Einige Menschen meinen, sie können Gesetze channeln, erleben sie jedoch große emotionale Ausbrüche, sind es nicht die Gesetze, die sie channeln, denn die Gesetze sind mit ihrer Essenz jenseits negativer Gefühle.

Es ist möglich, sehr viel der Gesetze zu lernen. Du wirst dich aufgeladen fühlen, nachdem sie dich unterrichtet haben.

Die Hauptgesetze

Hier ist eine kleine Liste der Hauptgesetze. Es ist keine vollständige Liste – da es tatsächlich Millionen von Gesetzen gibt. Dies sind jedoch die Gesetze, von welchen erwartet wird, dass wir sie in diesem Leben kennen.

- Unter das Gesetz der Wahrheit fällt das Gesetz der Prophezeiung und das Gesetz der Bewegung, welches besagt: ‚Einmal in Bewegung, immer in Bewegung.' unter das Gesetz der Bewegung fällt das Gesetz des Freien Willens und das Gesetz der Gedanken: ‚Ich denke, also bin ich.' Des Weiteren fällt unter das Gesetz der Bewegung das Gesetz der Geschwindigkeit und das Gesetz von Ursache und Wirkung (auch das Gesetz des Karmas genannt). Unter dem Gesetz von Ursache und Wirkung sind Das Gesetz der Weisheit, das Gesetz der Handlung und das Gesetz der Gerechtigkeit. Unter dem Gesetz der Gerechtigkeit sind das Gesetz des Bezeugens und der Akzeptanz. Das Gesetz des Bezeugens ist eine sehr kraftvolle Regel, dass etwas, bevor es passieren kann, bezeugt werden muss.

- Auf das Gesetz des Magnetismus folgt das Gesetz der Schwerkraft. Auf das Gesetz der Schwerkraft folgt das Gesetz der Zeit und das Gesetz der Anziehung. Unter dem Gesetz der Zeit fällt das Gesetz der heiligen Geometrie und das Gesetz der Dimensionen (vermeide es, dich im Gesetz der Dimensionen zu verfangen, da es etliche davon gibt). Unter dem Gesetz der Dimensionen ist das Gesetz der Illusion, welches dich denken lässt, dass du hier bist. Auf das Gesetz der Illusion folgt das Gesetz der DNA, es ist mit der ganzen DNA verbunden. Die Akasha-Chronik oder die Halle der Aufzeichnungen sind ebenfalls unter dem Gesetz der Zeit.

- Unter das Gesetz der Schwingung fällt das Gesetz der Energie und unter das Gesetz der Energie fällt das Gesetz des Fokus. Unter das Gesetz des Fokus fallen das Gesetz des Lichts, das Gesetz des Tons und das Gesetz der Elektrizität.

- Das Gesetz des Mitgefühls hat die Fähigkeit, viele Gesetze zu biegen. Unter dem Gesetz des Mitgefühls sind das Gesetz der Reinen Absicht, das Gesetz der Geduld und das Gesetz der Emotion. (Es gibt kein Gesetz der Liebe. Liebe ist eine reine Energie der Siebten Ebene der Existenz. Sie ist einfach und das Höchste.)

- Das Gesetz der Natur hat einen Namen – ihr Name ist Oma. Das Gesetz der Natur regiert alles, was mit der Erde und dieser Galaxie zu tun hat. Es gibt Gesetze unter ihm, wie beispielsweise das Gesetz des Gleichgewichts. Das Gesetz der Natur verändert und verbessert sich ständig durch das Gesetz des Lebens. Unter dem Gesetz des Lebens sind die Elemente – Erde, Wasser, Feuer und Luft. Es gibt kein Gesetz zur Erschaffung des Lebens, weil die wahre Schöpfungsenergie, die Energie von Allem was Ist der Siebten Ebene der Existenz, die reine Liebe ist.

Es gibt noch viel mehr Gesetze, als die hier erwähnten.

Triff dich mit einem Gesetz

Um dich mit einem Gesetz zu treffen, gehe hoch auf die Siebte Ebene (siehe Seite 14 und 15) und bitte den Schöpfer von Allem was Ist dich einem Gesetz vorzustellen. Du musst ein Gesetz einladen, zu dir zu kommen. Möglicherweise triffst du dich mit dem Gesetz von Ursache und Wirkung, welches sich manchmal als zwei Spiegel oder zwei Wasserfälle zeigt. Oder vielleicht triffst du dich mit dem Gesetz des Mitgefühls, welches sich als rosafarbene flauschige Wolke zeigt. Manchmal zeigen sich die Gesetze als große Gesichter oder Energiebälle.

Lade ein Gesetz ein, zu dir zu kommen und sich dir vorzustellen, so wirst du eine Erfahrung machen. Sei nicht überrascht, wenn du es über die darauffolgenden Tage bewusst mit deinen Augen und Ohren wieder erlebst, da Gesetze physische Form annehmen können, um mit uns zu kommunizieren.

Gehe immer zuerst zum Schöpfer, bevor du eine andere Arbeit machst, und erinnere dich daran, fokussiert zu bleiben, da du sonst im Wirrwarr der Sechsten Ebene verloren gehen könntest.

Du wirst hier nur einem Gesetz vorgestellt. Um ein Gesetz biegen zu können musst, du zuerst gewisse Tugenden meistern.

Willkommen in der Welt der Gesetze.

1. Gehe hoch auf die Siebte Ebene der Existenz (Siehe Seite 14 und 15) und lade ein Gesetz ein, zu dir zu kommen, indem du Folgendes sagst: „Schöpfer von Allem was Ist, es ist erbeten, mich mit einem Gesetz der Sechsten Ebene der Existenz zu verbinden. Danke. Es ist vollbracht. Es ist vollbracht. Es ist vollbracht."
2. Beobachte, wie du ein Gesetz durch den Schöpfer von Allem was Ist triffst.
3. Sobald du dich entscheidest zurückzukommen, bewege dein Bewusstsein aus der Sechsten Ebene der Existenz, reinige dich mit der Siebten-Ebene-Energie und bleibe mit ihr verbunden.

Es ist am einfachsten, dich mit deinem harmonischen Gesetz zu treffen, ein Gesetz, das von Anfang an mit dir verbunden war.

Triff dein harmonisches Gesetz

1. Gehe hoch auf die Siebte Ebene der Existenz und lade das Gesetz zu dir ein, indem du Folgendes sagst: *„Schöpfer von Allem was Ist, ich bitte dich, zeige mir das Gesetz aus der Sechsten Ebene, mit dem ich in Harmonie bin. Zeige es mir auf die höchste und beste Weise."*
2. Triff dich mit dem Gesetz und lerne es kennen.

3. Sobald du dich entscheidest zurückzukommen, bewege dein Bewusstsein aus der Sechsten Ebene der Existenz, reinige dich mit der Siebten-Ebene-Energie und bleibe mit ihr verbunden.

Physikalische und emotionale Gesetze

Im Wesentlichen gibt es im Universum zwei verschiedene Arten von Gesetzen: physikalische und emotionale Gesetze. Manchmal ist eine Emotion so stark, dass sie zu einem Gesetz wird. Das Gesetz des Mitgefühls zum Beispiel kann physikalische Gesetze wie das Gesetz der Elektrizität und des Magnetismus biegen, obschon es ein *emotionales* Gesetz ist.

Wie die Gesetze funktionieren

Einige Gesetze können gebogen werden, während andere gebrochen werden können. Eines der ersten Gesetze, welches gebogen werden kann, ist das Gesetz der Zeit. Viele Heiler können das Gesetz der Zeit biegen, da sie die Grundeigenschaften (Tugenden/Werte) besitzen, welche für dieses Talent benötigt werden, wie beispielsweise Mitgefühl und dem Planeten helfen zu wollen. Diese Eigenschaften machen es leicht, dieses Gesetz zu biegen.

Du *biegst* das Gesetz der Zeit, du *brichst* es nicht. Du stoppst die Zeit nicht für den ganzen Planeten sondern beeinflusst lediglich dein eigenes Paradigma, deine eigene mikrokosmische Welt. Ich verlangsame nicht die Erdrotation, einfach weil ich das möchte. Dazu würde ich ein anderes Gesetz benötigen, eines, das ich nicht fähig bin zu biegen: eine Grundwahrheit.

Gesetze, die wir nicht ändern können, werden *Grundwahrheiten* genannt. Das Gesetz der Erdrotation und das Gesetz des freien Willens sind Grundwahrheiten. Das Gesetz des freien Willens bedeutet, dass du einen freien Willen hast und diesen Planeten mit Milliarden von anderen Seelen teilst, die ebenfalls einen freien Willen haben. Gesetze, die Grundwahrheiten sind, treten an die Stelle von *unbedeutenderen* Gesetzen.

Um mit einem Gesetz zu interagieren, *musst du zuerst auf die Siebte Ebene gehen.* Um dich mit der reinen Essenz eines Gesetzes zu verbinden, musst du es durch die Siebte Ebene der Existenz filtern.

Um die Energie eines Gesetzes zu verankern oder sie zu nutzen und einzusetzen, musst du Tugenden besitzen, um dich so mit ihnen zu verbinden (siehe unten). Frage nach dem Namen des Gesetzes. Der Name eines Gesetzes kann ein Ton oder eine Schwingung sein, welche du nutzen musst, um mit ihm zu interagieren. Warte, bis die Energie, Schwingung und Information zu dir kommt.

TUGENDEN UND LASTER

Tugenden oder Werte, sind Gedankenmuster, die sich schneller als Lichtgeschwindigkeit bewegen. Sie können Zeit und Raum biegen. Wenn du eine Tugend meisterst, meisterst du auch eine hochschwingende Gedankenform. Sobald deine Gedanken eine ausreichend hohe Schwingung erreicht haben, können sie sich mit einem Gesetz verbinden und im Einklang mit ihm arbeiten. Negative Gedanken und die Laster, die mit ihnen einhergehen, verlassen die magnetische Anziehungskraft der Erde jedoch nie. Nichts anderes zeigt die fundamentale Wahrheit der Dualität der Dritten Ebene der Existenz besser als Tugenden und Laster.

Die meisten Tugenden kommen mit Lernerfahrungen, welche Laster beinhalten, oder negative Gedankenformen, welche überwunden werden müssen, um eine Tugend zu erlangen. Das Ausmustern der Laster geht Hand in Hand mit dem Ausbilden von Tugenden.

Wir nutzen Laster als Motivation vorwärtszugehen. Sie sind nicht unsere Feinde, im Gegenteil, sie wurden dazu gebildet, dass wir uns sicher und geborgen fühlen. Sie schaffen eine ‚Komfortzone'. Wenn wir zum Beispiel Abneigung und Hass gegenüber einem missbrauchenden Elternteil empfinden, hält das diese Person fern. Es schafft eine Barriere zwischen uns und der Person. Unser Unterbewusstsein versucht, uns zu beschützen. Es lässt uns auch Groll behalten, jedoch ist dieser Groll verbunden mit positiven Lektionen.

Einer der Gründe, warum einige Menschen Tugenden nicht meistern, ist ihre Anhaftung zu diesem Planeten und der Beziehungen, die sie mit ihren Familien und Freunden haben. Sie fürchten, dass, wenn sie sich spirituell zu stark entwickeln, sie über die dritte Dimension hinausgehen und ihre Freunde und Familien zurücklassen. Du hast keine Vorstellung, wie sehr dein Geist deine Familie und Freunde in dieser Existenz liebt.

Auf unbewusster Ebene weiß die Seele jedoch bereits, dass sie Tugenden entwickeln muss. Sie erschafft Situationen, damit wir die Tugenden, die sie für die Ziele zu erreichen versucht, entwickeln. Darum sind Sachen, die in unserem Leben falsch zu sein scheinen, auf einer höheren Ebene gar nicht so verkehrt. Wir erschaffen alle negativen (oder positiven) Situationen, um unsere Schwingungsebene zu erhöhen. Die Art und Weise, wie wir auf diese Situationen reagieren, gibt die tiefe des Schmerz und der Mühsal oder der Freude und des Glücks, welches wir in unserem täglichen Leben erfahren, vor.

Unsere Herausforderung ist es, in einem Zustand von wahrer Liebe zu leben, unbeeinflusst von all der Negativität dieser Existenz. Eine Möglichkeit, dies zu tun, ist herauszufinden, was wir in unser Leben erschaffen. Es ist wahr, dass unsere Seele immer etwas erschafft, damit wir lernen können. Wenn wir jedoch unsere Gedanken fokussieren, können wir uns dessen, was wir erschaffen, bewusst werden.

Möchte der Schöpfer, dass ich lerne, freundlich zu sein, kann ich beispielsweise nach draußen gehen und zu zehn Personen am Tag freundlich sein, um auf diese Weise Freundlichkeit zu lernen, statt durch schwierige Situationen zu gehen. Auf diese Weise können wir uns auf das, was wir tun sollen, fokussieren, das sollte unser Göttlicher Zeitplan (Divine Timing) sein. Unser Göttlicher Zeitplan ist der Grund, warum wir hier sind – unsere Mission in diesem Leben.

Deine Seele weiß bereits viel von dem, was ich dir unterrichte. Sie weiß, welche Tugend sie sich vorgenommen hat zu lernen, als Teil des Göttlichen Zeitplans. Sogar ein aufgestiegener Meister, der als Tutor auf diese Erde kam, ist offen dafür, zusätzliche Tugenden zu lernen.

Was wichtig ist, ist die Fähigkeit, Tugenden nach Belieben einzusetzen.

Gesetze durch das Erwerben von Tugenden biegen

So wichtig es ist, Tugenden zu haben, so wichtig ist auch die Fähigkeit, unsere

Gedanken direkt mit Freundlichkeit, Liebe, Harmonie und Bescheidenheit zu senden. Diese Energien werden geschaffen, wenn ausreichend Tugenden vorhanden sind, um ein Gesetz zu beeinflussen. Interdimensionale Wesen der Vierten und Fünften Ebene der Existenz zum Beispiel existieren mit uns auf dieser Ebene und außerhalb unserer Dimension zur selben Zeit. Sie besitzen die Fähigkeit, sich nach Belieben zwischen den Dimensionen zu bewegen. Durch das Meistern von Tugenden haben sie diese Art von Fähigkeiten entwickelt, um so Zugriff auf die Gesetze zu haben und sie zu biegen. Erreichst du die richtige Schwingungsebene, um ein Gesetz zu manipulieren, beginnt das Gesetz mit dir zu interagieren und dir Informationen geben.

Die Gesetze sind die Struktur, die Verbindung des Universums. Es gibt eine Möglichkeit, nahezu alle Gesetze des Universums zu biegen. Diese Möglichkeit ist der Gedanke. Aber der Gedanke muss rein sein – ein leichter Gedanke – präzise in die atomare Struktur des Anfangs aller Schöpfung gerichtet.

Um zu verstehen, wie du gewisse Gesetze des Universums mit deinen Gedanken biegen kannst, brauchst du den heiligen Namen des Gesetzes und einen Gedankenprozess, dessen Schwingung ausreichend stark ist, um die angefragte Gedankenform des Gesetzes zu erreichen – das heißt, du brauchst die richtige Tugend.

Die meisten heiligen Bücher, einschließlich der Bibel, der Thora, der buddhistischen Dhammapada, der Bhagavadgita und des Korans, sprechen darüber, Tugenden anzunehmen, um negative Emotionen loszulassen und negative Handlungen zu vermeiden. Die Menschen der Antike verstanden die Wichtigkeit, negative Gedanken zu vermeiden. Sowohl historische als auch moderne heilige Schriften lehren uns die Wichtigkeit der Kraft der reinen Gedanken, der Tugenden und der Werte. All diese heiligen Schriften sagen uns, wir sollen schlechte Gedanken wie Eifersucht, Hass, Gier und Groll von uns fernhalten. Weise Männer und Frauen der Antike verstanden die Moleküle der Emotion nicht direkt, wie wir es heute tun, jedoch auf einer instinktiven Ebene, dass negative Gefühle Probleme in ihrem Leben erschufen.

Somit wurde uns schon einige Male in der Vergangenheit ein Leitfaden für Tugenden angeboten, durch unsere Einschränkungen jedoch, war es uns nur möglich, diese Botschaft in Einzelteilen anzunehmen. Es braucht ein großes Maß an spirituellem Mut, dieses Wissen zu akzeptieren. In früheren Zeiten hatte weder eine leitende Stellung noch die Mehrheit der Bevölkerung die Leistungsfähigkeit für diese Art der Bindung zur Tugend. In der heutigen Zeit verändert sich dies.

Neben der Wichtigkeit, Tugenden zu entwickeln, brauchst du die Fähigkeit, sie auf die richtige Weise anzuwenden und zu vereinigen. Um ein Gesetz zu manipulieren, brauchst du nur ein wenig von einer Tugend, jedoch die Energie von vielen weiteren. ThetaHealer tun dies die ganze Zeit. Sie gehen hoch zum Schöpfer und visualisieren eine Heilung. Sie nutzen nicht nur die Tugend des Glaubens, sondern auch der Zurückhaltung, der Vergebung, der Dankbarkeit, der Akzeptanz, des Wunders, der Hoffnung, des Dienens, des Mutes und des Mitgefühls. Diese Mischung wird ständig gebraucht, um beständig Heilungen zu machen und jedes Gesetz zu aktivieren. Sie gestatten uns, unsere Schwingung auf eine Ebene zu erhöhen, auf welcher wir die Gesetze verstehen, uns mit ihnen verbinden und sie auf reinste Weise biegen können. Es ist unser Geburtsrecht, unsere Verbindung zu Allem was Ist zu erkennen. Tugenden wecken in uns die Sehnsucht, die reine Schwingungsfrequenz zu erhalten.

Hast du nur drei bis fünf Tugenden von der Mischung, die gebraucht wird, um durch ein Gesetz zu arbeiten, ist es vermutlich unmöglich, Gott eine Spontanheilung machen zu lassen. Fehlt dir eine gewisse Tugend und deine Seele entscheidet, sich mit dem Gesetz der Wahrheit zu verbinden, werden automatisch Sachen in deinem Leben auftauchen, die es dir möglich machen, diese Tugenden zu erwerben. So treten also Herausforderungen in dein Leben.

Tugenden meistern

Wie weißt du, dass du eine Tugend genug gelernt hast, um sie zu meistern? Indem du anerkennst, dass du sie gemeistert hast, diese praktizierst und die Veränderung in dir fühlst. Du wirst die Veränderung spüren, insbesondere wenn du erkennst, was das Universum dir beizubringen versucht. Das Leben ist nicht dazu da, dich zu quälen, sondern dich zu unterrichten.

Dies ist Teil des Erwachens. Das Erwachen ist die Erkenntnis, dass du ein Wesen der Fünften Ebene bist, das in dieser Illusion lebt und durch den Fortschritt zur Fünften Ebene aufsteigen möchte. Je mehr Tugenden du erwirbst, desto einfacher ist es, mit Menschen zu arbeiten und sie zu verstehen. Je mehr Heilungen du machst, desto mehr Menschen erreichst du. Je mehr Menschen du erreichst, desto mehr Menschen veränderst du. Je mehr Menschen du veränderst, desto höher wird deine Schwingung auf dieser Ebene, um dich für die nächste Evolution vorzubereiten.

Durch das Erwerben von Tugenden ist es möglich geworden, auf eine neue Stufe der Evolution aufzusteigen. Das Meistern einer Tugend verändert die Schwingung einer Gedankenform, so kann sie sich mit einem bestimmten Gesetz verbinden. Gewisse Tugenden verbinden sich mit bestimmten Gesetzen, so wird es möglich, immer durch diese Gesetze zu arbeiten.

DIE TUGENDEN DER GESETZE

Nachfolgend nenne ich einige der Tugenden, welche benötigt werden, um ein Gesetz zu biegen:

Akzeptanz, Durchsetzungsvermögen, Glaubwürdigkeit, Schönheit, Glauben, Tapferkeit, Fürsorge, Ausstrahlung, Klarheit, Reinheit, Geschicklichkeit, Verpflichtung, Kommunikation, Mitgefühl, Zuversicht, Rücksicht, Zufriedenheit, Überzeugung, Zusammenarbeit, Mut, Kreativität, Neugier, Engagement, Distanziertheit, Entschlossenheit, Hingabe, Würde, Ausdauer, Vergnügen, Begeisterung, Güte, Fairness, Treue, Flexibilität, Fokus, Vergebung, Standhaftigkeit, Freundlichkeit, Großzügigkeit, Sanftmut, Anmut, Liebenswürdigkeit, Dankbarkeit, Harmonie, Hilfsbereitschaft, Aufrichtigkeit, Ehre, Hoffnung, Bescheidenheit, Humor, Idealismus, Vorstellungskraft, Integrität, Intelligenz, Fröhlichkeit, Gerechtigkeit, Freundlichkeit, Liebe, Loyalität, Gnade, Mäßigung, Anstand, Moral, Vornehmheit, Optimismus, Ordentlichkeit, Leidenschaft, Geduld, Frieden, Beharrlichkeit, Verspieltheit, Bereitschaft, reine Absicht, Zielstrebigkeit, Zuverlässigkeit, Respekt, Verantwortung, Verehrung, Selbstdisziplin, Dienen, Ehrlichkeit, Sympathie, Feingefühl, Besonnenheit, Hartnäckigkeit, Dankbarkeit, Toleranz, Vertrauen, Wahrhaftigkeit, Verständnis, Einigkeit, Vision, Weisheit und Wunder.

Die nachfolgenden Abschnitte geben Beispiele von Tugenden und Lastern, um zu erklären, wie uns diese Gedankenformen nützlich sind oder sie uns behindern.

Die Tugend des Dienens

Als ich begann, Heilungen zu machen, war ich begeistert von der Energie der Spontanheilungen. Wenn erstmals eine Spontanheilung geschieht, fühlst du dich glücklich und könntest die ganze Welt umarmen, zumindest für ein bis zwei Stunden, bis du durch etwas wieder geerdet wirst. Wenn du die Energie einer Spontanheilung in immer mehr Menschen erfährst, hält das Gefühl des Glücks und der Liebe länger an. In einigen Fällen erfährt eine Person eine Spontanheilung und viele weitere erfahren direkt danach ebenfalls eine solche. Wenn das geschieht, wirst du zwei, drei Tage lang in Freude sein und es erscheint dir unnötig, zu schlafen und zu essen.

Als mir dies zum ersten Mal passierte, hatte ich eine Nebenwirkung: Sobald die Euphorie nachließ, wurde ich deprimiert, traurig und mürrisch. Aufgrund dieser Höhen und Tiefen während meines Tages musste ich am Abend, als ich schließlich nach Hause ging, ein Bad nehmen, um meinen Tag abzuwaschen, bevor ich mit jemandem reden konnte. Dann lernte ich, mit der Energie von Allem was Ist verbunden zu bleiben, sodass diese Stimmungsschwankungen verschwanden. Ich trainierte meinen Geist, um zu wissen, dass ich immer mit der Energie verbunden bin.

Diese Energie ist nicht mit mir verbunden, ich bin verbunden mit ihr. Es beginnt nicht bei mir, wir sind alle verbunden mit Allem was Ist. Ich kontrolliere nicht die ganze Welt, sondern bin Teil von ihr. So kann ich diese Energie bewegen und das erschaffen, was ich brauche, um voranzukommen.

Ich stellte fest, dass ich die Energie länger halten konnte, wenn ich den Extraaufwand machte und die Bedürfnisse anderer vor meine eigenen stellte sowie etwas zusätzliche Zeit mit erkrankten Menschen verbrachte. Die Lektion, die ich lernte, war die Tugend des *Dienens*.

Die Tugend der Toleranz

Es ist sehr wichtig, Toleranz zu entwickeln, um uns selbst und die anderen zu verstehen. Mit der Fähigkeit, die Welt um uns herum zu tolerieren, haben wir die Möglichkeit, sie klar zu sehen. Wir können die volle Wahrheit nicht erkennen, wenn wir keine wahre Toleranz haben. Wenn jemand für eine Heilung zu uns kommt und wir nur das Gute und nicht das Schlechte sehen, unterdrücken wir die Wahrheit, weil uns die Toleranz fehlt, um sie zu sehen. Wir müssen in der Lage sein, die Wahrheit zu sehen, wenn wir in das Herz von jemandem schauen möchten, und dies bedarf Toleranz. Wir müssen wahre Toleranz für die Menschheit haben, um in die Zukunft zu sehen. Einer der Gründe, warum viele Menschen keine guten Heiler sind, ist, weil sie sich selbst und andere Menschen ablehnen, ganz zu schweigen von ihrem menschlichen Körper. Toleranz, ist die Fähigkeit, Dinge so zu lassen, wie sie sind, im Wesentlichen unbeeinflusst von ihnen zu sein und vorwärtszugehen.

Einer der Gründe, warum ich in das Leben meiner Studenten sehen kann, ist, weil ich weiß, dass ich die Fähigkeit habe, sie zu lieben und zu akzeptieren, was sie in ihren Leben machen, auch wenn ich nicht mit allem, was sie tun, einverstanden bin. Ich weiß, dass meine Absicht, ihnen zu helfen, rein ist, weil ich meine eigene Meinung zurückhalte und ich mein Möglichstes dafür tue, den Schöpfer von Allem was Ist durch mich sprechen zu lassen.

Hast du merkwürdige, stressige Situationen mit Menschen in deinem Leben, wird dir möglicherweise Toleranz gelehrt.

Die Tugend des Mutes

Mut ist nicht die Abwesenheit von Angst, sondern eher die Entscheidung, das etwas anderes wichtiger ist als Angst.
Du lebst nicht ewig, aber die Übervorsichtigen leben möglicherweise nie.

Mut ist, wenn wir uns unserer Angst stellen und etwas zu Ende bringen. Manchmal glauben wir, dass wir das Böse bekämpfen, doch es ist unsere eigene innere Angst, die gegen uns ist. Sogar der Kampf gegen unsere Ängste und negativen Gewohnheiten zeigt uns, dass wir Sachen erreichen können, auch wenn es chancenlos scheint. Darum ist es wichtig, den Wert von Mut zu meistern.

Mut ist eine der Tugenden, die viele andere Tugenden verbindet, da ohne ihn viele der anderen nicht existieren würden. Sie würden auseinanderfallen, da es Mut braucht, eine Tugend zu lernen. Wir sollten den Mut haben zu sagen: „Lass uns sehen, ob das funktioniert“, den Mut zu sagen: „Ich bete zum Schöpfer“ und den Mut zu sagen: „Ich glaube an den **Schöpfer von Allem was Ist**“ oder wenigstens: „Ich glaube.“

Funktionieren deine Heilungen nur manchmal, hast du möglicherweise eine Gedankenform mit niedriger Schwingung in deinem Geist, die dich blockiert. Es braucht Mut, ein Bewusstsein für solche störende Gedankenformen zu haben, und noch mehr Mut, diese aus dem Weg zu schaffen, sodass Heilungen geschehen können.

Die Tugend der Tapferkeit

Tapferkeit ist eine andere Energie als Mut. Es ist die Abwesenheit von Angst. Es ist etwas, das wir einfach haben. Es ist auch eine großartige Tugend.

Sowohl Tapferkeit als auch Mut werden im Leben benötigt. Tapferkeit entwickelt sich oft nach Mut.

Die Tugend der Vergebung

Du kannst nicht ‚Durch Schein zum Sein‘ kommen mit Tugenden wie beispielsweise Freude. Fröhlichkeit ist ein Wert, der auf Seelenebene gelernt werden muss. Das Einzige, was du durch ‚Schein zum Sein‘ lernen kannst, ist der Wert der Vergebung. Dies kann gemacht werden, indem du den reinen Gedanken Ic*h vergebe dir, Ich vergebe dir, Ich vergebe dir* immer wieder wiederholst, bis du möglicherweise schließlich die Tugend der wahren Vergebung entwickelst.

Vergebung hat solch eine derart hohe Schwingung, dass dich allein das Aussprechen des Wortes schützen kann. Anderen zu vergeben, kann negative Energien auflösen, ebenfalls negative Gedanken, indem sie an den Sender reflektiert werden.

In der Bibel steht geschrieben, du sollst deinen Feinden vergeben. Dies gibt dir Schutz vor ihnen. Vergebung ist der größtmögliche Schutz, den es gibt.

Schutz durch Vergebung

Die meisten von uns kennen jemanden, der uns nicht mag oder sogar hasst. Bitte versteh mich nicht falsch – die meisten deiner ‚Feinde' sind deine Zeit nicht wert, jedoch möchte ich, dass du jetzt an jemanden denkst, der dir negative Gedanken schickt, oder an jemanden, der dir Unrecht angetan hat. Du solltest dir für diese Übung immer nur eine Person auf einmal vorstellen.

1. Gehe hoch auf die Siebte Ebene der Existenz (Siehe Seite 14 und 15) und stelle dir vor, dass die Person, die dich verletzt hat, vor dir steht.

2. Stelle dir vor, wie du dieser Person sagst, wie sie dich verletzt hat und was sie dir getan haben.

3. Stelle dir vor, wie du dieser Person sagst, dass du ihr dafür vergibst. Während du dies tust, beobachte ihre Reaktion.

   Wenn sie in deiner Vorstellung weiterhin vor dir steht und sie dir sagt, dass es ihr leidtut, bedeutet dies, dass sie das, was sie getan hat, bereut. Wenn du zur Erkenntnis kommst, dass sie es bereut, wird dich die Energie der Vergebung von jeglichen ärgerlichen Gedankenform, welche sie dir schickt, beschützen. Dies wird dir ermöglichen, Mitgefühl für sie zu empfinden.

   Wenn sie in deiner Vision zu Asche werden, bedeutet dies, dass sie keine Reue zeigen, dies nimmt alle negativen Gedankenformen von dir weg. Die hasserfüllte Person wird sich selbst mit ihren eigenen negativen Gedanken auseinandersetzen müssen und sie kann dich nicht länger beeinflussen. Dies bedeutet, dass du alles, was du von dieser Person lernen konntest, gelernt hast und du vor ihr beschützt bist.

   Steht sie in deiner Vision weiterhin vor dir, ohne irgendetwas zu sagen, ist das, was du von ihr lernen sollst, noch nicht abgeschlossen. Das bedeutet, dass du Glaubensarbeit an der Situation machen solltest. Sobald du dich von der Verpflichtung von dem, was sie dir beibringt, löst, wird sie in deiner Vision kleiner und kleiner.

   In einigen Fällen wird sich die Person bei dir entschuldigen und es möglicherweise wiedergutmachen können.

In jedem Fall ist Vergebung der stärkste Schutz, denn, wenn du zu jemandem sagst „Ich vergebe dir", bedeutet das, dass du keine negative Energie mehr von der Person akzeptierst.

Das Laster des Kritisierens

Eines der einfachsten Laster, welches sich einschleichen kann, ist kritisch gegenüber dir selbst und andern zu sein. Solange wir überkritisch sind, können wir nicht aus unserer Komfortzone treten und vollständige Erleuchtung erreichen. Wenden wir ThetaHealing an, müssen wir unsere kritischen Tendenzen loslassen (oder zumindest unter Kontrolle haben), zumindest dann, wenn wir eine Heilung machen.

Menschen sind interessante Kreaturen. Durch unseren Überlebensinstinkt haben wir uns schon seit jeher mit anderen Menschen verglichen, wodurch es zu einem kollektiven unterbewussten Programm wurde. Es hat sich zu einem Instinkt entwickelt. Wir vergleichen fortwährend unsere Intelligenz, unsere Gesundheit und unseren Körper mit denen anderer Menschen. Wir vergleichen unsere Kleidung, unseren Schmuck und sogar, wie viel Geld wir verdienen.

Um diese Gewohnheit und andere schwere Gedanken loszulassen, bedarf es möglicherweise etwas Übung. Wird dies jedoch zu deinem bewussten Ziel, stellt dir der Schöpfer viele Menschen zur Verfügung, damit du es üben kannst. Bis du diesen Wert gelernt hast, wirst du Menschen treffen, welche Reflektionen deiner schweren Gedankenformen sind.

Kritik ist eine der schwersten Gedankenformen, die deine Schwingung schnell senken wird. Dies wird dich daran hindern vorwärtszugehen. Es gibt viele Menschen auf dieser Erde, die nicht vorwärtsgehen möchten, aber schlussendlich kann jeder von uns für sich selbst entscheiden, was er möchte. Wir sind jedoch zum ersten Mal in der Geschichte dazu fähig, alle Tugenden in einem Leben zu erreichen, statt nur eine oder zwei Tugenden pro Leben zu lernen.

Warum ist es uns in diesem Leben erlaubt, all diese Werte zu erreichen? Weil wir sie bereits haben! Sie sind bereits die unseren. Wir müssen uns nur an sie erinnern in diesem Dritt-Ebene-Körper. Wir haben die Möglichkeit, unser spirituelles Selbst mit unserem körperlichen Selbst zu integrieren, um uns der Werte, die wir bereits haben, bewusst zu werden. Wie sonst könnten wir den Kindern der Meister Liebe beibringen?

Für jede Person, die wir erwecken, jede Person, der wir Hoffnung und Liebe geben, jede Person, für die wir einen Unterschied machen, schreiten wir auf der Seelenebene voran. Einige von uns wollen auf die höheren Seelenebenen aufsteigen, sodass wir nicht nur einigen, sondern Millionen von Menschen helfen können. Einige von uns werden Bücher schreiben, die Millionen aufwecken. Einige von uns unterrichten Seminare, um Millionen aufzuwecken. Es ist unwahrscheinlich, dass wir uns damit zufriedengeben, nur eine Person zu erwecken, jedoch sollten wir uns bewusst sein, dass ein Individuum, welches erweckt wurde, möglicherweise Millionen erweckt. Jedenfalls kamen wir hierher mit der Pflicht, andere zu erwecken, und was wir erreichen können, ist grenzenlos.

Das Laster des Egoismus

Eines der Laster, das uns immer davon abhält, Tugenden zu entwickeln, ist der Egoismus oder egoistisch zu sein. Ich habe dies bei vielen meiner Klienten und Studenten miterlebt. Der Wettbewerb, der „beste Heiler“ zu sein, ist ein perfektes Beispiel für Egoismus. Erinnern wir uns: *Der beste Heiler ist der Schöpfer allen Seins und unsere Aufgabe ist es, Heilungen zu bezeugen.*

Nehmen wir ein anderes Beispiel: In meinen Klassen gab es viele, die mir mitteilten, dass sie mir sagen können, was ich denke. Im Allgemeinen war das, was sie über meine Gedanken sagten, vollkommen falsch. Was sie sagten, befand sich in *ihrer* Vorstellung. Ihr Egoismus erlaubte ihnen nicht, die Wahrheit zu sehen.

Es gibt einen Unterschied zwischen dem Egoismus und dem Anerkennen, dass du eine Gabe hast. Egoismus kann dich davon abhalten, viele Fähigkeiten zu nutzen. Wenn du zu egoistisch bist, wirst du dich daran hindern, der zu werden, der du wirklich bist, und du hinderst dich daran, zu erkennen, woran du arbeiten musst. Hast du wirklich bestimmte Eigenschaften oder *glaubst* du nur, dass du sie hast? Es kann sein, dass du dir selbst spirituell voraus bist und dein Ego instinktiv Leute davon abhält, sich dir zu nähern.

Das Ego ist keine schlechte Sache. Ein gesundes Ego definiert, wie wir uns kleiden, wie wir uns bewegen; es charakterisiert uns. Egoismus aber ist, wenn wir denken, *dass sich alles um uns dreht* und dies kann an Narzissmus grenzen. Eine egoistische Person denkt, dass alle für sie existieren. Es ist wichtig, den Unterschied zwischen dem Ego und egoistisch sein zu kennen. Dies hält unser Ego in Schach und vermeidet die Probleme, die Egoismus verursachen könnte.

Eine gute Art, das Ego im Gleichgewicht zu halten, ist, die Fähigkeit zu haben, andere so zu lieben, wie *sie* geliebt werden möchten. Dies kann uns ein wenig verletzlich machen. Jedoch haben viele von uns, bevor wir hierherkamen, ein Versprechen gegeben, Menschen aufzuwecken, was bedeutet, dass wir die Chance, ihnen zu helfen, nutzen wollen.

Wenn wir bezeugen, wie Gott Heilungen erschafft, können wir Erfolg in Heilungen und Readings haben. Darum geben wir Gott dem Schöpfer die Anerkennung. Gott ist der Heiler. Wir sind die Zeugen. Wenn ein Heiler dies verwirrt, findet das Universum einen Weg, dies für sie zu klären. Ich sehe dies manchmal bei Studenten, welche neu bei ThetaHealing sind. Sie denken, nachdem sie ihr erstes Seminar absolviert haben, dass sie Experten seien, obschon sie erst am Anfang stehen.

Selbstsicher zu sein, ist es zu bezeugen, wie der Schöpfer von Allem was Ist Heilungen macht, und *selbstverliebt* zu sein bedeutet, die Anerkennung für die Heilung zu beanspruchen. Es ist wichtig, den Unterschied zwischen diesen beiden Begriffen zu kennen.

BEFREIE DEINEN GEIST

Ich glaube, wenn wir die richtige Kombination von Tugenden, im richtigen Verhältnis nur für wenige Sekunden aufrechterhalten, dann können wir das Universum bewegen und falten sowie uns selbst zu anderen Planeten transportieren. Allerdings nehmen viele Menschen, denen diese Möglichkeit geboten wird, eine schwere Emotion an, um sich selbst in dieser Realität geerdet zu halten und dort zu bleiben, wo sie sind. Wir erschaffen diese Gefühle, damit wir den nächsten Schritt in unserer spirituellen Entwicklung nicht machen müssen. Darum sollten wir uns bewusst sein, wenn wir negative Gefühle haben und unsere Gedanken bewusst neu fokussieren. (Das bedeutet nicht, dass wir uns über uns selbst ärgern sollten, wenn wir diese Gefühle haben, sondern nur, dass wir uns neu fokussieren sollen.)

Jedes Mal, wenn wir von negativen Gefühlen über eine Situation oder Person heimgesucht werden, halten uns diese Gefühle in einer ‚sicheren Zone'. Was bedeutet das? Es ist möglich, dass unsere Vorfahren nie über einen gewissen Punkt der Entwicklung in ihrer DNA hinausgingen. Wenn wir über diese ‚sichere Zone' in der DNA hinausgehen, werden wir nicht nur unser eigenes Leben verändern, sondern auch das Leben dieser Vorfahren. Alles, was wir in diesem Leben erreichen, wird durch das morphogenetische Feld auch auf gewisse Art in unserer genetischen DNA vorwärts und rückwärts projiziert. Indem wir unsere DNA verändern, verändern wir Tausende von Menschen in der Zukunft und der Vergangenheit. Dies bedeutet, dass die Dinge, die wir in diesem Leben machen, auf eine Art und Weise, die uns möglicherweise gar nicht bewusst ist, zählen. Es bedeutet ebenfalls, dass die emotionale Komponente unserer DNA, abhängig von unserem Bewusstsein darüber, unser Freund oder Feind sein kann.

Obschon es wichtig ist, negative Glaubenssätze in der DNA aufzulösen, ist es ebenso wichtig, die Tugenden zu entwickeln, welche gebraucht werden, um mit den Gesetzen zu arbeiten, zum Beispiel um Zeit zu dehnen oder Materie zu bewegen, da diese Heilung oder weiteren Fortschritt auslösen.

Sogar Meister der Fünften Ebene müssen auf allen Ebenen der Existenz Fortschritte machen. Darum werden Lektionen in unser Leben gebracht, um uns die Tugenden, welche wir brauchen, um mit den Gesetzen zu arbeiten, zu lehren. Wir haben in uns das Wissen, welche Tugenden wir auf dieser Ebene meistern müssen. Wie weit wir hier vorwärtsgehen, ist unbegrenzt, solange wir vorwärtsgehen.

Um die Gesetze des Universums zu biegen, müssen wir uns zuerst mit der Energie von Allem was Ist der Siebten Ebene verbinden, mit der Erkenntnis, dass wir mit allem verbunden sind. Um diese Erkenntnis zu erreichen, nutzen wir die Theta-Gehirnwelle und erfahren die reine Energie von Liebe.

Wenn wir erkennen, dass wir nicht getrennt vom Schöpfer sind, können wir unsere Gedanken lenken. Wir können durch das Universum gehen, wenn diese Gedanken durch Tugenden wie Freundlichkeit und Liebe gestützt sind. Wenn unsere Gedanken jedoch durch Groll gestützt sind, können sie nicht schneller als Lichtgeschwindigkeit durch das Universum reisen.

Der erste Schritt ist, die Alles was Ist-Energie zu kennen. Sobald wir erkennen, dass wir Teil dieser Energie sind, können wir unsere Gedanken auf das fokussieren, was wir erreichen möchten. Wir gehen hoch, verbinden uns mit dem Schöpfer und fokussieren uns. Es geht um den Fokus. Die einzige Art, diesen Fokus zu pflegen, ist, die Tugenden und Eigenschaften zu haben, die dafür benötigt werden.

Dies alles ist mit unserem göttlichen Zeitplan, mit unserer Mission auf dieser Erde verflochten. Was auch immer wir auf diesem Planeten lernen möchten, wir erschaffen Umstände, in welchen wir es lernen können. Wenn wir zum Beispiel Stärke lernen möchten, schaffen wir Situationen, in welchen Stärke benötigt wird.

Unser Unterbewusstsein und der göttliche Zeitplan unserer Seele sind sich der Interaktion mit den Ebenen der Existenz und dem Bedürfnis bestimmte Tugenden zu lernen, vollkommen bewusst. Sie wissen bereits, welche Eigenschaften wir suchen. Darum ist es wichtig zu erforschen, was in unserem Leben vorgeht, um festzustellen, was wir erschaffen, und zu vermeiden, dass unser Unterbewusstsein Amok läuft und Abenteuer in unser Leben erschafft, damit wir gewisse Eigenschaften erreichen.

Aneignen von Tugenden (auf die höchste und beste Weise)

1. Stelle dir selbst die folgenden Fragen:

   ‚Was geht in meinem Leben vor?'

   ‚Was für Herausforderungen habe ich?'

   ‚Warum habe ich diese Herausforderungen erschaffen und wurden sie erschaffen, damit ich mir Tugenden aneignen kann oder sollte ich an meinen Glaubenssätzen arbeiten?'

'Was für Tugenden lerne ich? An welchen Tugenden arbeite ich momentan, um sie zu meistern und das Wissen eines Gesetzes zu erwerben?'

2. Um alle Eigenschaften zu haben, die du brauchst, um dir eine Tugend aneignen zu können, gehe hoch auf die Siebte Ebene (siehe Seite 14 und 15) und bitte den Schöpfer, dir den Download der Eigenschaften zu geben, die dir fehlen.
3. Frage dich selbst: 'Fürchte ich mich, neue Tugenden zu erlangen?'
4. Schreibe auf, was du fürchtest, sodass du es auflösen kannst.
5. Wir würde es dir gefallen, alle Tugenden, die du bereits hast, zehnfach zu verstärken? Schreibe alle Tugenden, die du bereits hast, und alle Tugenden, die du verstärken möchtest, auf.
6. Schreibe auf, für welche Gesetze du die Fähigkeit besitzt, sie zu biegen.
7. Ist dein Ego dein Freund oder ist es außer Kontrolle?

Downloads für Tugenden (das heißt, gehe auf die Siebte Ebene und bitte um diese Eigenschaften)

'Ich bin fähig, freundlich zu sein.'
'Wo immer ich hingehe, strahle ich im leuchtenden Licht Gottes.'
'Ich strahle Mitgefühl aus.'
'Ich strahle eine hohe Schwingung von Humor aus.'

Das Positive anwenden

Eines der wichtigsten Dinge in der Entwicklung von ThetaHealing, die wir gelernt haben, war, dass wir nicht nur durch negative, sondern auch durch positive Glaubenssätze und Überzeugungen Lernmöglichkeiten erschaffen. *Verstehen wir jedoch das Positive nicht in unserem Leben und wenden es nicht an, ist es wahrscheinlich, dass wir das Negative wieder und wieder verwenden.*

Wir erschaffen unsere negativen Glaubenssätze, weil sie uns auf irgendeiner Ebene nützlich sind und wir sie wollen. Daher ist es unerlässlich, dass wir uns unserer projizierten Gedankenformen bewusst sind. Um uns in unseren Gedanken in einen Zustand der Reinheit zu bringen, ist es wichtig, nebst den Downloads der Gefühle durch den Schöpfer, auch Glaubensarbeit zu nutzen, um negative Programme zu entfernen und zu ersetzen.

Bei der Glaubensarbeit finden wir negative Grundglaubenssätze und schauen, wie sie uns nutzen und wie wir davon profitieren. Es ist wichtig zu erkennen, was wir davon lernen, damit wir es auflösen und vorangehen können.

Glaubensarbeit am Unmöglichen

Möglicherweise braucht es etwas Glaubensarbeit, um das zu verändern, was du für unmöglich hältst. Glaubenssätze in Bezug auf das aufzulösen, was du als unmöglich erachtest, wird deinen Geist von den Ketten, die dich an das Gruppenbewusstsein der Dritten Ebene binden, befreien. Für manche Menschen ist es unmöglich, andere Personen mit einem Gedanken zu heilen.

Mache den Muskeltest für:

‚Es ist unmöglich, mit der Kraft der Gedanken zu heilen.'

‚Es ist unmöglich, sich mit den Gesetzen zu verbinden.'

‚Es ist unmöglich, Gesetze zu biegen.'

‚Es ist unmöglich, sich Tugenden anzueignen.'

‚Es ist unmöglich, meinen Geist zu befreien.'

‚Es ist unmöglich, intuitive Fähigkeiten zu entwickeln.'

FÄHIGKEITEN DURCH TUGENDEN ENTWICKELN

Wozu wärst du imstande, wenn du die Schwingung mehrerer Tugenden für Stunden oder sogar für Tage halten könntest? Frage dich selbst, was passieren würde, wenn du alle deine Fähigkeiten annehmen würdest. Wäre deine Schwingung so hoch, dass du aus dieser dreidimensionalen Welt hinaustreten würdest und an den Platz zurückkehren würdest, wo du herkamst? Möglicherweise wirst du feststellen, dass du diese Angst hast. Die ist jedoch unbegründet, denn du würdest nicht auf die Fünfte Ebene nach Hause gehen, solange du noch nicht beendet hast, wofür du hierhergekommen bist.

Hier auf der Dritten Ebene gibt es viele Fähigkeiten zu entwickeln. Wir können Fähigkeiten von unserer DNA zurückholen, von vergangenen Leben oder von anderen Zeiten und Orten. Heilfähigkeiten und schamanische Fähigkeiten werden durch die DNA weitergegeben. Jedoch müssen die Fähigkeiten des empathischen Heilens und des emotionalen Heilens zuerst verfeinert werden. Einige Fähigkeiten werden uns genetisch weitergegeben, wir bringen jedoch auch Fähigkeiten mit uns, welche durch die Seelenenergie getragen werden. Ich weiß, dass ich altes Wissen mit mir brachte, als ich hierherkam, welches in seiner Natur spirituell ist. Ich kam in dieses Leben mit dem Wissen, wie ich mich mit meinem himmlischen Vater und meiner himmlischen Mutter verbinde. Ich weiß, dass ich ThetaHealing schon zuvor unterrichtete. Wenn ich es jetzt unterrichte, gibt es Zeiten, in denen die Informationen spontan kommen, weil ich sie bereits kenne.

Es ist möglich, dass unsere Vorfahren großartige Heiler waren, die für ihre Talente gefoltert und getötet wurden. Wir sind möglicherweise fähig zu heilen, diese Angst unserer Vorfahren hindert uns jedoch daran, unser volles Potenzial zu erreichen. Das Beseitigen dieser Ängste hilft uns dabei, diese Heilfähigkeiten zu enthüllen. Ich passe meine Energie steht's der Energie des kribbelnden weißen Lichts der Siebten Ebene an, sodass ich keine Angst mit mir trage. Wenn du dich selbst als dieses kribbelnde weiße Licht vorstellst, verflüchtigt sich die Angst.

Es gibt viele Fähigkeiten und Eigenschaften, die von einigen Menschen als negativ eingestuft werden, damit sollten wir jedoch vorsichtig sein.

Hartnäckigkeit ist zum Beispiel keine schlechte Fähigkeit genauso wenig wie Zuversichtlichkeit.

Mit jeder Fähigkeit, die wir in diesem Leben fördern, ist es wichtig zu wissen, wie wir sie weise nutzen, um uns voranzubringen. Denke an die Fähigkeiten, welche du auf spiritueller Ebene mitgebracht hast. Durch Hellsichtigkeit bist du möglicherweise dazu in der Lage, die Gedanken von jemandem zu lesen. Fähig zu sein, das Herz von jemandem zu lesen, ist etwas völlig anderes. Kannst du jemandes Herz lesen, gibt es dir die Möglichkeit, in sein Leben zu sehen.

Andere Fähigkeiten verlangsamen die Zeit, nämlich die Fähigkeit, eine Heilung zu bezeugen, und die wichtigste von allen, ist Freundlichkeit.

Freundlichkeit

Ich wurde mit Freundlichkeit geboren und sehe die gleiche Eigenschaft in einigen meiner Großkinder. Du kannst es in ihren Augen sehen, dass tief in ihren Seelen Freundlichkeit ist. Gelegentlich siehst du, wie sie dir einen Blick des Mitgefühls und des Erbarmens zuwerfen, wenn sie die Abweichung im Menschsein sehen.

Ich hatte einst eine interessante telepathische Unterhaltung mit meinem neun Monate alten Enkel. Wir fingen an, in Babysprache hin und her zu reden und dann begannen wir zu lachen. Er erklärte mir, wie witzig Menschen für ihn aussehen. Er sagte mir, wie urkomisch wir seien, wenn wir so eine hohe Meinung von uns selbst haben, unsere Autos fahren und uns selbst so ernst nehmen. Er beobachtete, wie dramatisch wir sein können als Erwachsene und wie wir so viel Zeit mit albernen Bemühungen verschwenden. Er erzählte mir, wie cool er es findet, fähig zu sein, seinen Körper zu bewegen. Seine Energie projizierte er mit Liebe und Freundlichkeit statt Spot. Er hatte das Wissen von tausend Jahren in seinem winzig kleinen Körper. Woher kamen dieses Wissen und diese Freundlichkeit? Aus seiner Seele und seiner DNA.

Für mich war diese Art emphatischer Freundlichkeit auch immer einfach. Wenn du allerdings so bist, sagst du nicht immer, was dir durch den Kopf geht, sondern sitzt in der Ecke, weil du nichts sagen möchtest, das die Gefühle eines anderen verletzen könnte. Dies ist, weil du die Gefühle anderer Personen förmlich spüren kannst. Diese Fähigkeit ist für dich als Heiler wichtig.

Heilung

Es gibt einen Grund, warum einige Menschen bessere Heiler sind als andere. Diese besitzen nämlich die Tugenden, welche gebraucht werden, damit eine Heilung passieren kann.

Bittet jemand darum, ein besserer Heiler zu sein, kommen alle Ängste, Zweifel und Unglauben hoch, um aufgelöst zu werden, da es die negativen Glaubenssätze sind, die sie daran hindern. Der Prozess, dies aufzulösen, kann eine Herausforderung darstellen, wenn sie nicht erkennen, was bei ihnen vorgeht.

Einmal kam eine Frau während eines Seminars zu mir und sagte: ‚Vianna, ich bat Gott, ein besserer Heiler zu sein, und jetzt möchte ich nichts mehr mit Heilung zu tun haben. Als ich nach Hause kam, wurden alle meine Familienmitglieder krank und ich musste mit ihnen allen arbeiten!'

Sie bat darum, eine bessere Heilerin zu sein, und die beste Art, dies zu erreichen, war, mit Menschen zu arbeiten. Darum gab ihr Gott viele Menschen, um zu praktizieren.

Diese Art kleiner Lektionen kann möglicherweise in dein Leben kommen. Die Seele weiß bereits, was sie will und was sie braucht, um zu wachsen. Die Menschen, die in dein Leben kommen, sind möglicherweise da, um dich die Tugend von Geduld, Mitgefühl und Vergebung zu lehren, auch wenn du dich wegen ihnen elendig fühlst. Du kannst eine höhere Schwingung im Leben erreichen, sobald diese Eigenschaften gemeistert sind. Anstatt dich elendig zu fühlen, solltest du erkennen, dass diese Situationen eine Möglichkeit zum Lernen sind. Entlasse dich selbst aus der Verantwortung durch das Drama, unterrichtet zu werden.

Während einer Heilung kannst du gegenüber der Person, die geheilt wird, nicht urteilend und kritisch sein und du musst dazu fähig sein, sie mit Mitgefühl zu behandeln. Deine Heilfähigkeiten können also aufblühen, wenn du diese Eigenschaften verfeinerst.

Als ich zu unterrichten begann, kam ich schnell zu der Erkenntnis, dass jeder aus einem anderen Grund ThetaHealing lernt. Einige Menschen lernen die Modalität, ohne das Heilen zu ihrem Beruf zu machen. Einige kamen, um ihren Körper zu heilen. Sie heilten ihren Körper, einige Freunde und Verwandte und dies war der gesamte Umfang ihrer Nutzung von ThetaHealing. Einige Menschen lernen, wie sie die Modalität andern unterrichten, und geben nicht regelmäßig Heilungen.

Betrachte ich meine Studenten aus diesem Blickwinkel, gibt es einen Grund, warum einige Menschen die Methoden, die ich unterrichte, nutzen können und andere nicht. Der hauptsächliche Grund ist, weil sie mit zu wenig Personen gearbeitet haben, um die Fertigkeit, die sie brauchen, zu erlangen. In den vergangenen Jahren habe ich mit Tausenden von Menschen in Tausenden von Situationen gearbeitet, aber nicht jeder hat dazu die Möglichkeit. Das Arbeiten im Dienste der Menschen ist jedoch nur ein Teil der Antwort. Die andere Seite der Heiligenmünze ist, mit dem Göttlichen zu kommunizieren. Hier kommen die Sieben Ebenen der Existenz zum Tragen.

In meinem ersten Buch beschreibe ich, dass du hochgehen kannst, um dich mit dem Göttlichen zu verbinden. Bei ThetaHealing geht es darum, im Dienste anderer mit dem Göttlichen zu kommunizieren. Mit dem Göttlichen zu kommunizieren und diese Energie zu erreichen, sollte das primäre Ziel eines ThetaHealer sein. ThetaHealing hat für Studenten, die ihre Heilfähigkeiten weiterentwickeln möchten, so viel mehr zu bieten.

Eines der Gespräche, welches ich mit Gott führte, handelte vom Bezeugen einer Heilung. Ich fragte: „Warum kann nicht jeder eine Heilung bezeugen? Immerhin ist es ihr Geburtsrecht."

Gott sagte mir: „Vianna, es ist so, weil ihnen die Freundlichkeit fehlt. Freundlichkeit ist ein Schlüssel zur Heilfähigkeit."

Dann erforschte ich die Frage, warum einige Menschen gute Heiler sind und andere weniger. Ich stellte fest, dass einige Menschen ein ordentliches Verständnis der Heilarbeit hatten, es aber aus irgendeinem Grund nicht anwenden konnten. Sie beschuldigten Gott, ihre Klienten und ihren Lehrer dafür. Sie haben es verpasst zu erkennen, dass der Ursprung hierfür ihre eigenen Gedanken waren oder die Gedanken, die ihnen fehlten.

Ein anderer Fehler, den ich gesehen habe, ist, wenn ein Student denkt, er sei der Schöpfer und er mache die Heilungen und Readings. Wenn sie so denken, werden sie schließlich dort erfolglos sein, wo sie erfolgreich sein sollten.

Um eine Heilung zu bezeugen und zu vollbringen, musst du Zurückhaltung meistern. Kannst du dich an alle Situationen erinnern, in denen du jemandem schlagen wolltest, es aber unterlassen hast? Auf deinem Weg als Heiler wird es Zeiten geben, in denen du das Gefühl hast, jemandem deine Denkweise mitzuteilen, und dies wird deine Schwingung verändern. Um die Fähigkeit zur Heilung zu haben, brauchst du Mitgefühl. Mitgefühl ist ein Gesetz, aber auch eine Tugend.

Glaube an die Heilung

Als wir gerade in unser neues Haus in Kalispell, Montana, gezogen waren, brachte meine Tochter Bobbi meine Enkelkinder vorbei, um mit Begeisterung den neuen Ort anzuschauen. Überall waren Kisten und im ganzen Haus war es noch unordentlich. Die kleinen Jungs waren voller Energie und fingen an, jeden Winkel des Hauses auszukundschaften. Bald konzentrierten sie sich auf einen Abstellraum im oberen Stock, welcher für sie ein perfekter Platz zum Spielen war. Sie tollten für einige Zeit fröhlich herum, plötzlich kam mein ältester Enkel, Remington, mit geschwollenen, nahezu geschlossen Augen, überdeckt mit einem Nesselausschlag die Treppe herunter.

Ich war schockiert, da ich wusste, dass er einen anaphylaktischen Schock haben könnte. Ich sagte zu Bobbi: „Schnell! Bring ihn ins Auto und lass uns ins Krankenhaus fahren!“

Sie schaute mich jedoch gelassen an und sagte zu mir: „Keine Sorge, Mama, es wird alles gut werden. Dafür haben wir keine Zeit. Mach einfach eine Heilung für ihn.“

Also beruhigte ich mich und ging hoch, um für Remington eine Heilung zu bezeugen. Nach einigen Minuten ging die Schwellung zurück. Kurze Zeit später verschwand sie ganz und Remington ging es wieder gut. Anscheinend befand sich etwas im Teppich des Abstellraumes, auf das er allergisch reagiert hatte. Noch niemals zuvor habe ich gesehen, dass eine allergische Reaktion so schnell gekommen und wieder weggegangen ist wie diese. Was jedoch wirklich wundervoll war, war der reine Glaube von Bobbi in ihre Mutter.

Damit eine Heilung geschehen kann, brauchst du ein bisschen Glaube. ThetaHealing funktioniert darum mit anderen Modalitäten und Religionen –

es lässt dich deinen Glauben behalten. Du nimmst diesen Glauben und nutzt ihn. Glauben an einen liebenden Gott zu haben, erlaubt, dass etwas passieren kann, statt es zu blockieren. Du solltest ebenfalls die Tugend der Dankbarkeit besitzen – dankbar sein. Du brauchst Wunder und die Definition des Schöpfers von Hoffnung und Dienen. Du musst deinen Mitmenschen zu Diensten sein, damit eine Heilung funktioniert. Wenn die Heilungen nicht geschehen, dann beruht dies auf dem Fehlen einer dieser Eigenschaften.

Natürlich können wir niemanden Heilen, der nicht geheilt werden möchte, auch nicht, wenn sie sich selbst körperlich oder mental zerstören. Einige Menschen haben etwas in sich, das die Heilung verweigert. Dies zu akzeptieren, kann für einen Heiler schwierig sein. Wenn wir dem Klienten jedoch Glauben, Freundlichkeit und Vergebung lehren, bevor wir eine Heilung machen, sind unsere Chancen, eine Spontanheilung zu bezeugen, viel größer.

Die Laune, die wir als Heiler haben, ist ebenfalls sehr wichtig. Wenn wir hochgehen und um eine zusätzliche Dosis Glauben, Freundlichkeit und Vergebung bitten, um eine Heilung zu machen, wird dies das Ergebnis ebenfalls verändern. Alle diese Eigenschaften müssen bei jeder Heilung anwesend sein, denn diese könnten der Grund dafür sein, warum eine Heilung manchmal nicht funktioniert.

Auf der einen Seite der Heiligen Münze kann es sein, dass die Heilungen großartig funktionieren und du dich plötzlich mit deiner Frau, deinem Ehemann, deiner Mutter oder deinem Arbeitgeber streitest. Dann geschehen die Heilungen einfach nicht. Das bedeutet, dass sich andere Aspekte, die deine Heilung einfach nicht geschehen lassen, in dein Leben geschlichen und deine Schwingung verändert haben. Dinge, über die ich in meinem ersten Buch geschrieben habe, und dies sind Groll, Angst, Zweifel und Unglauben.

Um eine Heilung zu erschaffen, solltest du frei von Groll sein. Das bedeutet nicht, dass du völlig frei von Groll sein musst, sondern im Moment der Heilung sollten kein Ärger und kein Groll deinen Raum einnehmen. Du solltest fähig sein, hochzugehen und dich in einem friedlichen Moment der reinen Liebe zu verbinden. Wir haben die Gabe, diese Energie der Liebe zu nutzen, müssen jedoch fähig sein, die Essenz davon zu pflegen.

Mit Übung kannst du diese tugendhaften Verbindungen stärken. Je mehr diese positiven Gefühle in deinem Leben zum Tragen kommen, desto weniger können dich die negativen Gefühle hinunterziehen.

Zuerst musst du dich mit der Energie von Allem was Ist verbinden. Wenn du erkennst, dass du nicht getrennt bist, wird der Schöpfer dir zeigen, wie du eine Heilung bezeugen kannst. Dann kannst du hochgehen, um eine Heilung zu bezeugen, du brauchst jedoch die Tugenden, um deine Gedanken zu leiten und eine Heilung zu vollbringen. Es ist das Geburtsrecht eines jeden, eine Heilung zu bezeugen, und du musst diese reine Energie lediglich für den Bruchteil einer Sekunde halten. Du musst also die Tugend kennen und in deinem Leben integrieren, um sie für eine Heilung zu verwenden. Und wenn du eine Tugend erlangst, solltest du sie für den Rest deines Lebens aktiv halten.

Durch den Akt des Miterschaffens bin ich als Heiler der Zeuge, der die Heilung möglich macht, obschon es Gott ist, der die Heilung vollzieht. Einer der Gründe, weshalb ich Heilungen bezeugen kann, ist mein Glaube, dass es möglich ist. Wie wir aber auch wissen, habe ich etwas, das sehr wichtig ist: Freundlichkeit. Ich wurde mit Freundlichkeit geboren. Ich weiß, wie ich freundlich bin. Wenn du nicht freundlich bist, wirst du kein guter Heiler sein. Wenn du also ein besserer Heiler sein möchtest und dafür betest, es zu werden, wird Gott ein Trainingsprogramm für dich zusammenstellen, um dir zu zeigen, wie du freundlich sein kannst, wie du Mitgefühl lernst oder um dir zu helfen, die Eigenschaft zu erlangen, die dir noch fehlt, um das Gesetz der Heilung zu nutzen.

Um bei einer anderen Person eine Heilung zu ermöglichen, musst du nur etwas Platz im Gehirn schaffen, indem du genug Groll auflöst, damit es funktioniert. Dies erschafft eine kleine Öffnung im Raum-Zeit-Kontinuum.

Mit dem Wissen, dass du gewisse Tugenden benötigst, um ein besserer Heiler zu sein, ist der nächste Schritt, innezuhalten und dir den Stress in deinem Leben anzuschauen, der möglicherweise eine Heilung blockiert.

Das Gesetz der Heilung ist die Schwingung des freien Willens. Das Gesetz des freien Willens ist ein Gesetz des Universums, welches nicht gebrochen werden kann. Es ist einfach. Ein anderer Aspekt, den du somit in Bezug auf Heilung wissen musst, ist, dass die Menschen einen freien

Willen haben. Das bedeutet, dass wir nichts für eine Person machen können ohne ihre Erlaubnis. Wenn du dieses Buch mit anderen Vorstellungen liest, ist diese Information vielleicht nicht für dich. Jeder, der diese Arbeit missbrauchen möchte, sollte verstehen, dass es andere Gesetze gibt, die mit dem freien Willen verbunden sind, wie das Gesetz der Wahrheit und das Gesetz der Gerechtigkeit. Das Gebot eines Gesetzes wie des freien Willens zu brechen, würde bedeuten, in direkter Opposition zu diesen Gesetzen zu stehen. Sie arbeiten synergetisch miteinander, um die Eigenschaften, welche in jedem innewohnen, zu verbessern.

Der beste Weg, deine Gabe des Heilens zu verlieren, ist, wenn du zwei Sachen in deiner spirituellen Heilarbeit machst: Das eine ist zu verleugnen, dass es Gott oder eine Alles was Ist-Energie gibt. Das andere ist, in den freien Willen einer anderen Person einzugreifen und deinen Willen der Welt oder anderen aufzuzwingen. Zwingst du anderen deine spirituellen Strukturen auf, wirst du nur denken, dass du mächtiger wirst. Was wirklich passieren wird, ist, dass jede Gabe, die du möglicherweise hattest, sich zurückbildet oder verkümmert.

Alle Gesetze müssen durch die Siebte Ebene sowie durch die entsprechenden Tugenden aktiviert werden. Die Tugenden, welche für Heilung benötigt werden, sind: Akzeptanz, Mitgefühl, Mut, Glaube, Vergebung, Dankbarkeit, Hoffnung, Freundlichkeit, Zurückhaltung, Dienen und Wunder.

Dies bedeutet, dass du wahres Mitgefühl für die Situation hast, die dein Klient erfährt, ohne von seinem Schmerz überwältigt zu werden. Es bedeutet ebenfalls, dass du die Fähigkeit brauchst, diese Tugenden lange genug als Gedankenform zu halten, damit die Heilung geschehen kann.

Übersinnliche Fähigkeit

Die Fähigkeit, sich mit dem Schöpfer zu verbinden, ist unser Geburtsrecht und einige Menschen wurden mit übersinnlichen Fähigkeiten geboren, sie müssen jedoch ihre Talente entwickeln und anwenden. Einige Menschen verschließen sich, wenn sie jung sind vor ihren übersinnlichen Fähigkeiten und entwickeln sie erst weiter, wenn sie älter werden. Alle Fähigkeiten müssen angewendet werden.

Normalerweise überspringen intuitive Fähigkeiten Generationen, es sei denn, beide Eltern sind stark intuitiv und tragen diese Veranlagung in ihren Genen. Viele Menschen haben diese übersinnlichen Fähigkeiten, die in ihrer DNA schlummern.

In einem Reading trainierst du, intuitiv richtig zu sehen. Erlaube niemandem, dich zu programmieren, dass es richtig ist, falsch zu sehen. Programmiere auch niemanden, dass sie nicht immer recht haben müssen. Programmiere sie, dass es gut ist, die ganze Zeit richtig zu sehen. Ich habe schon einige Intuitive sagen hören, dass sie bei zehn Prozent der Fälle richtig liegen, jedoch sollte ein Intuitiver bei den meisten Fällen richtig liegen. Bei einem guten intuitiven Reading sollte mindestens 91.3 Prozent klar und richtig sein, bei mehr als drei Jahren Praxiserfahrung 97 Prozent.

Warum haben einige Menschen übersinnliche Fähigkeiten und andere nicht? Es liegt daran, dass ihre Gedankenmuster anders sind als die der anderen Menschen. Akzeptierst du, was andere Menschen als Realität definieren, oder gehst du deinen eigenen Weg? Ein guter Intuitiver geht seinen eigenen Weg.

Als ich begann, intuitive Readings zu machen, sperrte ich mich selbst in einem Raum ein und machte täglich achtzehn bis zwanzig Readings, so konnte ich das lernen, was ich in diesem Buch beschreibe. Hätte ich die richtige Frage für den Schöpfer damals schon gewusst, wäre es einfacher gewesen. Doch auch mit der richtigen Frage ist es so, dass du die Antworten und Botschaften, die du bekommst, manchmal nicht auf Anhieb verstehst.

Ich fing an, Vorahnungen von der Zukunft zu bekommen, als mir zum ersten Mal bewusst wurde, auf welchem Weg ich war. In einer dieser Vorahnungen sah ich mich selbst in einer Höhle unterhalb einer Pyramide. Ich dachte, dass dies unwahrscheinlich sei, doch einige Jahre später, als ich zum ersten Mal in Mexiko war, hatte ich die Möglichkeit, in die Höhlen unterhalb des Sonnentempels in Teotihuacan zu gehen, welche für die Öffentlichkeit sonst unzugänglich sind. Als ich dies erlebte, ergab diese Vorahnung schließlich Sinn.

Diese Vorahnung handelte von der Zukunft in diesem Leben. Das Wichtige an Vorahnungen ist, zu wissen, woher sie kommen. Die Frage, die du stellen solltest, ist, „Kommt sie aus der Vergangenheit, aus der DNA oder aus der Zukunft?“ Ein guter Intuitiver hat die Fähigkeit, zwischen all seinen vergangenen, gegenwärtigen und zukünftigen Leben im Kontext dieses Lebens zu unterscheiden.

Ein guter Intuitiver zu sein, heißt, die Wahrheit zu sehen, Freundlichkeit und Toleranz zu haben und Verständnis zu trainieren. Hierbei ist Toleranz eine wichtige Tugend, da du das, was du im Geist einer Person findest, möglicherweise nicht magst.

DAS GEHEIMREZEPT, UM FÄHIGKEITEN ZU ERREICHEN UND MIT DEN GESETZEN ZU ARBEITEN

Welche Tugenden musst du meistern, um bestimmte Fähigkeiten zu erreichen? Nachfolgend findet sich eine Liste von Fähigkeiten und Tugenden, welche dazu erforderlich sind.

Die Fähigkeit, alterslos zu sein

Es ist erstaunlich, dass wir unsere Gedanken fokussieren können und den Körper von Krankheiten heilen können, die meisten von uns begnügen sich damit. Der nächste Schritt sollte jedoch sein, dass wir unsere Gedanken darauf fokussieren, dem Körper zu sagen, dass er durchweg gesund, stark und alterslos sein möge. Dies kann uns zu einem gesunden Körper führen. Um wahrhaftig gesund zu sein, bedarf es jedoch noch anderer Tugenden.

Erforderliche Tugenden: Das Gesetz der Zeit regelt die Fähigkeit, alterslos zu sein, darum sind alle Tugenden vom Gesetz der Zeit erforderlich: Freundlichkeit, Liebe, reine Absicht, Verehrung, Ehrlichkeit, Vertrauen, Vision und Wunder.

Blockaden: Angst und Hoffnungslosigkeit.

Die Fähigkeit, intuitiv zu sein

Erforderliche Tugenden: Freundlichkeit, Toleranz, Wahrhaftigkeit und Verständnis. (Beachte, dass Toleranz hierbei eine bedeutende Tugend ist, da du möglicherweise nicht magst, was du im Geist einer anderen Person findest.)

Blockaden: Groll.

Die Fähigkeit zu heilen

Erforderliche Tugenden: Akzeptanz, Mut, Mitgefühl, Glaube, Vergebung, Dankbarkeit, Hoffnung, Freundlichkeit, Zurückhaltung, Dienen und Wunder.

Blockaden: Unglaube, Zweifel und Angst.

Die Fähigkeit, sofort zu manifestieren

Dinge sofort zu manifestieren, bedeutet, dass du das Verständnis des Gesetzes der Illusion hast.

Erforderliche Tugenden: Alle Tugenden vom Gesetz der Anziehung, vom Gesetz der Illusion und vom Gesetz der Schwingung: Akzeptanz, Kreativität, Distanziertheit, Entschlossenheit, Fairness, Glaube, Fokus, Vergebung, Hoffnung, Humor, Vorstellungskraft, Freude, Liebe, Loyalität, Gnade, Vornehmheit, reine Absicht, Reinheit des Herzens, Toleranz, Vertrauen, Weisheit und Wunder.

Blockaden: Ärger, Arroganz, Zweifel, Angst, Hass, Groll und ein Mangel an Verständnis.

Die Fähigkeit, die Elemente zu meistern

Die Fähigkeit, die Elemente Erde, Luft, Feuer und Wasser zu meistern, sind unter dem Gesetz des Lebens.

Erforderliche Tugenden: Akzeptanz, Schönheit, Überzeugung, Neugier, Engagement, Fokus, Ehre, Liebe für andere, Beharrlichkeit, reine Absicht, Ehrlichkeit, Dankbarkeit, Toleranz und Wunder.

Blockaden: Egoismus.

Die Fähigkeit, Kunst und Musik zu schaffen

Das Gesetz des Lichts und das Gesetz der Schwingung regieren die künstlerischen und musikalischen Fähigkeiten. Kunst und Musik sind Unter-Gesetze.

Erforderliche Tugenden: Kreativität, Begeisterung, Fokus, Vorstellungskraft, Geduld und Vision.

Blockaden: Angst.

Die Fähigkeit, Gedanken zu lesen

Ich glaube, dass wir in der Vergangenheit die Fähigkeit besaßen, miteinander über die reine Gedankenkraft zu kommunizieren. Wenn wir als kleines Baby in diese Welt kommen, haben wir noch immer die Fähigkeit, andere auf diese Art zu verstehen. Um die Negativität, mit der wir bombardiert werden, zu überleben, hören wir auf, diese Fähigkeit zu nutzen. Unser Gehirn hätte, während wir aufwachsen, noch immer die Fähigkeit, dies zu tun, wir nutzen sie einfach nicht mehr.

Erforderliche Tugenden: Die Fähigkeit, Gedanken zu lesen, wird vom Gesetz der Wahrheit gesteuert, darum sind hierzu alle Tugenden dieses Gesetzes erforderlich: Verpflichtung, Mitgefühl, Glaube, Geduld, Toleranz und Verständnis.

Blockaden: Egoismus, Reue, Groll und Rachegelüste.

Die Fähigkeit, die Zukunft zu sehen

Die Fähigkeit, die Zukunft zu sehen, ist gesteuert durch das Gesetz der Anziehungskraft, das Gesetz der Zeit und die Halle der Aufzeichnungen.

Erforderliche Tugenden: Mitgefühl, Engagement, Hingabe, Freundlichkeit, Loyalität, Dienen, Toleranz, Vertrauen, Vision und Weisheit.

Blockaden: Angst.

Die Fähigkeit, die Wahrheit in einer anderen Person zu sehen

Die Fähigkeit, die Wahrheit in einer anderen Person zu sehen, beinhaltet die Befähigung, in ihr Herz zu sehen und es zu lesen. Alles, was ich tun muss, ist zu schauen, was im Herzen der Person vor sich geht, dann kann ich sehen, was sie vorhaben, und hören, was sie denken.

Erforderliche Tugenden: Mitgefühl, Freundlichkeit, Toleranz, Wahrhaftigkeit und Verständnis.

Blockaden: Eifersucht und Groll

Die Fähigkeit zu teleportieren

Erforderliche Tugenden: Die Tugenden, welche für Teleportation erforderlich sind, sind alle Tugenden vom Gesetz der Zeit und Schwingung: Akzeptanz, Kreativität, Distanziertheit, Entschlossenheit, Fairness, Glaube, Fokus, Vergebung, Hoffnung, Humor, Vorstellungskraft, Freude, Freundlichkeit, Liebe, Loyalität, Gnade, Vornehmheit, reine Absicht, Reinheit des Herzens, Verehrung, Ehrlichkeit, Toleranz, Vertrauen, Vision, Weisheit und Wunder.

Blockaden: Kritik, Egoismus und Angst.

DIE GESETZE UND IHRE TUGENDEN

Das Gesetz der Aktion

Erforderliche Tugenden: Mut, Hoffnung, Liebe und Geduld.

Blockaden: Klagen, Angst, Faulheit und Jammern.

Das Gesetz der Anziehungskraft

Erforderliche Tugenden: Akzeptanz, Kreativität, Distanziertheit, Entschlossenheit, Fairness, Glaube, Fokus, Vergebung, Hoffnung, Humor, Vorstellungskraft, Freude, Freundlichkeit, Liebe, Loyalität, Gnade, Vornehmheit, reine Absicht, Reinheit des Herzens, Toleranz, Vertrauen, Weisheit und Wunder.

Blockaden: Ärger, Arroganz, Zweifel, Angst, Hass, Groll und ein Mangel an Verständnis.

Das Gesetz des Gleichgewichts

Erforderliche Tugenden: Akzeptanz, Mut, Flexibilität, Vergebung, Dankbarkeit, Liebe, Leidenschaft, Geduld, Verehrung, Toleranz, Verständnis und Weisheit.

Blockaden: Kritik und Egoismus.

Das Gesetz von Ursache und Wirkung (Gesetz des Karmas)

Meine Freundin beschloss, das Gesetz des Karmas für ihren Sohn zu rufen, der gerade dabei war, eine Missetat zu begehen. Als sie dies gemacht hatte, wurde er verhaftet. Dies geschah, weil das Gesetz des Karmas das Gesetz der Gerechtigkeit aktiviert hatte. Er musste also eine Strafe bezahlen – oder besser gesagt, sie musste die Strafe für ihn bezahlen, da er minderjährig war. Er wurde dann wieder in ihrer Obhut übergeben und das Rechtssystem hatte fortan große Kontrolle über ihr Leben. Karma ist mit dem Gesetz der Gerechtigkeit und dem Gesetz der DNA verbunden, darum beeinflusste das, was ihren Sohn beeinflusste, auch sie. Darum solltest du vorsichtig sein, wenn du dieses Gesetz um Hilfe bittest. Tust du es doch, solltest du makellos sein. Es könnte dich auf eine Art beeinflussen, auf die du nicht vorbereitet bist. Glaubensarbeit kann die Tugenden für dieses Gesetz sehr schnell voranbringen.

Erforderliche Tugenden: Glaube, Mitgefühl, Distanziertheit, Entschlossenheit, Hingabe, Vergebung, Bescheidenheit, Vorstellungskraft, Freude, Freundlichkeit, Liebe, reine Absicht, Dienen, Wahrhaftigkeit, Weisheit und Wunder.

Blockaden: Anhaftung an falsche Überzeugungen und falsches Leiden, Eingebildetheit, Angst voranzuschreiten, Eindringlichkeit und Hochmut.

Das Gesetz des Mitgefühls

Das Gesetz des Mitgefühls ist ein mächtiges feinstoffliches Gesetz, welches, einmal gemeistert, viele der Gesetze biegen kann.

Erforderliche Tugenden: Liebe, Geduld, Dienen, Toleranz und Verständnis.

Blockaden: Blinde Arroganz.

Das Gesetz der Dimensionen

Das Gesetz der Dimensionen ist unter dem Gesetz der Zeit. Indem du es nutzt, kannst du durch kleine schwarze Löcher von einem Ort zu einem anderen reisen.

Erforderliche Tugenden: Tapferkeit, Zuversicht, Mut, Würde, Glaube, Vergebung, Vorstellungskraft, Freundlichkeit, Liebe, Loyalität und Vision.

Blockaden: Ärger, Hass und den Rachegelüste.

Das Gesetz der DNA

Erforderliche Tugenden: Akzeptanz, Glaubwürdigkeit, Verpflichtung, Zusammenarbeit, Mut, Ehre, Liebe, Respekt und Verständnis.

Blockaden: Bedauern und Groll.

Das Gesetz der Elektrizität

Erforderliche Tugenden: Geschicklichkeit, Zuversicht, Engagement, Entschlossenheit, Intelligenz, Liebe, Loyalität, Anstand und Selbstdisziplin.

Blockaden: Groll.

Das Gesetz der Elemente

Dieses Gesetz umfasst alle Elemente des Periodensystems. Es liegt unter dem Gesetz der Natur. Durch dieses Gesetz ist es möglich, die atomare Struktur von Materie zu verändern.

Erforderliche Tugenden: Action, Überzeugung, Glaube, Fokus und reine Absicht.

Blockaden: Belästigung, Mangel an Respekt und Selbstsucht.

Das Gesetz der Emotionen

Erforderliche Tugenden: Mitgefühl, Bescheidenheit, Liebe, reine Absicht und Bestimmung.

Blockaden: Depression, Angst, Hass, Groll und Traurigkeit.

Das Gesetz des Fokus

Erforderliche Tugenden: Liebe, Beharrlichkeit und reine Absicht.

Blockaden: Angst und Groll.

Das Gesetz des freien Willens

Dieses Gesetz kann nicht gebrochen, gebogen oder beeinflusst werden.

Das Gesetz der Illusion

Erforderliche Tugenden: Akzeptanz, Kreativität, Distanziertheit, Entschlossenheit, Fairness, Glaube, Fokus, Vergebung, Hoffnung, Humor, Vorstellungskraft, Freude, Freundlichkeit, Liebe, Loyalität, Gnade, Vornehmheit, reine Absicht, Reinheit des Herzens, Toleranz, vertrauen, Weisheit und Wunder.

Blockaden: Ärger, Arroganz, Zweifel, Angst, Hass, Groll und ein Mangel an Verständnis.

Das Gesetz der Gerechtigkeit

Als ich das Gesetz der Gerechtigkeit bat, sich um eine Situation zu kümmern, erkannte ich nicht, dass es so langsam sein würde. Wenn du glaubst, dass das Rechtssystem langsam ist, dann solltest du mal das Gesetz der Gerechtigkeit sehen! Das Gesetz der Gerechtigkeit arbeitet so nahe mit dem Gesetz des Karmas zusammen, dass es möglicherweise ein weiteres Leben bedarf, bevor Gerechtigkeit erfolgt. Wenn du das Gesetz der Gerechtigkeit zurate ziehst, bringt es allen Parteien Gerechtigkeit, die involviert sind, nicht nur zu einer Partei. Gerechtigkeit ist langsam in seiner Ausführung und wenn es fertig ist, brauchst du es möglicherweise gar nicht mehr.

Erforderliche Tugenden: Handlung, Vergebung, Hoffnung, Vorstellungskraft, Freude, Freundlichkeit, Liebe, Gnade und reine Absicht.

Blockaden: Groll und der Wunsch nach Rache.

Das Gesetz des Lebens

Erforderliche Tugenden: Akzeptanz, Schönheit, Überzeugung, Neugier, Engagement, Fokus, Ehre, Liebe, Beharrlichkeit, reine Absicht, Ehrlichkeit, Dankbarkeit, Toleranz und Wunder.

Blockaden: Depression.

Das Gesetz des Lichts

Erforderliche Tugenden: Akzeptanz, Schönheit, Glaube, Kreativität, Hoffnung, Freude, Liebe, Wahrhaftigkeit, Vision, Bezeugen und Wunder.

Blockaden: Depression, Entmutigung, Angst, Sorgen und Boshaftigkeit.

Das Gesetz des Magnetismus

Magnetismus ist eine der größten Energiequellen. Um dieses Gesetz biegen zu können, musst du alle unten aufgeführten Tugenden erreichen.

Erforderliche Tugenden: Akzeptanz, Durchsetzungsvermögen, Glaubwürdigkeit, Schönheit, Glauben, Tapferkeit, Fürsorge, Ausstrahlung, Klarheit, Reinheit, Geschicklichkeit, Verpflichtung, Kommunikation, Mitgefühl, Zuversicht, Rücksicht, Zufriedenheit, Überzeugung, Zusammenarbeit, Mut, Kreativität, Neugier, Engagement, Distanziertheit, Entschlossenheit, Hingabe, Würde, Disziplin, Ausdauer, Begeisterung, Güte, Fairness, Treue, Flexibilität, Fokus, Vergebung, Standhaftigkeit, Freundschaftlichkeit, Großzügigkeit, Sanftmut, Anmut, Liebenswürdigkeit, Dankbarkeit, Harmonie, Hilfsbereitschaft, Aufrichtigkeit, Ehre, Hoffnung, Bescheidenheit, Humor, Idealismus, Vorstellungskraft, Integrität, Intelligenz, Freude, Gerechtigkeit, Freundlichkeit, Liebe, Loyalität, Gnade, Mäßigung, Anstand, Moral, Vornehmheit, Optimismus, Ordentlichkeit, Leidenschaft, Geduld, Frieden, Beharrlichkeit, Verspieltheit, Bereitschaft, reine Absicht, Zielstrebigkeit, Zuverlässigkeit, Respekt, Verantwortung, Verehrung, Selbstdisziplin, Dienen, Ehrlichkeit, Sympathie, Feingefühl, Besonnenheit, Hartnäckigkeit, Dankbarkeit, Toleranz, Vertrauen, Wahrhaftigkeit, Verständnis, Einigkeit, Vision, Weisheit und Wunder.

Blockaden: Angst, Tratsch und Selbstsucht.

Das Gesetz der Bewegung

Erforderliche Tugenden: Glaubwürdigkeit, Tapferkeit, Geschicklichkeit, Mut, Neugier, Flexibilität, Freundschaftlichkeit, Liebe, Dienen und Vision.

Blockaden: Eindringlichkeit und Eifersucht.

Das Gesetz der Natur

Um dieses Gesetz biegen zu können, benötigst du alle Tugenden, die unten aufgeführt sind. Sobald du fähig bist, das Gesetz der Natur zu verstehen, bist du in der Lage, das Wetter und die Elemente Erde, Wasser, Feuer und Luft zu kontrollieren.

Erforderliche Tugenden: Freundlichkeit, Liebe, Anstand, Vornehmheit, Friedlichkeit, Beharrlichkeit, reine Absicht und Ehrlichkeit.

Blockaden: Entmutigung, Mangel an Initiative und Schwäche.

Das Gesetz des Schutzes

Erforderliche Tugenden: Vergebung. (Vergebung ist der höchste Schutz.)

Blockaden: Hass.

Das Gesetz der reinen Absicht

Erforderliche Tugenden: Klarheit, Verpflichtung, Mitgefühl, Vergebung, Liebenswürdigkeit, Dankbarkeit, Integrität, Freundlichkeit, Liebe, Moral und Geduld.

Blockaden: Chaos, Kritik und Tratsch.

Das Gesetz der heiligen Geometrie

Dieses Gesetz kann genutzt werden, um atomare Strukturen zu verändern.

Erforderliche Tugenden: Geschicklichkeit, Glaube, Fokus, Vergebung, Freundlichkeit, Liebe, reine Absicht, Respekt, Vertrauen, Verständnis, Weisheit und Wunder.

Blockaden: Angst und Selbstsucht.

Das Gesetz der Gedanken

Dies ist ein Schlüsselgesetz, um Dimensionen mit dem Gesetz der Zeit zu öffnen. Das Gesetz der Gedanken ist nicht auf dieses Universum begrenzt, sondern hat eine multidimensionale Energie.

Erforderliche Tugenden: Alle Tugenden werden benötigt, um dieses Gesetz zu meistern.

Blockaden: Kritik und Angst.

Das Gesetz der Zeit

Das Gesetz der Zeit erlaubt dir, die Zeit zu dehnen oder zu biegen.

Erforderliche Tugenden: Freundlichkeit, Liebe, reine Absicht, Verehrung, Ehrlichkeit, Vertrauen, Vision und Wunder.

Blockaden: Zweifel und Angst.

Das Gesetz der Töne

Erforderliche Tugenden: Schönheit, Glaube, Kreativität, Fokus, Liebe, Zuverlässigkeit, Verehrung, Dienen, Vision und Wunder.

Blockaden: Depression, Angst und Selbstverachtung.

Das Gesetz der Wahrheit

Das Gesetz der Wahrheit steht über allen anderen Gesetzen, außer dem Gesetz des Mitgefühls. Wenn du dich mit dem Gesetz der Wahrheit verbindest und erwartest, dass es dir freundlich antwortet, wirst du enttäuscht werden. Die Antwort wird unmittelbar kommen und auf den Punkt sein. Freundlichkeit bekommst du nur, wenn du zum Schöpfer gehst und deine Antworten durch die Siebte Ebene gefiltert werden.

Die Fähigkeit, die Gedanken von jemandem zu lesen, wird durch das Gesetz der Wahrheit geleitet.

Das Gesetz der Wahrheit ist ein emotionales Gesetz. Um mit ihm zu arbeiten, musst du als Wahrheitssucher geboren sein oder bereit sein, einer zu werden.

Erforderliche Tugenden: Verpflichtung, Mitgefühl, Glaube, Geduld, Toleranz und Verständnis.

Blockaden: Angst, Reue, Groll und Rachegelüste.

Das Gesetz der Geschwindigkeit

Erforderliche Tugenden: Handlung, Hoffnung, Vorstellungskraft, Freude, Freundlichkeit, Liebe und reine Absicht.

Blockaden: Kritik und Faulheit.

Das Gesetz der Schwingung

Erforderliche Tugenden: Akzeptanz, Kreativität, Distanziertheit, Entschlossenheit, Fairness, Glaube, Fokus, Vergebung, Hoffnung, Humor, Vorstellungskraft, Freude, Freundlichkeit, Liebe, Loyalität, Gnade, Vornehmheit, reine Absicht, Reinheit des Herzens, Toleranz, Vertrauen, Weisheit und Wunder.

Blockaden: Entmutigung.

Das Gesetz der Weisheit

Erforderliche Tugenden: Empathie, Freundlichkeit, Liebe und Verständnis.

Blockaden: Bedauern und Sorgen.

Das Gesetz des Bezeugens

Erforderliche Tugenden: Akzeptanz, Hoffnung, Gnade, Selbstdisziplin, Wahrhaftigkeit und Vertrauen.

Blockaden: Kritik, Zweifel und Eifersucht.

HEILIGE SPRACHEN

Die Sechste Ebene der Existenz: Die göttliche Musik von Allem was Ist

Alles in der Schöpfung, vom kleinsten Partikel bis zu den großen Weiten des Universums, besitzt eine eigene heilige Sprache, die wie göttliche Musik ist. Jeder Einwohner einer jeden Ebene der Existenz hat eine heilige Sprache, die aus musikalischen Klängen besteht. Obschon diese göttliche Musik im Inhalt identisch ist, besitzt jeder Aspekt der Schöpfung eine etwas andere Version davon.

Es gab eine Zeit, in der diese Sprachen Allgemeinwissen waren und die Erde mit uns sprechen konnte. In dieser Realität der Dritten Ebene der Existenz gibt es einige Menschen, die mit diesen Ebenen der Existenz auf eine Art verbunden sind, dass sie die Sprache noch immer verstehen. Die Sprachen haben eine Schwingung wie eine Gedankenform und sind in ihrer Zusammenstellung interdimensional. Es gibt einige Worte in allen von ihnen, welche an Gedanken anhaften, die im Universum eine bestimmte Wirkung haben. (‚Zungensprache' ist eine heilige Sprache und klingt ähnlich wie Hebräisch oder Sanskrit, ist jedoch nicht dasselbe wie die heiligen Sprachen, die wir hier besprechen.)

Die Sprache der Fünften und Sechsten Ebene der Existenz sind göttliche Töne und göttliche Musik. Wenn du auf die Sechste Ebene der Existenz gehst und Musik hörst, kannst du um Klarheit bitten, damit du die göttliche Sprache der Töne und Musik verstehst.

Die universelle Sprache ist Musik, Töne und Nummern. Wenn es dir möglich ist, die Musik in allem zu erkennen und dass alles einen Ton hat, kannst du durch Töne heilen.

Wärst du ein Wesen der Fünften oder Sechsten Ebene der Existenz, welches uns auf der Dritten Ebene der Existenz beim Reden zuhört, würdest du wissen, dass wir einen Ton nutzen, der spezifisch für uns ist. Hast du bemerkt, dass einige unserer Sprachen viel musikalischer als andere klingen? Wenn du zum Beispiel Italienisch, Spanisch oder Französisch hörst, klingt das sehr musikalisch. Jede unserer Sprachen hat eine einzigartige Schwingung. Ich glaube, sowie sich die Sprachen in den verschiedenen Kulturen entwickelt haben, hat sich auch das Gehirn der Menschen in diesen Kulturen entwickelt. Ich habe beobachtet, dass Menschen in verschiedenen Kulturen ihre Sprache in einem anderen Teil ihres Gehirns verarbeiten. Das Gehirn empfängt den Ton der Sprache anders. Zum Beispiel glaube ich, dass Japanisch im hinteren Bereich des Gehirns empfangen wird und Englisch im vorderen.

Genauso wie die DNA einen göttlichen Ton der Kommunikation aussendet, kommunizieren die Organe des Körpers in einer heiligen Sprache miteinander. Diese göttliche Musik ist nicht nur im Körper, da der Körper lediglich eine kleine Widerspiegelung des Kosmos ist. Der Kosmos selbst nutzt eine ähnliche göttliche Musik zur Kommunikation. Jede Welt hat ihr eigenes Lied, welches sie zu anderen Welten singt. Jedes Sonnensystem nutzt seine eigenen Klänge der göttlichen Musik. Jede Galaxie hat sein eigenes besonderes Lied der Kommunikation und so weiter und so fort, bis hin zum Universum selbst, welches ebenfalls seine eigene göttliche Musik der klanglichen Kommunikation hat. Sogar die Essenz des Lichts hat einen Ton und eine eigene Schwingung. Jede Ebene der Existenz hat seine eigene besondere Musik der Kommunikation, welche sie anderen Ebenen vorspielen, um eine energetische Verbindung zwischen ihnen zu erschaffen.

Die Sechste Ebene der Existenz hält das Wissen der Töne, welche Gleichgewicht im Körper herstellen. Es beinhaltet ebenfalls das Wissen der Töne, die die Schwingung eines jeden Bakterium oder Virus verändern können. Durch das Gesetz der Schwingung lernen wir die Töne und die göttliche Musik um mit dem Universum zu kommunizieren.

Wir haben möglicherweise das Programm ‚das wir nur die Sprache, welche wir als Kinder gelernt haben, verstehen'. Darum sollten wir uns einen Download des Verständnisses der wahren Sprache der göttlichen Musik von Allem was Ist machen. Diese göttliche Musik ist ein Gleichnis der Sechsten und Siebten Ebene der Existenz.

Siebte-Ebenen-Anwendung: Heilige Sprachen

Erforderliche Tugenden: Fairness, Glaube, Fokus, Vorstellungskraft, Freude, Reinheit des Herzens, Vertrauen und Wunder.

1. Gehe hoch auf die Siebte Ebene der Existenz (Siehe Seite 14 und 15) und gib die Anweisung: „Schöpfer von Allem was Ist, es ist angewiesen (es ist erbittet), dass ich die heiligen Sprachen der Ebenen der Existenz verstehe. Zeig es mir auf die höchste und beste Weise."

2. Bezeuge, wie die heilige Sprache zu dir gebracht wird, auf allen Ebenen deines Seins.

3. Sobald du fertig bist, reinige dich mit der Siebten-Ebenen-Energie und bleibe mit ihr verbunden.

Download der heiligen Sprachen

‚Schöpfer von Allem was Ist, es ist angewiesen (oder erbittet), dass ich den Download des Verständnis der universellen Sprache von Musik, Tönen und Nummern der Sechsten Ebene bekomme.'

Wir können nicht auf die Kraft der ersten sechs Ebenen zugreifen, ohne dass wir den Ton oder den Namen kennen oder zuerst zum Schöpfer gehen. Der Schöpfer hat Zugriff auf alles.

Wenn du ausreichend Programme bei dir aufgelöst hast und dann erkennst, dass du einen Löffel verbiegen kannst, dann wirst du die Struktur von materieller Materie in dieser Dritten Ebene verstehen und auch, wie du mehr als eine Ebene auf einmal nutzen kannst.

In früheren Inkarnationen waren viele von uns Alchemisten, Schamanen, heilige Männer und Frauen. Es gibt jahrhundertealte Regeln und Bestimmungen, die mit dieser Stellung einhergehen, die auch mit den Ebenen der Existenz verbunden sind. Wie auch immer, wenn du zuerst auf die Siebte Ebene gehst, kannst du diese Energien nutzen, ohne dich den Regeln und Bestimmungen der unteren Ebenen zu unterwerfen. Du solltest auch verstehen, dass etwas nicht aus nichts gemacht wird. Jede Ebene folgt den einfachen Regeln der Gesetze. Auf der Siebten Ebene der Existenz, ist dieses „Etwas" die Alles was Ist-Energie.

Heilige Namen

In einer längst vergangenen Zeit kannten wir alle die heiligen Sprachen der Ebenen – die vergessene Sprache der Mineralien, der Tiere und der Pflanzen. Der erste Schritt zur Wiederentdeckung dieser vergessenen Sprachen ist, unseren heiligen Namen zu kennen.

Jedes Wesen der Ebenen der Existenz hat einen heiligen Namen auf jeder Ebene der Existenz. Jeder von uns hat sogar vier mögliche Seelennamen auf jeder Ebene. Frage den Schöpfer nach deinem Namen auf jeder Ebene der Existenz und warte, bis du sie bekommst. Wenn sie nicht unmittelbar zu dir kommen, sei geduldig und vertraue, dass sie kommen werden. Manchmal sind die Menschen gestresst, wenn sie nach ihrem heiligen Namen fragen und dann kommt er nicht. Dann wird er später am Abend, wenn die Person bereit ist, ins Bett zu gehen, kommen.

Vergiss nicht, dass einige dieser Namen als Töne oder in einer musikalischen Form wahrgenommen werden, die die Schwingung einer Person verändern.

Sobald du deinen heiligen Namen findest, schlage ich dir vor, dass du ihn nicht mit jedem in deiner Umgebung teilst. Jedem das Wissen über deinen Heiligen Namen zu geben, ist keine gute Idee, da er für dich heilig ist. Es ist keine gute Idee, diesen Namen auf deine Visitenkarte zu setzen und ihn jedem auszuhändigen.

Dein heiliger Name ist ein großer Teil deiner natürlichen Schwingung. Wenn du das Verständnis für die Schwingung einer Person hast, kannst du erstaunliche Sachen machen. Du kannst die Wesen, die ich die Gefallenen nenne, mit ihrem heiligen Namen ins Licht schicken. Du findest diesen Namen heraus, indem du den Schöpfer danach fragst.

Auf dieselbe Art funktioniert es mit Bakterien und Viren. Alles in der Natur hat seine eigene Schwingung und wenn du diese Schwingung kennst, kannst du sie nutzen. Wenn du die Schwingungssignatur eines Virus verstehst, indem du zum Beispiel den heiligen Namen kennst, kannst du den Virus verändern.

Es gab eine Zeit, in der ich glaubte, dass die Zerstörung eines Virus der beste Weg sei, um mit diesem umzugehen. Ich fragte den Schöpfer nach der entgegengesetzten Schwingung zu einem bestimmten Virus und nutzte sie, um den Virus verschwinden zu lassen. Dies funktionierte nicht immer. Dann zeigte mir der Schöpfer eine bessere Möglichkeit: den Glaubenssatz zu verändern, der diesen Virus anzieht und diesen beim Virus ebenfalls zu verändern. Dies wird gemacht, um den Virus in eine höhere Form der Intelligenz zu verwandeln, damit er harmloser wird. Ich lernte, dass Viren und Bakterien, wie alles Leben, einen Zweck erfüllten und dieser Zweck kann mit Glaubensarbeit erfüllt werden. Möglicherweise kommt irgendwann der Tag, an welchem Ärzte Viren als Liefersystem für einige Medikamentarten nutzen werden.

Nutze den folgenden Prozess, um die Schwingung einer Krankheit durch die Nutzung eines Tones der Sechsten Ebene in etwas Harmloseres zu verändern:

Schick einen Ton aus der Sechsten Ebene der Existenz

In dieser Übung gehst du hoch zur Siebten Ebene und verbindest dich dann mit der Sechsten Ebene, um einen Ton durch eine Person zu schicken, um schädliche Bakterien oder Viren zu stoppen und die Person zu heilen.

Die Glaubenssysteme einer Person zu verändern, ist jedoch die bessere Wahl, damit sie die Viren gar nicht erst anziehen. Wenn ihre Glaubenssysteme verändert werden, verändert sich auch der eigene Ton. Nutze darum diese Übung nur im Notfall.

Erforderliche Tugenden: Akzeptanz, Mitgefühl, Tapferkeit, Fairness, Glaube, Vergebung, Dankbarkeit, Hoffnung, Vorstellungskraft, Freude, Freundlichkeit, Reinheit des Herzens, Zurückhaltung, Dienen, Vertrauen und Wunder.

1. Gehe hoch auf die Siebte Ebene der Existenz (Siehe Seite 14 und 15) und gib die Anweisung: *„Schöpfer von Allem was Ist, es ist angewiesen (es ist erbittet), mich mit der Sechsten Ebene und dem Gesetz des Magnetismus zu verbinden, um einen Ton für (benenne den Zweck) zu schicken. Danke. Es ist vollbracht. Es ist vollbracht. Es ist vollbracht."*
2. Bezeuge, wie der Ton zu diesem Zweck geschickt wird, und beobachte es, bis es beendet ist.
3. Reinige dich mit der Siebten-Ebenen-Energie und bleibe mit ihr verbunden.

Alle Gesetze haben ihren eigenen heiligen Namen, der ihre Schwingung bestimmt. Sobald du die Fähigkeiten und Tugenden gemeistert hast, die gebraucht werden, um auf dieses Gesetz zuzugreifen, ist es nötig, den heiligen Namen eines Gesetzes zu kennen. Der heilige Name ist die reine Quintessenz des Gesetzes, die Schwingungsmelodie, um sie für den beabsichtigten Zweck zu erwecken und zu lenken. Sobald die Tugenden ein Gesetz zu meistern, erreicht wurden, ist der letzte Schritt, um wahrhaftig zu wissen, wie du es aktivierst, den heiligen Namen zu erfragen.

DOWNLOAD DER SCHWINGUNGEN DER GESETZE

Die Essenz des Lebens ist Schwingung. Wichtig ist, dass wir fähig sind, das Wissen dieser Schwingung zu erkennen und herunterzuladen, um unser Leben anzureichern. Als Künstlerin würde ich mir zum Beispiel einen Download des Verständnisses des Schöpfers von der Schwingung machen, Menschen göttliche Inspiration durch meine Bilder zu geben. Wenn ich ein Musiker wäre, würde ich mir und meinem Instrument einen Download der Fähigkeit, die Menschen, die meine Musik hören, zu inspirieren und zu erfreuen. Wäre ich Erfinder, würde ich alles über die Schwingung der Gesetze wissen wollen, was es zu wissen gibt. Dies gäbe mir die Fähigkeit, unglaubliche Dinge zu erfinden. Durch die Siebte Ebene der Existenz und den Gesetzen hast du das Wissen der universellen Schwingung in deiner Hand.

Die Schwingung von Farbe

Alle lebenden farbigen Dinge haben eine Essenz, eine Energie, die mit ihnen verbunden ist. Sind wir beispielsweise von Bäumen umgeben, fühlen wir uns wohl, ohne es erklären zu können. Die meisten Bäume, die uns umgeben, sind grün und die Schwingung dieser Farbe gibt eine heilende Energie ab, während sie Sauerstoff erschafft, der uns Leben schenkt. Die Schwingung vieler Pflanzen und Bäume, welche heilende Komponenten für Pflanzenmedizin in sich tragen, ist die Farbe Grün.

Wie die Pflanzen und Bäume tragen auch wir ein Farbschema in uns. Eine unserer Aufgaben im Leben ist es, unsere Energie auf das Erschaffen von Fähigkeiten und Tugenden zu fokussieren, um unsere Farbe rein zu machen. Indem wir die Tugenden erreichen, erlangen wir verschiedene Stufen des Farbenspektrums vom Regenbogen. Sobald alle diese Farben in ausgeglichenem Maße für uns arbeiten, strömen sie in dieser kribbelnden weißen Energie der Perfektion der Gedanken zusammen. Dies ist die Schöpfungsenergie, die Essenz der reinen Liebe der Siebten Ebene.

Wenn wir geboren werden, kommen wir mit einer extradimensionalen Energie auf diesen Planeten und tragen einen reinen Zustand der Liebe mit reiner weißer Farbe und einem Hauch von Pink. Das kommt daher, dass wir als Baby eine perfekte Balance von Farben, Emotionen und Liebe haben. Es ist dieselbe kribbelnde weiße Energie, die wir erreichen wollen, um mit dem Schöpfer von Allem was Ist verbunden zu sein. Es ist ein Austausch jeder Farbe in perfekter Ausgeglichenheit. Der einzige andere Moment, in dem wir eine weiße Aura haben, ist, wenn wir dem Tod nahe sind oder starke Schmerzen verspüren.

Während wir älter werden und die negativen Gedanken dieser Ebene erfahren, fängt unsere Aura an, ihre Farben zu verändern. Wir haben nur drei Hauptsequenzen von Licht: Rot, Grün und Blau, die sich vermischen, um alle anderen Variationen zu erschaffen. Werden jedoch alle diese Aurafarben zusammengemischt, wäre die Farbe, die sich ergeben würde, Weiß.

Unser Ziel ist es, genügend Glaubenssysteme zu verändern, damit unsere Aura zu dieser kribbelnden weißen Energie wird. Letztlich ist die perfekte Farbe Weiß, was das irisierende Licht des Schöpfers von Allem was Ist ist. Es ist dieses Licht, welches den ganzen Körper harmonisieren kann.

Der Grund, warum Farben wichtig sind, ist, weil sie uns helfen, Tugenden zu erreichen. Dies liegt daran, dass jede Farbe Eigenschaften in sich trägt und jede Farbe hilft den Körper und Geist auf eine andere Art auszugleichen. Ist der Körper im Gleichgewicht, ist er gesund in Seele, Geist und Körper.

Auf dieselbe Art laufen alle diese Tugenden zusammen, um dieselbe Art der Perfektion zu erschaffen. Darum mussten wir uns in jedem Leben darauf fokussieren, neue Tugenden dazuzugewinnen. Viele von uns haben nur zwei oder drei Tugenden pro Leben gelernt, nun haben wir jedoch die Möglichkeit, alle in diesem Raum und in dieser Zeit zu erreichen.

Die Aura sehen

1. Um die Aura von jemandem zu sehen, nimmst du zuerst ein Stück weißes Papier und malst einen Punkt darauf.
2. Lege deine Hand auf das Papier, sodass der Punkt zwischen zwei Fingern sichtbar ist.

3. Konzentriere dich auf diesen Punkt.
4. Während du dich darauf konzentrierst, wirst du weiße Energie sehen, die um deine Finger fließt. Dies ist deine Aura.

Sobald du dich daran gewöhnt hast, kannst du die Aura rund um eine Person sehen. Konzentrierst du dich dann darauf, blickst du einfach außerhalb davon und du wirst die Aura sehen. Sie ist dünn wie ein dünner Bleistiftstrich rund um die weiße Energie. Die Aurafarbe verändert sich je nach Gemütszustand der Person.

Machst du mit einem Kirlianfotoapparat eine Auraaufnahme, hat eine Durchschnittsperson jedes Mal dieselbe Aurafarbe. Diese verändert sich, wenn du dich mit dem Schöpfer verbindest. Wirst du spirituell bewusster und zu einem Regenbogenkind, kann deine Aurafarbe sich von Bild zu Bild verändern. Mit der Zeit wirst du beginnen, die Farben, die du in die Welt ausstrahlst, zu kontrollieren. Zudem dehnt sich deine Aura aus, während du spirituell wächst.

Jeder von uns hat seine eigenen Farbsequenzen und diese sind in der Aura, die wir auf die Welt bringen, vertreten. Greifen wir auf die Gesetze von Farbe und Schwingung zu und nutzen sie, können sich die Farben unserer Chakren zusammen mit der Farbe unserer Aura verändern.

Regenbogenkinder haben alle Farben in ihrer Aura. Das bedeutet, dass sie die Fähigkeit besitzen, alle zusammenzumischen, damit sie kribbelnd weiß wird. Regenbogenkinder sind besondere Kinder, die in diese Existenz gekommen sind, um die Welt zu verändern. Die Welt hat instinktiv auf diese besonderen Kinder gewartet, die uns in ein neues Zeitalter führen. Einige nannten sie Violettfarbene oder Indigo-Kinder, andere haben von Kristallkindern gesprochen. Für mich hat die Welt auf Regenbogenkinder gewartet – und sie sind nun hier. Wie auch immer wir diese erleuchteten Menschen nennen, sie können Energie bewegen, um Veränderungen in der Welt zu bewirken. Ein Kristallmensch reflektiert die Energie von jedem in einem Raum, ein Regenbogenkind hingegen kann die Energie eines jeden in einem Raum verändern. Ein Regenbogenmensch kann Heilungen machen.

Ein perfekter Regenbogenmensch kann sich ausdehnen und die Seele eines jeden verändern. Wir entwickeln uns alle zu Regenbogenmenschen.

LEBENSLEKTIONEN

Da es im Universum keine Fehler gibt, hat jede deiner Erfahrungen einen Sinn. Alles in deinem Leben ist wie ein Feuer, welches dazu verwendet wird, deine Seele so zu formen, wie sie sein soll. Du wirst zu der Erkenntnis gelangen, dass du wegen dieser Lebenslektionen nicht wütend auf Gott oder das Universum bist.

Je mehr du in der Siebten-Ebenen-Energie der reinen Liebe bist, desto mehr Tugenden wirst du meistern, indem du nur in dieser Schwingung bist. Letztlich ist das Ziel, dein Leben verbunden mit der Siebten Ebene zu leben.

Wenn du aber zurück in die Komfortzone dieser Realität kommst, erlaubst du dir möglicherweise selbst, wieder schwere Gedanken zu haben. Das liegt daran, dass dein Unterbewusstsein damit beauftragt ist, dich auf dieser Ebene zu halten. Dies ist auch der Grund dafür, warum du Streit mit deinem Ehemann oder Ehefrau suchst, dich über deine Kinder ärgerst oder über dich selbst, nachdem du in der Glückseligkeit der Siebten Ebene warst und zurück in die Realität der Dritten Ebene kommst – all dies, um dich in dieser Realität der Dritten Ebene zu halten.

LEBENSLEKTIONEN GLAUBENSARBEIT

Setze dich mit einem Partner hin und erzähle ihm, was in deinem Leben vorgeht.

Nutze die Ansätze der Glaubensarbeit, um zu sehen, wie dir jede schwierige Situation in deinem Leben dient und was sie dich lehrt.

Dein Partner kann dich beispielsweise fragen:

- „Was geht in deinem Leben gerade vor und wie hilft es dir zu wachsen?"
- „Was profitierst du aus der Situation und was lernst du daraus? Was ist das Positive, das du daraus ziehst?"

- „Was ist die größte Herausforderung in deinem Leben?"
- „Fühlst du dich genügend geliebt?"
- „Alles, was in deinem Leben geschieht, lehrt dich etwas. Wie helfen dir die negativen Situationen oder die positiven Situationen, um Laster aufzulösen und Tugenden zu erlangen?"

Tugenden Glaubensarbeit

Setze dich mit einer anderen Person zusammen und erzählt euch nacheinander, was in deinem Leben vorgeht und was du aus diesen Erfahrungen lernst. Sprich über die Tugenden, die du mit jeder Erfahrung lernst.

Grabe, um festzustellen, was für Werte du bereits besitzt.

Glaubensarbeit: „Ich habe Überfluss"

Eines der wichtigsten Worte, welches du in deinem Leben nutzen solltest ist ‚Überfluss'. Mache einen Download der Programme ‚Es gibt Überfluss' und ‚Ich habe Überfluss' für dich. Anstatt Dinge im Leben als „leer" anzusehen, sollten wir sie als „voll" betrachten.

Als ich wenig Geld hatte, sorgte ich mich, dass meine Kinder nicht genug Kleidung zum Anziehen haben würden. Sie hatten jedoch immer ausreichend davon, weil ich ständig sagte ‚Wir haben im Überfluss'. Ich habe das seither als eines meiner Mantras genutzt.

Mache den Muskeltest auf folgende Programme:

‚Ich habe Überfluss.'

‚Es gibt Überfluss.'

‚Es gibt Klienten im Überfluss.'

‚Es gibt Studenten im Überfluss.'

‚Es gibt Geld im Überfluss.'

WIRBEL UND PORTALE

Wirbel-Energie

Ein starker Wirbel (Vortex) ist eine drehende elektromagnetische Aktivität, die verursachen kann, dass sich ein Portal formt. Wenn Verbindungen von Metallen an einem Ort in der Erde sind, kann ein elektromagnetisches Feld eine Wirbel-Energie erschaffen.

Wirbel-Energien können durch Zeremonien oder die Schaffung eines heiligen Platzes künstlich erzeugt werden, wie zum Beispiel ein Labyrinth oder ein Steinkreis.

Sind die intuitiven Fähigkeiten ausgeglichen, neigen einige intuitive Menschen dazu, kontrollierte elektromagnetische Aktivitäten zu erschaffen, die Wirbel und Energieportale bilden. Heiler, die sich viel mit der Siebten Ebene verbinden, werden zu wandelnden, sprechenden Portalen. Die Wirbel-Energie zieht ungeratene Geister (Waywards) (siehe Seite 134) und andere Energien wie zum Beispiel UFO-Erfahrungen an. Das ist möglicherweise der Grund, weshalb Geister sich von Intuitiven angezogen fühlen, die natürliche Wirbel erzeugt haben.

Ein Wirbel mit negativer Energie kann verändert werden, indem er mit positiver Energie aufgeladen wird.

Kristalle können Wirbel-Energien formen. Ich habe genügend Kristalle in meinem Haus aufgestellt, um eine Wirbel-Energie zu erschaffen, weil ich die Energie mag.

Portale

Ein Portal ist anders als ein Wirbel. Ein Wirbel ist eine drehende elektromagnetische Energie. Ein Portal ist ein interdimensionaler Energietunnel, der durch Raum und Zeit geht. Es gibt sie überall. Wenn du die richtigen Portale findest, wärst du dazu in der Lage, zu anderen Planeten und in andere Dimensionen zu reisen.

Spirituelle Portale

Wenn ein Wirbel diese dritte Dimension verlässt und den ganzen Weg durch die Vierte oder Fünfte Dimension geht, erschafft er ein spirituelles Portal. Wenn du auf die Siebte Ebene gelangst, schaffst du dein eigenes kleines spirituelles Portal. Damit ein multidimensionaler Geist in einen menschlichen Körper kommen kann, muss er ebenfalls durch ein spirituelles Portal hindurchgehen.

Jeder von uns hat ein spirituelles Portal, welches zum Schöpfer von Allem was Ist führt. Wenn eine Person stirbt und ihr Geist ihren physischen Körper verlässt, folgt er diesem Portal zu der Energie von Gottes Licht und von dort aus geht es zum Platz der Ebenen der Existenz, wo er hingehört. Wir nutzen unser spirituelles Portal ebenfalls dazu, um ungeratene Geister in Gottes Licht zu schicken.

Feen-Portale

Die Energie, welche von Bäumen und Pflanzen ausgestrahlt wird, kann ebenfalls Portale erschaffen. Feen nutzen diese Energie, um Portale in andere Dimensionen zu erschaffen. (Für weitere Informationen über Feen siehe Kapitel 7.)

Krümmung in der Zeit (Bend in Time)

Ein Wirbel kann ein Portal erschaffen, welches „Krümmung in der Zeit" genannt wird. Dies ist eine Szene eines Ereignisses aus der Vergangenheit, die sich in dieser Zeit immer wieder wiederholt. Dies manifestiert sich, wenn gewisse Bedingungen dies erlauben. Ich mag die Wirbel-Energie so gern, dass ich einmal in meinem Haus eine Krümmung in der Zeit erschaffen habe.

Sterben viele Menschen an einem Ort zur selben Zeit, kann sich eine Krümmung in der Zeit formen. Dies geschieht aufgrund der Energie, welche durch den plötzlichen Weggang der Lebensenergie aus dem Körper abgegeben wird. Eine Zeitkrümmung kann nicht ins Licht geschickt werden wie ein ungeratener Geist, sie kann allerdings verschoben werden.

Manchmal muss ein Intuitiver den Wirbel, wegen den Portalen, die er erschafft, aus dem Haus in den Garten verschieben. Einen Wirbel kannst du nicht schließen, jedoch versuchen es viele Intuitive. Möglicherweise geben sie die Anweisung dazu, die Energie auszuschalten. Sobald dies gemacht ist, wird der Wirbel wie zu einem ausbrechenden Vulkan. Darum ist es am besten, wenn du ihn einfach ein paar Fuß (Meter) außerhalb des Hauses platzierst.

Das Portal in Idaho

Im Jahr 2011 wurde mir gesagt, dass ich im nächsten Jahr vor Juni eine Hütte im Island Park, Idaho, kaufen würde. Island Park befindet sich im Targhee National Wald in den Bergen, oberhalb des Schlangenfluss Tals und teilt dieselbe Bergkette, die weiter zum Yellowstone-Nationalpark führt. Dieser Ort befand sich in der Nähe von einem meiner Kraftorte.

Ich wurde spirituell geführt, diese Hütte zu kaufen, um einen Platz der Ruhe zu haben, in welchem ich die Informationen für dieses Buch channeln konnte. Es sollte auch ein Platz sein, an welchem ich mich erholen und meinen Geist und Körper mit der Energie der Berge aufladen kann. Mir wurde gesagt, wo es sein würde, und nach einigem Suchen fand ich es. Sie im selben Jahr zu kaufen, wurde jedoch schwierig. Die Person, die es verkaufte, brauchte einige Monate, um loszulassen.

Die Hütte war genau dort, wo ich sie gesehen hatte. Als ich einzog, war es für mich allerdings schwierig, nachts ohne schlechte Träume zu schlafen. In dieser Hütte einzuschlafen, war eines der seltsamsten Dinge, die ich je mitgemacht hatte.

Nach einigen Nächten erkannte ich, dass ein gigantischer Energie-Wirbel direkt neben meinem Bett war. Inmitten der Nacht öffnete sich ein Portal und zog alle Arten seltsamer Kreaturen durch sich. Jedes Mal, wenn sich das Portal öffnete, durchdrang ein bestimmtes Gefühl des Bösen die Hütte Ich dachte, *der Schöpfer sollte fähig sein, dieses Portal zu verändern.*

Ich wusste, dass Wirbel durch Mineralien in der Erde oder manchmal durch vergangene Energien der Menschen verursacht werden, und ich dachte, dass dieser durch die Menschen, die die Hütte vor mir besaßen, erschaffen wurde. In ihrer Beziehung hatten sie so viel Streit und einander so oft hintergangen, dass eine Scheidung daraus resultierte.

Im Glauben, dass dies der Fall sein könnte, reinigte ich die Hütte von den Energien und nahm an, dass dies den Wirbel auch auflösen würde. Mitten in der Nacht kam jedoch wieder diese wütende Energie in die

Hütte, neben meinem Bett, und weckte mich aus meinem ruhigen Schlaf.

In der dritten unheimlichen Nacht schlief ich friedlich und hatte einen merkwürdigen Traum. Ein negatives Wesen kam durch das Portal zu mir und sagte, dass ich meine Hütte verlassen müsse. Natürlich sagte ich dem Wesen, dass nicht ich, sondern es die Hütte verlassen würde und ging hoch zum Schöpfer und wies an, dass es gehen soll.

Als ich dies tat, ging der Streit zwischen uns los! Ich befand mich plötzlich außerhalb meines Körpers und mein kleiner Hund Jasmine begann, dieses Ding, das mich angriff, anzubellen. Ich wachte auf und mein Geist fiel zurück in meinen Körper. Dieses Wesen machte nicht mit bei meinem Plan, es ins Licht zu schicken! Im Wachzustand schickte ich es erneut ins Licht und es ging weg (so glaubte ich jedenfalls). Am nächsten Morgen war es jedoch in seiner ganzen Stärke zurück. Offensichtlich spielte sich mehr ab, als ich zunächst dachte.

An dem Abend führte ich mit dem Schöpfer ein Gespräch über mein Dilemma. Ich sagte: „Schöpfer, dieser Ort ist am Tage eine tolle Inspiration für mich. Ich bin inspiriert, habe Erinnerungen an vergangene Leben und bekomme Informationen über die Ebenen der Existenz. Wie kann ich dieses Portal loswerden?“

Der Schöpfer sagte mir: „Vianna, dieses Portal führt durch Raum und Zeit. Es ist mit einer anderen Galaxie verbunden, die mit negativer Energie erfüllt ist. Verschiebe es an einen anderen Ort.“

Also ging ich über meinen Raum und gab die Anweisung, das Loch durch den Raum aus meiner Hütte hinauszubewegen, auf einen anderen Hügel. Dies funktionierte einen Tag lang, dann kehrte es zurück an dieselbe Stelle.

Ich fragte Gott: „Was mache ich falsch?“

Gott sagte: „Vianna, du hast mich missverstanden. Du musst den Ursprungspunkt des Portals an einen Platz bewegen, der positive Energie hat.“

Also ließ ich das Portal an der Seite meines Bettes und ging hoch durch Raum und Zeit zum Ursprung des Portals. Ich ging zu der Galaxie, in welcher negative Energie in die Öffnung des Portals strömte. Ich bezeugte, wie die Öffnung durch Raum und Zeit zu einer anderen planetaren Energie, die gut für mich war, gebracht wurde. Dieses ganze Ding zu verschieben bedurfte eines Aktes der Freundlichkeit und Liebe, zusammen mit dem vollen Vertrauen, dass es möglich ist. Ich bewegte es an einen Ort, der mir vertraut war, zur Plejaden-Konstellation. Ich fühlte mich mit der Energie, die von dort stammte, immer sehr wohl.

Danach kam die Energie des Portals immer noch in mein Zimmer, aber es war nun eine positive Energie, welche Erleuchtung und das Wissen des Universums beinhaltete.

Nachdem ich bezeugte, wie der Schöpfer den Ursprung des Portals verschob, war ich dazu in der Lage, viele der Informationen in diesem Buch zu channeln. Ich war sehr zufrieden mit den Resultaten, jedoch auch etwas besorgt, dass die negativen Energien zurückkommen könnten, das taten sie jedoch nicht. Jetzt fließt beinahe Tag und Nacht positive Energie in meine Hütte.

Aus dieser Erfahrung lernte ich, dass Wirbel gut und schlecht sein können und Portale mit verschiedenen Orten jenseits dieser Erde verbunden sein können. Obschon ich verschiedene Orte mit Portalen kannte, war das Verschieben des Ursprungsortes neu für mich.

Was das negative Wesen anbelangt, mit welchem ich gekämpft hatte, bin ich sicher, dass es einen andern Ort oder eine andere Zeit finden wird, um auf dem Planeten zu sein.

Ein Portal verschieben

Es ist hilfreich zu wissen, dass es möglich ist, ein Portal an einen anderen Platz zu verschieben, dessen Ursprung harmlos ist.

Erforderliche Tugenden: Abenteuer, Tapferkeit, Glaube, Hoffnung und Freundlichkeit.

Blockaden: Kritik und Angst.

1. Gehe hoch auf die Siebte Ebene der Existenz (Siehe Seite 14 und 15) und gib die Anweisung: *„Schöpfer von Allem was Ist, es angewiesen (oder erbittet), dass dieses Portal an einen Platz im Universum verschoben wird, von welchem die Energie, die durch es hindurch kommt, heilsam ist."*
2. Beobachte, wie das Portal mit der Energie von Freundlichkeit und Liebe verschoben wird, mit vollständigem Vertrauen, dass es gemacht werden kann. Bezeuge wie der Zugang an einen Ort im Universum gebracht wird, welcher positive Energie anzieht.
3. Sobald der Prozess beendet ist, reinige dich mit der Siebten-Ebenen-Energie und bleibe mit ihr verbunden.

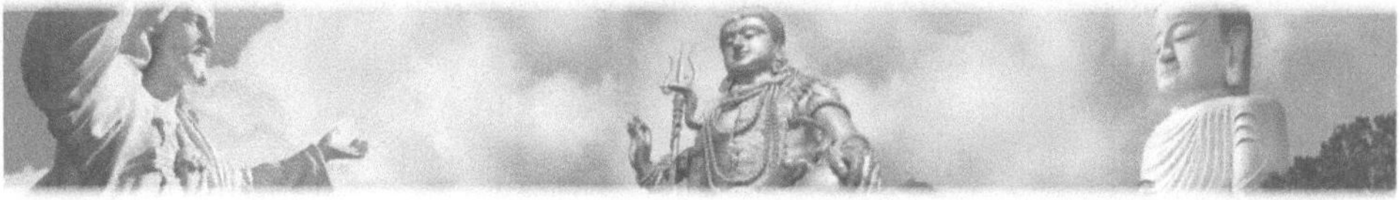

4

DIE FÜNFTE EBENE DER EXISTENZ

Wie in meinen ersten Büchern beschrieben ist die Fünfte Ebene der Existenz die Ebene der Engel, des Rat der Zwölf, der Seelenfamilie, der Meister und unserer himmlischen Mutter und unserem himmlischen Vater. Meister wie Buddha und Christus, Wesen, die sowohl den physischen wie auch den spirituellen Körper gemeistert haben, verrichten nun ihre Arbeit aus den höheren Stufen der Fünften Ebene.

Menschen, die Engel und Propheten channeln und mit Geistern übernatürliche Operationen und Heilungen durchführen, sind mit dieser Ebene verbunden. Heiler, die diese Energie nutzen, sind jedoch an die Regeln dieser Ebene gebunden und heilen oft durch das Bringen von Opfern oder den Austausch von Energie, außer sie starten aus der Siebten Ebene.

Die Fünfte Ebene ist in verschiedene Stufen, die sehr kompliziert sind, unterteilt. Sie haben viele Untergruppen, aber es gibt vier Hauptgruppen, die jeweils aus elf Graden bestehen. Dies ergibt insgesamt 44 Grade. Der elfte Grad jeder Stufe ist der Ort des Rates der Zwölf, die jede Seelenfamilie leiten.

Unsere Seelenfamilie ist die Gruppe, der wir angehörten, bevor wir in diese Inkarnation kamen. Obschon wir in eine körperliche Familie inkarnieren, vergessen wir die spirituelle Familie, die wir zurückgelassen haben nicht. Manchmal treffen sich Mitglieder einer Seelenfamilie in dieser Inkarnation und die Gefühle und Erinnerungen bringen sie in einer Ehe zusammen. Diese Ehe wäre aber, ohne dass sie es wissen wie eine

Ehe zwischen Bruder und Schwester und dadurch hält die Leidenschaft zwischen den beiden nicht an.

Seelenfamilien treffen nun zusammen, um die Arbeit des Schöpfers hier auf Erden zu vollbringen, jeder durch seinen Rat der Zwölf geführt. Viele Meister der Fünften Ebene, die hier auf der Erde auf ihrer Mission sind, sind aktiv in ihren Räten, während sie ein normales Leben im menschlichen Körper auf der Dritten Ebene führen. Im Schlaf steigen sie aus ihrem Raum auf, um an ihrem Rat teilzunehmen.

In meinem Buch *ThetaHealing für Fortgeschrittene* habe ich eine Erfahrung mit einem dieser Räte beschrieben. Als ich mit dem Rat dieser Seelenfamilie zusammensaß, waren viele der höherentwickelten Wesen, die hier sind, um einen Unterschied zu machen, bei diesem Treffen mit mir dabei, während ich darum bettelte, dass die Erde eine Chance bekomme, sich durch Liebe verändern zu dürfen. Viele Mitglieder des Rates stimmten zu, die Erde und alle, die darauf sind, durch Chaos zu zerstören und neu anzufangen. Chaos ist der größte Zerstörer.

Nebst den höheren Graden ist die Fünfte Ebene die Ebene der Dualität als Lehrmittel, jedoch ist es nicht dieselbe Dualität wie auf der Dritten Ebene. Dualität auf der Dritten Ebene hat Extreme wie heiß und kalt, gut und schlecht, schwarz und weiß und so weiter. Auf den niederen Graden der Fünften Ebene geht es um warm und kühl, gut und nicht so gut, grau und cremefarben und so weiter. Auf der Dritten Ebene sind wir in unserem Wesen zweiseitig. Wir haben gute und schlechte Seiten, gute und schlechte Eigenschaften. Der Schlüssel ist, diese Eigenschaften nicht zu trennen, sondern an den negativen Eigenschaften zu arbeiten, um ein besserer Mensch zu werden. Dies ist ein Aspekt der Dritten und Vierten Ebene, jedoch nicht von den höheren Stufen der Fünften Ebene. Sobald wir diese Stufen erreichen, verschwindet möglicherweise die Dualität.

Auch das Ego ist auf den niedrigeren Stufen der Fünften Ebene immer noch präsent, obschon diese Ebene erleuchtete Wesen beinhaltet, die auf anderen Frequenzen schwingen.

Energie bewegt sich auf der Fünften Ebene ähnlich wie auf der Dritten Ebene – durch die Kraft der Gedanken. Dort, wie auch hier, müssen Tugenden gemeistert werden, um mit den Gesetzen zu arbeiten. Im Grunde genommen geht es auf der Fünften Ebene darum die Perfektion der Liebe zu erreichen.

VERBINDUNGEN MIT DER FÜNFTEN EBENE

Es gibt viele Propheten wie Moses, die die Fünfte Ebene erreicht haben. Viele haben den sechsten Grad der zweiten Stufe erreicht. Viele dieser Propheten haben ein gutes Leben geführt, wenn du die Energie von Moses besuchst, wird sich diese Energie anders anfühlen als die Energie eines Meisters wie Jesus Christus. (Ich möchte hier noch hinzufügen, dass beide reale Menschen waren.) Einige Menschen verbinden sich mit Propheten aus verschiedenen Zeiten der Geschichte und viele dieser spirituellen Essenzen sind auf einer Stufe der Fünften Ebene. Die Tatsache, dass jemand in der Bibel oder einem anderen spirituellen Text erwähnt wird, bedeutet nicht, dass sie ein Meister sind. Einige der Propheten, über die in der Bibel geschrieben wird, schafften es nie höher als die zweite Stufe der Fünften Ebene.

Ich habe das Gefühl, dass du nie einer spirituellen Energie oder sonst jemanden blind folgen solltest. Das Einzige, dem du folgen solltest, ist die reine Wahrheit des Schöpfers. Es ist gut, jemanden zu bewundern und der Weisheit der Person zuzuhören, aber ohne davon besessen zu werden. Immer, wenn du ein spirituelles Buch liest, frage dich, was im Inhalt der Wahrheit entspricht und was nicht. Sei insbesondere vorsichtig mit gechanneltem Material. Jeder der Informationen aus der Vierten oder Fünften Ebene channelt, filtert die Information durch ein Gehirn der Dritten Ebene, das seine eigenen Überzeugungen hat. Und jedes Channeling, welches eine Botschaft der Angst beinhaltet, ist nicht zum Höchsten und Besten. Die Fünft-Ebene-Wesen sind weit entwickelt, lernen aber noch immer selbst dazu, darum ist nicht alles, was sie sagen oder machen, völlig rein, außer es sind die Wesen vom 33. bis 44. Grad. Wenn du jemanden channeln möchtest, solltest du zum Schöpfer gehen und nach dem Wesen mit dem höchsten und besten Wissen fragen. (Natürlich steht der Schöpfer von Allem was Ist über allen Konzepten von Göttern, Göttinnen, himmlischen Vätern und Müttern, ganz zu schweigen von all den anderen Wesen, mit welchen wir in Kontakt kommen.)

Triff ein Wesen der Fünften Ebene

Diese Übung gibt dir das Urteilsvermögen, zwischen den verschiedenen Arten der Göttlichkeit, welche du möglicherweise während eines Readings antriffst, zu unterscheiden. Es gibt verschiedene Stufen der Göttlichkeit auf der Fünften Ebene und jedes Wesen der Fünften Ebene hat seine eigene Art und Gefühl.

1. Entscheide dich, wen du auf der Fünften Ebene gern sehen möchtest: einen Engel, Gott, Göttin oder spirituellen Lehrer, deine Seelenfamilie oder deinen Rat der Zwölf. Sei nicht überrascht, wenn du ein Teilnehmer deines eigenen Rates bist.
2. Gehe hoch auf die Siebte Ebene der Existenz (Siehe Seite 14 und 15) und gib die Anweisung: *„Schöpfer von Allem was Ist, es ist angewiesen (oder erbittet), mit (Name des Geistes, Gott, Göttin oder Engel) von der Fünften Ebene der Existenz zu sprechen und sie/ihn zu sehen, heute am (Tag, Monat, Jahr, Zeit). Danke. Es ist vollbracht. Es ist vollbracht. Es ist vollbracht."*
3. Visualisiere, wie dein Bewusstsein auf die Fünfte Ebene geschickt wird.
4. Warte, bis das Lichtwesen zu dir kommt. Sprich mit ihm.
5. Wenn du den Kontakt beenden möchtest, reinige dich mit der Siebten-Ebenen-Energie und bleibe mit ihr verbunden.

Zwei der höchsten Aspekte der Göttlichkeit, die ich erfahren habe, sind die Götter Shiva und Parvati. Dies geschah bei meinem ersten Besuch in Indien.

Eine Botschaft der Götter

Als ich zum ersten Mal in Indien war, um zu unterrichten, schien es, als wäre ich bereits einige Male dort gewesen. Ich war schon an vielen Orten in meinem Leben, aber nirgendwo fühlte und schmeckte ich die Spiritualität in der Luft, wie ich es dort tat.

Ich glaube auch, dass Indien das Land mit der längsten Nacht der Welt ist. Es ist, als würde die Nacht ewig dauern und du verlierst dich in der Zeit, während du schläfst. In einer dieser Nächte hatte ich verschiedene Träume, aber das große Finale war, als ich denselben Traum dreimal hintereinander hatte. Ich wachte auf und schlief gleich wieder ein und hatte immer wieder denselben Traum.

In diesem Traum stand ich vor dem Gott Shiva und der Göttin Parvati und war sehr begeistert. Sie strömten die erstaunlichste göttliche Energie aus. Sie nutzten meinen heiligen und meinen normalen Namen, um mich anzusprechen, und sagten: „Liebste Vianna, du bist hier! Wir heißen dich willkommen. Vianna, hier gibt es viele Leute die deine Arbeit mögen werden, aber nicht alle Leute in Indien werden offen sein und akzeptieren, was du unterrichtest."

Ich fragte: „Warum nicht?"

Sie antworteten: „Nicht jeder hier ist bereit voranzuschreiten. Sie sind noch nicht an dem Punkt."

Ich sagte: „Aber wir alle müssen voranschreiten."

Sie antworteten: „Nein, einige Menschen werden es nicht tun."

„Wie geht ihr damit um?" Fragte ich. „Das muss ja sehr frustrierend sein."

Sie sagten einfach: „Sie sind, was sie sind."

„Warum seid ihr gekommen, um mir das zu sagen?"

Mit der freundlichsten und mitfühlendsten Energie sagten sie: „Weil wir sie lieben. Weil sie unsere Kinder sind und wir besorgt um die Kinder der Götter sind. Wir lieben sie alle, aber einige von ihnen sind noch nicht bereit dazu, alles in ihrem Karma zu verändern. Nicht alle von ihnen sind bereit voranzugehen, trotzdem halten wir sie in Ehren."

Im Wissen, dass diese elterliche Liebe dieser Gottheiten sehr wichtig war, verbeugte ich mich höflichst und sie gingen.

Der seltsame Teil des Traumes war, dass die Götter und ich uns kannten, und als sie mir diese Botschaft gaben, war dies nicht mit dem Gefühl von „Du darfst nicht in Indien unterrichten", sondern sie luden mich ein, mit den Menschen zu arbeiten, die bereit waren für die Lehren. Sie waren glücklich, dass die, die bereit waren, ihr Bewusstsein vorwärtsbewegen konnten, um sich von den Fesseln ihres Karmas befreien zu können. Sie mussten mir sagen, dass ich diejenigen respektieren soll, die sich nicht verändern wollen.

Dieser Traum erinnerte mich auch an den himmlischen Vater und die himmlische Mutter, die über die Kinder von Indien wacht.

Am Ende des Traumes sprang Guy aus dem Bett und sagte: „Wer ist da? Ist jemand im Zimmer?"

Ich sagte ihm, dass es nur mein Traum war und wir legten uns beide wieder schlafen.

WESEN DER FÜNFTEN EBENE DER EXISTENZ

Engel

Krieger des Lichts

Erzengel befinden sich auf dem höchsten Grad der zweiten Stufe der Fünften Ebene. Sie sind weder sanft, knuddelig noch flauschig, sondern sie sind Krieger des Lichts. Sie gehen voran, um das Reich des Himmels zu beschützen, und nehmen diese Verantwortung sehr ernst. Sie können ziemlich furchterregend sein.

Einige Heiler sind ebenfalls Kämpfer für die Fünfte Ebene. Einige von uns gehen in den Träumen auf die Astralebene, nur um gegen die bösen Mächte zu kämpfen. Du hast nicht immer Zeit, das Böse zu bekämpfen. Dieser Planet hat einen gerechten Anteil und du befindest dich ständig in einer Art Kampf. Konzentriere dich darauf, die Menschen zu verändern, die bereit dafür sind, und verschwende nicht deine Zeit mit jenen, die die Dunkelheit dem Licht vorziehen.

Schutzengel

Nebst den Erzengeln gibt es auch Engel der Fünften Ebene, die süß und freundlich sind und uns, möglicherweise als Beschützer, betreuen. Ebenfalls gibt es Engel, die noch nie in Kontakt mit dieser Dritten Ebene gekommen sind.

Schutzengel umfassen eine weite Spanne an Wesen. Es können Lichtwesen von der Fünften Ebene sein, geliebte Menschen, die weitergegangen sind, Vorfahren unsere DNA und Tiertotems. Sie können sich auch als Feen oder Naturgeister manifestieren. Wir können viele Schutzengel haben, die über uns wachen oder auch nur einen. Haben wir einen spirituellen Übergang, wie durch eine Nahtoderfahrung oder ein anderes Erlebnis, welches spirituelles Wachstum auslöst, werden neue, erfahrenere Schutzengel ernannt, uns durchs Leben zu helfen.

Einige von uns waren selbst schon Engel. Wenn du das Gefühl hast, du warst ein Engel und kamst nun in diesen menschlichen Körper, dann stimmt das wahrscheinlich. Wenn du zu einer anderen Zeit und an einem anderen Ort ein Engel gewesen bist, hast du Gaben geerbt, die noch nicht erforscht wurden.

Ein Schutzengel der Vierten Ebene ist anders als ein Engel des Lichts der Fünften Ebene, wie zum Beispiel ein Erzengel. Ein Lichtwesen der Fünften Ebene ist viel mächtiger. Ein Schutzengel oder Geistführer der Vierten Ebene hat noch immer viel zu lernen und ein Teil ihres Wachstumsprozesses ist es, über ihre Familie der Vierten Ebene zu wachen.

Ich machte einmal ein Reading bei einer Frau, die mit ihrem kürzlich verstorbenen Ehemann sprechen wollte. Ich verließ meinem Raum und rief ihn herbei, aber er kam nicht. Ich versuchte es weiter und schließlich kam er in ihren Raum und war sehr schroff mit mir.

„Was willst du?“, fragte er mich. Dann zeigte er auf seine Frau und sagte: „Was will sie? Ich bin sehr beschäftigt!“

Ich sagte der Dame, dass ich ihn kontaktiert habe, und sie fragte: „Wo ist er?“

Er sagte mir: „Ich bin ein Schutzengel eines kleinen Mädchens in einer Stadt in Kalifornien und wache über sie.“

Er sagte mir den Namen der kleinen Stadt und den Namen des Mädchens. Ich gab dies der Dame weiter und sie bestätigte, dass ihr Mann in dieser Stadt gestorben sei. Später erzählte sie mir, dass das Reading sie motiviert hätte, aktiver in ihrem Leben zu werden, und sie fing, in einem Hospiz zu arbeiten. Später ging sie in diese Stadt in Kalifornien und fand dieses junge Mädchen. Für mich war dies die Bestätigung, dass wir niemals allein sind – jemand wacht immer über uns.

Schicke einen Engel zum Schutz

Als Übung, wie du die Energien der Fünften Ebene nutzt, kannst du einer anderen Person einen Engel zum Schutz oder zur Führung schicken. Geschickt aus der Siebten Ebene werden die Engel die Person einfach beschützen und sich nicht in das Drama von Gut und Böse einmischen.

Erforderliche Tugenden: Tapferkeit, Glaube, Vergebung und Hoffnung.

1. Gehe hoch auf die Siebte Ebene der Existenz (Siehe Seite 14 und 15) und gib die Anweisung: *„Schöpfer von Allem was Ist, es ist angewiesen (oder es ist erbittet), dass ein Schutzengel von der zweiten Stufe der Fünften Ebene (Name der Person) beschützt. Danke. Es ist vollbracht. Es ist vollbracht. Es ist vollbracht."*
2. Gehe auf die Fünfte Ebene und bezeuge, wie ein Engel zu der nahestehenden Person geschickt wird.
3. Sobald der Engel geschickt wurde, reinige dich mit der Siebten-Ebenen-Energie und bleibe mit ihr verbunden.

Meister der Fünften Ebene

Als spirituelle Essenz schwingen wir auf verschiedenen Frequenzen. Es ist unsere Fähigkeit, diese Frequenzen, welche die Dritte von der Fünften Ebene unterscheidet, zu biegen. Die Meister der Fünften Ebene sind erleuchtete Wesen, die gelernt haben, die Zeit, Materie und subatomare Partikel zu biegen. Sie können wundervolle Dinge vollbringen, weil sie gelernt haben, dass ihre spirituelle Essenz nicht getrennt vom Schöpfer ist. Sie haben gelernt, ihren physischen, mentalen, emotionalen und spirituellen Körper zu regenerieren.

Wir werden Meister, wenn wir eine bestimmte Schwingung erreichen. Wenn wir an dem Punkt alles gelernt haben, was wir aus der Dritten Ebene der Existenz lernen mussten, dann wird unser Lernprozess auf der Fünften Ebene weitergehen und wir können auf einer der Stufen verweilen.

Diese Stufe hängt von der Schwingung, die wir auf der Dritten Ebene erreicht haben, ab.

Hohe Meister der Fünften Ebene bestehen aus Energie – reiner Energie. Sie haben gelernt, ihre Gedanken auf eine Art zu kontrollieren, dass sie für uns wie Götter erscheinen. Sie sind weiterentwickelt als wir in unserem gegenwärtigen Zustand, aber sie haben Ähnlichkeiten.

Hohe Meister der Fünften Ebene können sich zu solider Materie verändern und dann wieder zu spiritueller Energie. Sie können sich in ihrer geistigen Form durch die Dimensionen bewegen. Wenn Engel und andere jenseitige Wesen in einem Raum erscheinen und wieder verschwinden, reisen sie interdimensional. Geschieht dies, wird durch die Energie, die erzeugt wird, ein Lichtblitz gebildet.

Multidimensionale Fünft-Ebene-Wesen, bekannt als Lichtwesen, haben gelernt, die reine Energie der Liebe zu nutzen, um neue Welten zu erschaffen. Wenn ich davon spreche, eine Welt zu erschaffen, beziehe ich mich nicht auf Erdumformung, was einige Alienrassen zur Besiedelung von Planeten tun, sondern das spontane Erschaffen ganzer Planeten, so wie auch die Lebensformen auf ihnen.

Ein Meister ist fähig, Welten zu erschaffen, wenn er den 33. Grad der Fünften Ebene erreicht hat. Auf dieser Ebene sind sie voller Liebe und Verständnis. Sie wurden ein Christus oder Buddha. Die Angst vom Kampf Böse gegen Gut ist verschwunden. Sie haben alle Tugenden gemeistert und gelernt, die Gesetze in Multiuniversen mit ihren Gedanken zu biegen. Sie sind dazu in der Lage, Lebensformen zwischen den Welten in diesem Universum und anderen Dimensionen zu bewegen.

Mein himmlischer Vater ist zum Beispiel ein hoher Meister, der Energien biegen kann und Welten erschafft. Dreiunddreißig Wesen auf dem 33. Grad sind der Anfang der hohen Meister, die Welten und Leben erschaffen.

Die Höchsten der Meister sind jedoch die des 44. Grads. Wenn jemand sagt (was manchmal vorkommt), dass es acht oder zehn Ebenen gibt, dann beziehen sie sich auf diese Grade der Fünften Ebene und verwechseln sie mit der Essenz, die darüber hinausgeht, mit der Siebten Ebene der Existenz. Die Siebte Ebene ist jedoch die Ebene des Schöpfers von Allem was Ist.

Kinder der Meister

Jede Stufe der Fünften Ebene beinhaltet eine Vielfalt von erleuchteten Wesen. Die ersten Grade der Fünften Ebene sind Orte, aus welchen die Kinder der Meister stammen. Sie werden auf der Vierten Ebene aufgezogen, die wie eine Vorschule fungiert. Dann werden sie auf die Erste, Zweite und Dritte Ebene geschickt, um erwachsen zu werden. Einige ihrer Eltern gehen mit ihnen, um ihnen zu helfen.

Kinder der Meister lernen, ihre Gedanken zu filtern, und erreichen Tugenden in jedem Leben auf den niederen Ebenen. Sie lernen, dass negative Gedanken sie zurückhalten. Und hier auf der Dritten Ebene lernen sie zu lieben. Es gibt viele verschiedene Arten, die Liebe zu lernen, dies beinhaltet Vaterliebe, Mutterliebe, die Liebe eines Freundes, aber allem voran kommt die Liebe zu Gott, die Selbstliebe und die Liebe in einer Partnerschaft. Einen Partner vollständig zu lieben, ist Teil der Tugend Vertrauen.

Kinder der Meister lernen die ganze Zeit, aber es ist keine Überraschung zu erfahren, dass sich der Planet Erde nicht so entwickelt, wie er sich entwickeln sollte. Darum sind aufgestiegene Meister der Fünften Ebene hierhergekommen, um ihren Kindern beizubringen, einander zu lieben.

Aufgestiegene Meister

Schon immer wachten die Meister über ihre Kinder auf der Dritten Ebene. Bis zum Jahr 1995 war es ihnen jedoch nur erlaubt, ihnen zu zeigen, was zu tun ist, aber es war ihnen untersagt, sich direkt einzumischen. Zu dieser Zeit wurden sie „Die Wächter" genannt. Während sie zuschauten, wie sich ihre Kinder hier auf der Erde entwickeln, haben sie zwei Möglichkeiten für die Zukunft vorhergesagt. Die eine war, dass die Erde bereit zum Aufstieg in eine höhere Schwingung sei, jedoch hinter dem Zeitplan her hinge. Die andere war, dass die Erde Gefahr läuft, vollständig zu kollabieren, außer wenn Veränderungen im Bewusstsein der Kinder gemacht werden können.

Die Eltern der Fünften Ebene waren ein bisschen besorgt und es gab eine Abstimmung durch die hohen Meister, ob der Planet zerstört wird und noch mal von Neuem begonnen wird, oder ob er vor der Selbstzerstörung bewahrt wird. Einige der Meister wollten neu anfangen und die Seelen ihrer Kinder woanders hinbringen. Andere Meister hingegen setzten sich für unsere Welt ein. Sie sagten: „Dies sind unsere Kinder, unsere Brüder und Schwestern! Sie werden am Boden zerstört sein, wenn wir alles erneut auf Anfang setzen. Sie brauchen einfach nur etwas Hilfe. Wir gehen zu ihnen und helfen ihnen, wenn ihr uns etwas Zeit gebt. Wenn sie wissen, wer sie wirklich sind, werden sie es sicher besser machen."

Es wurde abgemacht, dass eine Rettungsmission durch Aufgestiegene Meister auf die Erde geschickt wird.

Als die Rettungsmission zur Erde kam, stellten sie fest, dass ihre Schwingung so hoch war, dass sie nicht lange genug auf dem Planeten bleiben konnten, um die nötigen Veränderungen durchzuführen.

Darum zog eine Zweite Gruppe los. Diese Meister kamen durch ein spirituelles Portal, um als Babys geboren zu werden und in einem menschlichen Körper aufzuwachsen. Auf diese Art können sie lange genug auf der Erde bleiben, um die nötigen Veränderungen zu vollziehen. Sie sind nun hier. Allerdings kamen sie auch schon in früheren Zeiten der menschlichen Geschichte, auch wurde mir gesagt, dass noch nie zuvor so viele Meister auf einmal hier sind wie jetzt. Sie sind auf der Mission, die Menschheit zu retten.

Was bekommen diese Meister von dieser selbstlosen Handlung? Selbst ein Meister, der als Tutor gekommen ist, ist hier, um zusätzliche Tugenden zu lernen. So viele Meister machen zurzeit menschliche Inkarnationen auf der Erde, durch die die Energie der Fünften Ebene nahe mit der Dritten Ebene verflochten wird.

Diese zweite Gruppe von Meistern setzt sich aus Eltern und älteren Brüdern und Schwestern der Kinder der Erde zusammen. Um hier sein zu können, müssen sie die zweite oder dritte Stufe der Fünften Ebene erreicht haben.

Diese Wesen der Fünften Ebene sind noch immer Meister, auch wenn sie einen Körper der Dritten Ebene bewohnen. Diese Welt kann schwierig für sie sein, weil sie sich erinnern müssen, wer sie sind und warum sie hierhergekommen sind, ganz zu schweigen von all den anderen Anpassungen, die sie vollziehen müssen, um hierbleiben zu können. Ein menschlicher Körper hat eine Schwingung, die von der Schwingung, die sie sich in der Fünften Ebene gewöhnt sind, stark abweicht. Ein Wesen der Fünften Ebene in einen Körper zu stecken, ist wie wenn wir eine enorme Menge Energie in eine kleine Flasche stecken möchten. Es ist ein enges Anpassen.

Diese Fünft-Ebenen-Wesen haben eine so hohe Schwingung, dass sie manchmal kränklich geboren werden. Der menschliche Körper hält mit den Informationen des Geistes des Meisters und der Schwingung der Seelenenergie nicht stand. Sich anzupassen braucht etwas Zeit. Wenn der Meister vorsichtig mit dem Körper, den er bewohnt, umgeht, können Krankheiten vermieden werden. Diese Kinder bekämpfen, während sie aufwachsen, möglicherweise die DNA in ihnen. Sie werden Geister sehen, eine instinktive Verbindung zum Schöpfer haben und fühlen sich wie ein Fremder in einem fremden Land.

Sie werden glauben, dass die Welt ein grausamer und unbarmherziger Platz ist, der manchmal aus dem Gleichgewicht gerät. Dies liegt daran, dass die Erinnerung an den Ort, woher sie kamen, tief in ihnen verwurzelt ist.

Im Schlaf haben sie außerkörperliche Erfahrungen und erreichen Ziele auf der Fünften Ebene. Darum haben viele Heiler träume, dass sie im Schlaf Menschen Heilen oder sich mit dem Rat der Zwölf treffen. Da Theta eine Schlafwelle ist, nutzt ein ThetaHealer diese Zeit für das, was ich „Nachtarbeit" nenne. Menschen, die bereits Nachtarbeit gemacht haben, wissen genau, wovon ich spreche. Sie erinnern sich an Träume, an astrale Reisen und haben viele Erinnerungen an vergangene Leben. Diese Erinnerungen und Erfahrungen können von vielen verschiedenen Quellen stammen.

Du weißt, dass du ein Aufgestiegener Meister bist, der hier ist, um andere zu unterrichten, wenn du mit dem Verlangen, anderen zu helfen, geboren wurdest, und das Gefühl hast, das wiederholen zu müssen, was du zuvor schon getan hast. Dieses Gefühl macht dich möglicherweise etwas selbstkritisch, darum ist es wichtig, dass du es nicht überanalysierst. Du denkst möglicherweise auch: *Es muss ein Fehler sein, dass ich hier auf dieser Welt bin. Die Menschen hier sind lasterhaft und gemein.* Trotzdem liebst du sie und hast keine Ahnung, warum, weil Menschen sicherlich sonderbare Kreaturen sind. Dennoch fühlst du dich verpflichtet, ihnen zu helfen. Du hörst möglicherweise auch Aussagen wie: „Wir müssen die Erde retten, bevor sie sich zerstört“ oder „Als wir das letzte Mal hier waren, haben wir uns selbst zerstört und wir sind hier, um die Vergangenheit zu verändern.“

Du befindest dich auf einer Mission. Als multidimensionales Wesen machst du im Schlaf „Nachtarbeit“. Du möchtest den Planeten heilen und ermutigst Menschen, einander zu helfen. Du hast die Fähigkeit zu lieben, auch wenn dir als Kind keine Liebe gegeben wurde. Du fühlst dich verpflichtet Menschen zu erwecken.

DIE ERWECKUNG

Viele Menschen auf diesem Planeten haben eine blasse Erinnerung an die Zeit, als sie auf der Fünften Ebene der Existenz als Meister und Kinder der Meister gelebt haben. Die Kinder der Meister erinnern sich nicht so klar an diese Erfahrung wie die Meister. Sie müssen zu ihrem Seelenpotential erweckt werden.

Ich wurde beschuldigt, nur das Gute in den Menschen zu sehen, und mir wurde gesagt, dass mein Optimismus in Bezug auf die menschliche Rasse naiv sei. Wenn du die Menschen jedoch so sehen könntest, wie ich es tue, wärst du erstaunt. Ich sehe sie aus der Perspektive ihres Seelenpotenzials, ihres göttlichen Selbst. Sobald du die Menschen aus dieser Perspektive wahrnimmst, wirst du verstehen, dass die meisten von uns noch nicht mal begonnen haben, ihr Potenzial zu erkennen. Wir haben keine Vorstellung davon, was unsere Seele der Welt bieten kann.

In den meisten Fällen, erwachen die Meister, die auf die Dritte Ebene kommen, auf natürliche Weise zu ihrem Potenzial. Sie haben Träume, dass sie durch Raum und Zeit fliegen, und Erinnerungen an erstaunliche Dinge, die sie einst machen konnten.

Das Erste, was ein erweckter Meister macht, ist seine spirituelle DNA zu erwecken, wie bei der DNA-Aktivierung. Ein Meister aktiviert seine eigene DNA instinktiv, erinnert sich, wie er Heilungen macht, und ist, von Zeit zu Zeit, entmutigt durch die Beschränkungen dieser Ebene. Sie sehen, was in der Welt passiert, und wollen einfach nur nach Hause gehen, weil sie auf einer Ebene wissen, dass es einen Ort gibt, der viel freundlicher als dieser ist. In den Seminaren, die ich unterrichte, ist ein immer wiederkehrendes Thema meiner Studenten: „Ich will einfach nach Hause gehen.“ Das liegt daran, dass sie auf der Seelenebene großes Heimweh nach der Fünften Ebene haben.

Die Mission der erweckten Meister ist selbstverständlich, ihre Kinder zu erwecken. Wenn tausend Menschen in einem Land erweckt werden würden, würde sich der Verlauf der Geschichte dauerhaft ändern. Wenn nur hundert Menschen pro Land erweckt werden können, könnte die Welt gerettet werden.

Vor fünf Jahren standen unsere Chancen, die Selbstzerstörung zu überleben, nur bei 50:50. Nun nehme ich wahr, dass wir eine 65-prozentige Chance auf Erfolg haben. Dies bedeutet nicht, dass die weitere Veränderung einfach sein wird. Ich weiß, dass noch immer allerlei bizarre Dinge auf der Welt geschehen. Es gibt jedoch auch positive Veränderungen, da sich das Gruppenbewusstsein zum Besseren verändert. Nur ein kleiner Prozentsatz des Planeten muss erweckt werden, um das Gruppenbewusstsein anzuheben. Diese Erweckung ist der nächste Schritt in unserer spirituellen Evolution auf diesem Planeten.

Zurzeit sind ca. vier Prozent der Weltbevölkerung aufgestiegene Meister. Die Anzahl der Meister, die sich dessen bewusst sind, ist jedoch bedeutend geringer.

Meister der Fünften Ebene kommen in Gruppen hierher, mit einem Leiter, der sie erweckt. Sobald sie erweckt sind, unterrichten sie die Kinder der Meister. Wenn sie alle Kinder ausgebildet haben, werden elf Prozent der Weltbevölkerung erweckte Meister sein. Während der Planet sich entwickelt, entwickeln sich auch die erweckten Meister.

Es ist leicht, den Unterschied zwischen einem Meister der Fünften Ebene und eines ihrer Kinder, das in einem menschlichen Körper wohnt, zu erkennen. Im Seminarraum und im Aufbau des täglichen Lebens ist dies sehr offensichtlich. Ein Meister der Fünften Ebene ist fähig, die Sichtweise einer anderen Person anzuhören, während ein Kind eines Meisters diese Fähigkeit nicht hat. Ein Meister teilt seine Ideen mit und erkennt die Wahrheit, wenn er sie sieht, wohingegen ein Kind eines Meisters argumentativ und schwierig zu unterrichten ist. (Dies ist der eine Grund, warum so viel spirituelle Informationen plagiiert wird.)

Ein Meister auf der anderen Seite zeigt seinem Lehrer gegenüber immer Liebe und Respekt.

Meister können auf dieser Ebene ihre Kinder nicht dazu zwingen zuzuhören. Sie können lediglich geduldig sein und sie lieben.

Darum wurden uns Werkzeuge wie die Glaubens- und Gefühlsarbeit und die Arbeit mit Tugenden gegeben, um sowohl aufgestiegene Meister als auch die Kinder der Meister zu erwecken. Diese Erweckung wird es uns ermöglichen, das Schicksal der Welt zu verändern. Dies ist Teil unseres göttlichen Zeitplans, unserer Mission im Leben – unserem Lebensweg.

Deswegen sind wir hierhergekommen. Wir wurden aus einem Grund hier in einer dreidimensionalen Welt platziert. Es ist, als hätte jemand ein Videospiel für uns erschaffen, und wenn wir dieses Videospiel spielen, sind wir der Charakter. Der größere Teil von uns sitzt jedoch außerhalb des Videospiels. Unser Geist fokussiert sich darauf, aber unsere Seele sitzt außerhalb davon.

Ich erinnere mich, als meine Enkelin Jena ein kleines Mädchen war, glaubte sie an eine höhere Macht und dass alles verändert werden kann. Sie schien die Erwachsenen rund um sie herum zu beobachten, wie eine Weise ihre Studenten. Als sie älter wurde, begann sie die dritte Ebene Nahrung körperlich und auf Bewusstseinsebene aufzunehmen. Ihre Hormone fingen ebenfalls an sich einzumischen und wenn dies bei einer jungen Person passiert, kann sie die Sicht ihrer vergangenen Erfahrungen und ihre spirituelle Kraft für eine Weile verlieren. Einige Menschen haben später in ihrem Leben ein Wiedererwachen und fordern die Macht ihrer Seele ein. Die häufigsten Jahre der Erweckung scheinen 27, 31, 34, 37, 41 und 42 zu sein. Andere Menschen müssen gar nicht erweckt werden – sie wissen bereits ihr ganzes Leben lang, wer sie sind.

Viele junge Menschen werden heutzutage von Drogen und Alkohol angezogen, weil sie zu intuitiv sind, versuchen sie dies auszuschalten. Darum ist es so wichtig, diese begabten Kinder darin zu unterrichten, mit ihren intuitiven Fähigkeiten umzugehen. Mit dem richtigen Training können die jungen Leute diese schwierige Zeit vermeiden und dieses Problem lösen.

Wir alle wurden hierher gebracht, um zu lernen, und wir lernen durch die Dualität. Wir lernen zu lieben. Wir lernen, Ängste zu überwinden.

Wir lernen alle Gefühle in ihrer rohen Form. Wir lernen, die richtigen Entscheidungen zu treffen. Wir lernen, unsere Gedanken zu fokussieren mit dem freien Willen als unser Führer, erreichen Tugenden und arbeiten mit den Gesetzen. Sobald wir damit beginnen, machen wir unseren Schulabschluss.

Im Prinzip müssen wir lernen, uns nicht mehr gegenseitig zu töten. Dies wäre eine nette Veränderung. Die Erde sollte mittlerweile weiterentwickelt sein.

Fünfte-Ebene-Seele, Dritte-Ebene-Körper

Sobald du erkennst, dass du ein Wesen der Fünften-Ebene bist, möchte deine Seele möglicherweise, dorthin zurückgehen, wo die Energie passender für sie ist. Viele von uns befinden sich in einem ständigen Kampf zwischen dem Hierbleiben und Nachhausegehen. Aber die Wahrheit ist, dass wir stattdessen eine Ebene des Meisterns erreichen können, in welcher wir nicht altern oder sterben müssen und uns zwischen der Dritten und Fünften Ebene der Existenz hin und her bewegen können.

Dies erreichen wir, indem wir die drei Kundalini-Öffnungen erreichen, ohne durch diese Erfahrung zu sterben. Wenn wir dann auf die Fünfte Ebene zurückkehren, gehen wir an einen höheren Ort.

Die Kundalini-Öffnungen

- Die erste Kundalini-Öffnung ist an der Basis der Wirbelsäule.

  Diese Öffnung ist für die Erweckung. Die intuitiven Fähigkeiten einer Person werden geweckt. Geschieht dies zu schnell, sind viele Menschen davon überwältigt. Deshalb sollte dies im Theta-Zustand stattfinden. Dies kannst du machen, indem du dich mit der Siebten Ebene verbindest und manifestierst. So kann der Prozess schrittweise erfolgen. Die DNA-Aktivierung kann diesem Prozess ebenfalls helfen.

- Die zweite Kundalini-Öffnung beginnt im Herzen.

  Mit dieser Öffnung kennt eine Person die wahre bedingungslose Liebe und hat die Fähigkeit, Kummer zu bewältigen. Ebenso hat sie die Fähigkeit, das Leben anderer zu verändern.

- Die dritte und letzte Kundalini-Öffnung beim Kronenchakra in der Zirbeldrüse.

  Dies gibt der Person die reine Essenz, die ihre Aura-Farbe in Weiß verändert. Mit dieser Öffnung erkennst du, dass du in einer Illusion lebst und bewusst mit reinen Gedanken erschaffen kannst.

  In der Vergangenheit bedeutete diese Öffnung, dass die Person den dreidimensionalen Körper nicht mehr länger aufrechterhalten wollte und zu sterben wählte, um auf die Fünfte Ebene aufzusteigen. Sie hatte alle Tugenden erreicht und es gab keinen Grund mehr, das Spiel des Lebens weiterzuführen. Allerdings ist es jetzt möglich, im Spiel des Lebens zu bleiben, wenn du dies wählst.

DEIN HEILIGER NAME DER FÜNFTEN EBENE

Auf der Fünften Ebene hast du eine bestimmte Schwingung. Dein heiliger Name der Fünften Ebene umfasst dein gesamtes Wesen und hält die höchsten Aspekte deiner Seelenenergie.

Du solltest wissen, dass er dir ermöglicht, Heilungen effizienter auszuführen. Zum Beispiel sage ich zum Schöpfer: „Schöpfer, ich bin es Vianna (und meinen heiligen Namen) und ich hätte gern eine Heilung für diese Person."

Dein heiliger Name der Fünften Ebene ist nicht ein Name eines vergangenen Lebens – ich kann euch garantieren, dass es nicht etwas wie „Kleopatra" oder „Julius Cäsar" ist. Dies waren sehr beliebte Namen in vergangenen Leben, wie auch „Jesus". Wenn Menschen zu mir kommen und mir sagen, dass sie in einem vergangenen Leben Jesus Christus waren, frage ich sie, ob sie in Mexiko oder einem anderen südländischen Land lebten, in denen Menschen ihre Kinder gerne Jesus nannten. Ich frage dies: „Welcher Jesus warst du?"

Versteht mich nicht falsch, es ist möglich, dass jemand genetisch mit dem einzig wahren Jesus Christus verwandt war (er hatte Brüder und Schwestern und möglicherweise auch Kinder). Dies könnte die Erinnerungen und Gefühle, die sie haben, erklären. Es kann aber verschiedene Gründe dafür geben, warum sie diese Erfahrungen haben.

Einer mag sein, dass wenn du Menschen bedingungslos liebst, liebst du sie mit deinem höheren Selbst und dies bedeutet, dass du den Stand von Christus erreichst, das heißt, du bist vollständig mit Gott verbunden. Wenn du eine gewisse Stufe auf der Fünften Ebene erreichst und du eine Mutter bist, die ihre Kinder bedingungslos liebt, erreichst du den Stand von Maria. Diese Namen werden jedoch nicht dein heiliger Name sein. Um ihn zu entdecken, gehe hoch und frage den Schöpfer.

Dein Heiliger Name der Fünften Ebene

Wie lautet dein heiliger Name der Fünften Ebene der Existenz?

1. Gehe hoch auf die Siebte Ebene der Existenz (Siehe Seite 14 und 15) und gib die Anweisung: *„Schöpfer von Allem was Ist, es ist angewiesen (oder erbittet), dass ich meinen heiligen Namen der Fünften Ebene der Existenz kenne. Danke. Es ist vollbracht. Es ist vollbracht. Es ist vollbracht."*

2. Visualisiere, wie dein Bewusstsein auf die Fünfte Ebene geschickt wird.

3. Warte, bis die Schwingung deines Heiligen Namens zu dir kommt.

4. Wenn du wählst, den Kontakt zu beenden, trenne die Verbindung, indem du dich mit der Siebten-Ebenen-Energie reinigest und bleibe mit ihr verbunden.

ZEIT UND RAUM

Raumfahrt auf den Schwingen der Gedanken

Es gibt vier und fünfdimensionale Welten mit Zivilisationen, die gelernt haben, wie sie durch Zeit, Raum und Dimensionen reisen. Es gibt ebenfalls dreidimensionale Rassen, die gelernt haben, über weite Distanzen zu reisen, indem sie den Raum falten. In unserer eigenen Zukunft, genau wie auf den Welten, wird Raumfahrt gemacht werden, indem die Zeit gebogen wird.

Eine fortgeschrittene Art der Raumfahrt ist, fokussierte Gedanken zu schicken. Der menschliche Geist ist unglaublich weitreichend und hat Fähigkeiten, die wir noch immer nicht vollständig verstehen. Sobald wir das ganze Ausmaß unserer Möglichkeiten verstehen, wird unser Geist sich vollständig mit unserer Seele integrieren und wir werden in der Lage sein, uns ohne mechanische Hilfsmittel durchs Universum zu bewegen.

Um dieses Konzept besser erklären zu können, könnten wir sagen, dass der *Geist* im Körper ist, die *Seele* jedoch multidimensional ist und die Fähigkeit besitzt, weite Distanzen zu reisen und grenzenlose Erfahrungen zu machen. Unsere Seelenenergie ist die Energie, die nach dem Tod weiterexistiert, und das bedeutet, dass sie zur Fünften-Ebenen-Energie wird. Reist ein Wesen der Fünften Ebene zwischen den Dimensionen vor und zurück, so benötigt dies viel Energie. Deshalb erscheint ein Wesen der Fünften Ebene von leuchtender Energie umgeben zu sein.

Diese Theorie ist außerhalb der Komfortzone vieler Menschen. Viele meiner Studenten reagieren mit Unglaube, Ärger oder Angst- wenn sie damit konfrontiert werden. Ich glaube, dass diese Gefühle zum Teil erschaffen werden, um uns in unserer Situation hier zu halten. Was wäre, wenn du deine Gendanken fokussieren könntest und unmittelbar auf ein Gesetz des Universums zugreifen könntest, um sofortige Veränderungen zu erschaffen? Was wäre, wenn du dich erinnern könntest, wie du als aufgestiegener Meister die Zeit biegen kannst?

Zeit und der Aufgestiegene Meister

Im miterschaffenden Prozess von ThetaHealing existiert keine Zeit. Dies liegt daran, dass sich Gendanken schneller als Lichtgeschwindigkeit bewegen und indem sie dies tun, können sie das Raum-Zeit-Kontinuum biegen. Jedes Mal, wenn du dein Bewusstsein durch die Ebenen der Existenz schickst, vollbringst du eine Art von dimensionaler Zeitreisen mit Theta-Gehirnwellen.

Da du ein interdimensionales Wesen bist, welches eine dreidimensionale Erfahrung macht und es so etwas wie Zeit nicht gibt, was lässt dich glauben, dass dieses Leben die einzige Erfahrung ist, die du hast? Möglicherweise lebst du viele Leben auf einmal zu verschiedenen Zeiten in der Geschichte oder auch zu verschiedenen Zeiten und an verschiedenen Orten im Universum.

Ich weiß zum Beispiel, dass ich in einem menschlichen Körper bin, kann mich aber selbst in einen Bewusstseinszustand versetzen, sodass ich eines meiner vergangenen Leben nahezu erleben kann. Die nächste Erkenntnis ist das Bewusstsein, dass sich meine Seele in anderen Zeiten und Orten befindet und mehrfache Lebenserfahrungen macht. Zu dieser Erkenntnis komme ich, indem ich mich mit diesen multiplen Leben verbinde und diesen Bewusstseinszustand aufrechterhalte. So kann ich mir dessen bewusst sein.

Das Gesetz der Zeit biegen

Wenn wir das Gesetz der Zeit beeinflussen, erinnere dich, dass wir es nur biegen. Wir verändern es nicht für den ganzen Planeten, nur für unsere kleine Welt. Angenommen, zwei von uns fahren am Morgen in zwei verschiedenen Autos zur Arbeit und nehmen denselben Weg. Wenn ich die Zeit biege, um zur Arbeit zu fahren, brauche ich möglicherweise 38 Minuten, die andere Person vielleicht 45 Minuten. Ich biege die Zeit für mich selbst und nicht für alle anderen. Ich teile diesen Planeten mit Milliarden anderen Seelen, die einen freien Willen haben, und es ist mir nicht erlaubt, das Gesetz einer ultimativen Wahrheit zu verändern. Vergiss nicht, die schnellste Art, deine Gabe des Heilens zu verlieren, ist, zu leugnen, dass es einen Gott gibt, und in den freien Willen einer Person einzugreifen.

Wenn wir die Fähigkeit, die Zeit zu biegen, auf einer spirituellen Ebene erreicht haben, können wir „Phasensprünge" in die Vergangenheit machen, um eine neue „Gegenwart" zu erschaffen, und damit die Zukunft verändern. Ich glaube, dass ein Teil von mir in der Zukunft ist und schaut, was ich jetzt mache. Ich weiss dies, weil ich mich an Dinge erinnern kann, die passieren, bevor sie geschehen sind.

Wenn wir bestätigen können, dass etwas passiert, bevor es geschieht, bestätigt dies auch, dass unser Geist durch das Reich der Gegenwart, Vergangenheit und Zukunft vor und zurückgeht, um die Zukunft zu erschaffen.

Menschen fragen mich: „Wie kann die Vergangenheit und die Zukunft gleichzeitig stattfinden, wenn ich im Jetzt lebe? Wie kann ich immer noch die Zukunft und die Vergangenheit sehen? Wie funktioniert das?"

Meine Antwort darauf sind zwei Fragen: „Wie kannst du Menschen sagen, dass es ihnen besser gehen wird, ohne in der Zukunft zu sehen, dass es ihnen besser geht? Wie kannst du eine Heilung machen, wenn du glaubst, dass du die Zukunft nicht beeinflussen kannst?“

Wenn wir dem Körper einer Person sagen, es soll ihm besser gehen (und offensichtlich ist das, das Resultat, was sie sich wünschen), beabsichtige ich, dass wir unsere eigene Realität erschaffen, und zu einem gewissen Maß können wir es sehen, bevor es passiert.

Vorhersagen der Zukunft

Wenn wir in die Zukunft blicken, schaffen unsere Ängste, was wir sehen, oder machen wir die Vorhersage frei von Ängsten und von unseren Glaubensstrukturen? Dabei gibt es einen großen Unterschied. Ich habe zum Beispiel einer meiner Freundinnen zugeschaut, wie sie eine Situation erschaffen hat, damit ihr Ehemann sie möglicherweise verlassen würde. Ihre Ängste waren so stark, dass sie diese Situation in die Realität manifestierte. Ich glaube, dass es bei Seelenpartnern auch so ist. Viele von uns haben die Angst, niemals ihren Seelenpartner zu treffen.

Schlussendlich kommt es nicht darauf an, ob das, was passiert, eine Vorhersage oder eine Manifestation ist, solange das Resultat vorteilhaft für dich ist. Allerdings gibt es Situationen, in welchen es hilfreich ist, den Unterschied dieser beiden zu erkennen. Wichtig ist, daran zu glauben, dass die Zukunft nicht festgeschrieben steht und verändert werden kann. Es ist auch gut zu wissen, dass du dich möglicherweise selbst davon abhältst, deine Zukunft zu sehen und zu erschaffen, wenn du diese Angst der anderen akzeptierst, wie die nachfolgende Geschichte beschreibt.

Ich traf einmal eine junge Frau, die Kinder haben wollte. Sie ging zu einem Medium und fragte danach und ihr wurde gesagt, dass sie nie welche haben wird. Als sie für ein Reading zu mir kam, sagte ich zu ihr: „Das ist jetzt richtig lustig, denn ich sehe dich in der Zukunft mit drei Kindern.“

Sie sagte: „Oh nein, ich kann körperlich keine Kinder bekommen.“

Die Zeit verging und ich traf sie wieder. Sie erzählte mir, dass sie nun drei Kinder habe.

Offensichtlich hatte das Medium ihre größten Ängste gesehen und diese im Reading als wahre Information projiziert. Dies ist der Unterschied zwischen einem Reading des Dritten Auges und dem Reading, bei welchem du aus dem Kronenchakra bis hin zur Siebten Ebene der Existenz gehst.

Die Zukunft lesen und sich an die Zukunft erinnern

In ThetaHealing lehren wir zwei Arten, die Zukunft zu sehen: Die Zukunft lesen und sich an die Zukunft erinnern.

Die Zukunft zu lesen ist lediglich die wahrscheinlichste Zukunft vorherzusagen. An der Oberfläche erschaffen wir alle unsere eigene Zukunft mit unseren Gedanken und Handlungen. Jeder von uns webt sein eigenes Muster, ein Mosaik, das unser Leben repräsentiert. Diese Handlungen können durch den freien Willen verändert werden. Bei den meisten Menschen ist die Zukunft jedoch vorhersehbar, weil sie nicht wissen, wie sie ihren Lebensstil und ihre Lebensmuster, die sie an das, was manche Menschen „Schicksal" nennen, bindet, verändern.

Sobald eine Person die Erkenntnis erreicht, dass sie nicht an ein Schicksal gebunden sind, gibt es üblicherweise mehrere Möglichkeiten in ihrer Zukunft. Das Leben hat unendliche Möglichkeiten und die Zukunft kann immer durch kleine Handlungen zur richtigen Zeit und auf die richtige Weise verändert werden. Dies legt die Verantwortung für die Zukunft in die Hände des Einzelnen.

Ein guter Reader kann das wahrscheinlichste Resultat in der Zukunft einer Person vorhersagen, die Kraft des freien Willen eines jeden kann jedoch das Schicksal und die Zeit biegen im Spielraum des göttlichen Zeitplans, der Seelenmission in diesem Leben.

Die nachfolgende Geschichte berichtet darüber, wie ich zu einigen dieser Erkenntnisse gekommen bin.

In der Nacht, bevor ich von einem Seminar in Neuseeland nach Hause reiste, hatte ich plötzlich das Gefühl, dass ich hochgehen sollte, um zu überprüfen, wie die Reise in der nahen Zukunft sein wird. Ich sah, dass wir uns aus irgendeinem Grund verspäten würden und ich in Salt Lake City übernachten müsste und keine Sachen zum Wechseln dabeihätte.

An diesem Punkt fragte ich mich selbst, habe ich diese Verspätung auf irgendeine Weise erschaffen? Ich dachte, dass ich möglicherweise durch die Visualisierung der Verspätung sie irgendwie erschaffen würde.

Trotzdem habe ich dann Wechselkleidung für den Fall der Fälle in mein Handgepäck gepackt.

Wenn du eine Weile gereist bist, erkennst du, dass du dich in den fähigen Händen der Fluggesellschaft befindest, sobald du abhebst. Egal, was passiert, du wirst dein Ziel erreichen. Ebenfalls wirst du dein aufgegebenes Gepäck bekommen … irgendwann. Wenn du mit mehreren Flügen fliegst, scheint es, als würde dein Handgepäck schwerer und schwerer werden. Darum trage ich nicht viel in meinem Handgepäck mit mir. Wenn du so viel wie ich reist, dann lernst du, worauf du verzichten kannst und worauf nicht. Als ich dann also die Wechselkleidung eingepackt habe, hat mich Guy gefragt, was ich da tue.

Ich sagte ihm: „Wir werden Verspätung haben und ich packe vorsichtshalber Kleider ein."

Müde von der Reise sagte er: „Okay, wie auch immer. Du kannst sie nehmen, wenn du möchtest, wir gehen jedoch morgen sehr früh, und ich hoffe wir werden keine Verspätung haben. Bist du sicher, dass nicht du dies erschaffst?"

Ich sagte: „Nein, das glaube ich nicht."

Vom ersten Flug an, der in Neuseeland startete, waren wir verspätet. Auch unser Flug von Los Angeles nach Salt Lake City hatte Verspätung und schließlich mussten wir einige Stunden im Flughafen schlafen. Als wir dann endlich in Salt Lake City ankamen, hatten wir alle Anschlussflüge verpasst und uns wurde mitgeteilt, dass wir eine Nacht dort übernachten müssten. Die Fluggesellschaft brachte uns in ein nettes Hotel und rate mal, wer Kleider zum Wechseln bei sich hatte? Glaub mir, an dem Punkt der Reise waren frische Kleider ein wundervoller Luxus!

Offensichtlich habe ich meine Zukunft verändert, indem ich Wechselkleidung eingepackt habe, jedoch hatte ich nicht das Gefühl, dass ich die Verspätung der Flüge hätte verändern können.

Einige Wochen später hatte ich in Bezug auf die nächste Reise, die ich dieses Mal aus Italien antreten sollte, ein komisches Gefühl. Ich ging hoch und erinnerte mich an die Zukunft dieser Reise. Ich erinnerte mich, dass wir in Washington, D. C. Verspätung hatten und wir in Virginia übernachten mussten. Das ergab keinen Sinn für mich. Warum sollte ich in Virginia übernachten müssen, wenn ich in Washington, D. C. bin? Dennoch sah ich, dass ich Kleider zum Wechseln brauchen würde, also packte ich welche in mein Handgepäck.

Als Guy mich diesmal sah, sagte er: „Hm, ich glaube, ich packe auch Wechselkleidung ein."

Tatsächlich hatten wir wegen des Wetters Verspätung und wir blieben in Washington, D. C. stecken. Alle Flüge wurden gestrichen und das nächste freie Hotel, in dem wir Platz fanden, befand sich in Virginia, eine Stunde mit dem Taxi entfernt. Da der Gedanke, auf dem Boden des Flughafens zu schlafen, mehr war, als wir ertragen konnten, schliefen wir stattdessen im Taxi, bis wir im Hotel ankamen.

Nun frage ich dich, hätte ich das alles verhindern können? Nein, tut mir leid, aber ich konnte es nicht durch die Kraft meines Unterbewusstseins verhindern, dass Tausende von Menschen in dieser Nacht feststeckten. Jedoch habe ich die Umstände erkannt, welche ich in meinem eigenen Paradigma verändern konnte, und ich habe sie verändert.

So läuft's: Du kannst deine Zukunft nicht sehen, da sie noch nicht passiert ist, du kannst dich jedoch an deine Zukunft erinnern, da alles gleichzeitig passiert. Du gehst also hoch und bittest den Schöpfer von Allem Was Ist dir etwas Bestimmtes zu zeigen, indem du sagst: „Als dies das letzte Mal passiert ist, was ist geschehen?"

Dieses Konzept kann einige Leute beunruhigen, da sie ihre Zukunft nicht sehen wollen. Wenn du dich beunruhigt fühlst, ist es Zeit, Glaubensarbeit an allen Themen in Bezug auf die Zukunft zu machen.

Glaubensarbeit in Bezug auf die Zukunft

Mache den Muskeltest für:

„Es ist falsch zu sehen, was ich jetzt erschaffe."

„Jede Entscheidung, die ich mache, kann eine positive Veränderung in meiner Zukunft bringen."

„Ich erschaffe meine eigene Realität."

Download:

„Ich weiß, wie es sich anfühlt, und ich weiß, wie ich mein tägliches Leben lebe, ohne nervös oder verängstigt über die Zukunft zu sein."

„Ich weiß, wie ich Heilungen anwende, ohne entmutigt zu werden."

„Ich habe Geduld mit mir selbst, um die Meisterschaft zu erlangen."

Einige Menschen sind wegen Todestüren beunruhigt. Wenn sich eine Todestüre jedoch für jemanden öffnet, bedeutet das, dass die Person sie nehmen muss? Nein, sie haben die Wahl, und ich sage ihnen dies. Wenn ich zum Beispiel für jemanden ein Reading mache und sehe, dass die Person in einigen Wochen eine Todestüre hat, sage ich möglicherweise: „Du weißt, dass du einige Entscheidungen treffen musst, ob du hier auf diesem Planeten bleiben möchtest."

Entscheidungen sind der Schlüssel zur Veränderung. Die persönlichen Entscheidungen, die du machst, beeinflussen deine Zukunft. Wenn du hochgehst und dich an deine eigene Zukunft erinnerst, schaust du, wie du Dinge verändern kannst, indem du verschiedene Entscheidungen auf persönlicher Ebene triffst.

Es gibt Zeiten, in denen du deine Zukunft anschaust, in welchen du nicht weit nach vorn sehen kannst, da du sie noch nicht erschaffen hast. Es ist jedoch nicht falsch zu sehen, was du erschaffst, sodass du es verändern kannst. Dich an deine Zukunft zu erinnern, ist effektiv, wenn es darum geht, die Weltgeschehnisse durch kleine mutige Handlungen zu verändern.

Es gibt das Ammenmärchen, ein Intuitiver könne nicht in seine eigene Zukunft sehen. Dies ist falsch. Sie können ihre Zukunft nicht nur sehen, sie können sie sogar erschaffen.

In unserer engen, mechanischen Sicht der Realität, wird gesagt, dass du deine Zukunft nicht erschaffen kannst, da sie schlicht und einfach noch nicht passiert ist. Ich glaube jedoch, dass die Vergangenheit, Gegenwart und Zukunft ein und dasselbe sind und nicht unabhängig voneinander existieren. Ich glaube, wir leben in allen dreien gleichzeitig und genau wie wir uns an unsere Vergangenheit erinnern können, können wir uns auch an unsere Zukunft erinnern. Unsere DNA-Abstammung ist eine Kette, die die Vergangenheit mit der Gegenwart verbindet und die Gegenwart mit der Zukunft. Ich glaube, dass es einen Teil unseres Bewusstseins gibt, der über die Vergangenheit, Gegenwart und Zukunft hinausgeht, dies ist das Gott-Selbst, der Funke der Schöpfung, der in allen von uns ist und uns erlaubt, die Realität zu verändern.

Wenn du dich mit dem Schöpfer verbindest und darum bittest, dich an die Zukunft zu erinnern, kannst du sie kristallklar sehen. Dies benötigt allerdings etwas Übung. In vielen Fällen versuchen Menschen, die Zukunft, die sie wollen, zu sehen – oder zu erschaffen –, ohne die Menschen um sie herum und ihr Divine Timing (ihren göttlichen Zeitplan, den Plan, dem sie für dieses Leben zugestimmt haben) zu berücksichtigen. Ein gutes Beispiel hierfür ist, wenn Menschen denken, sie können Zaubersprüche aussprechen (Gedanken zu einer anderen Person schicken, um sie zu verletzen oder ihr Leben zu kontrollieren). Dies ist eine Handlung der Fünften Ebene und geht gegen das Gesetz des freien Willens.

Ein guter Intuitiver ist immer unantastbar für negative Gedanken anderer und kann einfach erkennen, dass sie alles in ihrem Leben erschaffen und indem sie dies tun, werden sie sich der Leben und Rechte anderer bewusst.

Es gibt verschiedene Arten, sich an die Zukunft zu erinnern. Eine Möglichkeit ist, zum Schöpfer hochzugehen und zu bitten, die Akasha-Chronik zu lesen. Ich bevorzuge es jedoch, hoch zum Schöpfer zu gehen und am Rande des Universums zu stehen, wo du deine Vergangenheit, Gegenwart und Zukunft gleichzeitig sehen kannst. Dies hat einen Vorteil: Sobald du deine Zukunft sehen kannst, kannst du sie einfach verändern – oder noch besser, du kannst sie mit der enormen Tragweite deiner Divine Timing erschaffen.

Erinnere dich an deine Zukunft

1. Gehe hoch auf die Siebte Ebene der Existenz (Siehe Seite 14 und 15) und gib die Anweisung: *„Schöpfer von Allem was Ist, es angewiesen (oder erbittet), dass ich meine Zukunft jetzt sehe und ich mich an sie erinnere.*

Danke. Es ist vollbracht, es ist vollbracht, es ist vollbracht." Dies wird dich auf die Sechste Ebene der Existenz bringen, an den äußeren Rand des Universums. Hier residiert das Gesetz von Ursache und Wirkung und hier kannst du sehen, was deine Handlungen in deinem Leben bis zu diesem Punkt erschaffen haben, sowohl in der Zukunft als auch in der Vergangenheit.

2. Stehe hier für einen Moment. Es wird so aussehen, als ob zwei Spiegel dort währen, einer auf jeder Seite, und du kannst in ihnen die ganze Vergangenheit und Zukunft sehen.

3. Du kannst ebenfalls anweisen, in die Halle der Aufzeichnungen (Akasha-Aufzeichnungen) zu gehen, über das Gesetz von Ursache und Wirkung, welches das Gesetz der Zeit überlappt, welches die Akasha-Chronik überlappt. Sei dort präsent und schaue dir an, was du in deinem Leben erschaffst.

4. Während du in deine Zukunft schaust, sage: „Als dies das letzte Mal passiert ist, was habe ich als Nächstes gemacht, um die Dinge zu verbessern?"

Der effektivste (und mein bevorzugter) Weg, sich an die Zukunft zu erinnern, ist der folgender:

1. Gehe hoch auf die Siebte Ebene und weise an, zu dem Tag nach dem Ereignis, welches du anschauen möchtest, gebracht zu werden.

2. Bezeuge dein Bewusstsein in jener Zeit.

3. Gib die Anweisung: *„Schöpfer, als dieses Ereignis beim letzten Mal geschehen ist, was hat sich abgespielt?"* oder *„Schöpfer, ich erinnere mich, was passiert ist."*

4. Beobachte es stillschweigend.

5. Wenn du damit fertig bist, deine Zukunft zu sehen, bringe dich zurück in die Gegenwart.

6. Wenn das Ereignis, an welches du dich erinnerst, zur Gegenwart wird, überprüfe, um zu sehen, wie viel du voraussehen konntest. Verweile nicht auf dem, was du falsch hattest, sondern auf dem, was du richtig

hattest. Auf diese Art trainierst du dein Gehirn, die richtige Zukunft wahrzunehmen.

Wenn du mit dieser Übung beginnst, fokussierst du dich möglicherweise zu stark auf deine Ängste, dadurch bekommst du falsche Antworten oder du erschaffst negative Energie in deine Zukunft. Wirke dem mit Glaubensarbeit entgegen.

Es ist am besten, am Anfang nur ein paar Tage in die Zukunft zu schauen.

Wenn du ein Jahr nach vorn gehst, um deine Zukunft anzuschauen, erkennst du möglicherweise, dass dich mehr als ein signifikantes Ereignis in der Zukunft erwartet. Wenn du so weit in die Zukunft schaust, möchtest du es womöglich auf Monate im Jahr aufteilen, und du bittest jedes signifikante Ereignis eines jeden Monates des Jahres zu sehen. Du möchtest dich möglicherweise auch auf die verschiedenen Aspekte, die das Leben anzubieten hat, fokussieren, wie zum Beispiel das Zuhause, die Arbeit, Beziehungen und so weiter.

Du fühlst dich vielleicht etwas benebelt, wenn du zurückkommst, nachdem du so weit in die Zukunft gegangen bist. Am besten ist es, wenn du dich in der aktuellen Zeit und am aktuellen Ort wieder erdest. Du trainierst deinen Geist etwas zu tun, woran er möglicherweise nicht gewöhnt ist. Sei also nicht entmutig, wenn du siehst, dass im Januar etwas geschieht und es dann bis Februar nicht eintrifft. Du hast es richtig gesehen, nur das Timing war ein bisschen verschoben. Es geht darum, die richtigen Informationen zu erhalten, und nicht darum, dich selbst zu quälen, wenn du die falsche Information bekommst. In die Zukunft zu sehen braucht Übung, Geduld und noch mehr Übung. Übe jedoch nicht so viel, dass du fortwährend in die Zukunft schaust, ohne die Gegenwart zu genießen.

Wenn ich Zukunftslesungen mache, schaue ich, ob es Frühling, Sommer, Herbst oder Winter ist, wenn etwas passiert. Dies mag etwas schwierig sein für Leute, die an einem Ort leben, der keine ausgeprägten Jahreszeiten haben. Ebenfalls, wenn du Ereignisse in der südlichen Hemisphäre anschaust, erinnere dich, dass die Jahreszeiten andersherum sind.

ERINNERE DICH AN DIE ZUKUNFT EINER ANDEREN PERSON

In dieser Übung erinnerst du dich an die Zukunft einer anderen Person. Es ist am besten, wenn du dich nur eine Woche voraus erinnerst, und versuche, nicht Ereignisse Monate in der Zukunft zu verändern. Bevor du diese Übung in ernsthaften Situationen anwendest, musst du die Zukunft mindestens hundertmal richtig gesehen haben.

1. Frage die Person, über welches bevorstehende Ereignis in der Zukunft sie etwas wissen möchte.
2. Frage um die Erlaubnis, dich an ihre Zukunft erinnern zu dürfen
3. Gehe hoch auf die Siebte Ebene der Existenz (Siehe Seite 14 und 15) und gib die Anweisung: *„Schöpfer von Allem was Ist, es ist angewiesen (oder erbittet), dass ich jetzt die Zukunft von (Name der Person) sehe und ich mich an sie erinnere. Danke. Es ist vollbracht, es ist vollbracht, es ist vollbracht."*
4. Der Schöpfer wird dich zum Gesetz von Ursache und Wirkung bringen. Beobachte im Stillen. Sieh, was die Person in ihrem Leben erschafft.
5. Frage: „Als dies zum letzten Mal passiert ist, was kann (Name der Person) verändern, um die Dinge zu verbessern?"

SCHICKSALS-VERÄNDERER

Als Wesen, die hierher geschickt wurden, um der Erde bei ihrem Aufstieg zu Liebe und Frieden zu helfen, haben aufgestiegene Meister die Fähigkeit, etwas zu tun, was ich „wiederholen" nenne. Tatsächlich ist es so, dass viele von uns zurückgekommen sind, um Ereignisse in unseren Leben zu verändern, welche wir beim ersten Mal, als wir hierherkamen, nicht verändern konnten. Wir machen dies durch unser Zukunfts-Selbst, welchen bewusst ist, dass die Vergangenheit verändert werden sollte, um unsere Aufgabe in der Zukunft zu erfüllen.

Bis 1995 war es aufgestiegenen Meistern untersagt, sich in die Zukunft der Welt einzumischen, jetzt können sie jedoch handeln, um die Zukunft, die zuvor passiert ist, zu vermeiden. Mit „zuvor" meine ich, dass es eine sehr starke Möglichkeit gibt, dass es eine Zukunft gibt, in der die Welt endet. Propheten haben apokalyptische Ereignisse vorhergesagt, und ich glaube, dass spirituelle Energien zurückgekommen sind, um die Ereignisse zu verändern, die zu diesem Desaster führen.

Aufgestiegene Meister können nicht nur die logischste Zukunft vorhersehen, sie können auch sehen, was passiert, wenn verschiedene Entscheidungen getroffen werden. Das bedeutet, dass sie mehrere mögliche Zukunftsszenarien sehen können. Sie haben die Fähigkeit, mehrere Zukunftsszenarien von einem Ereignis zu sehen und das wahrscheinlichste Ergebnis. Wenn sie die Technik „Erinnere dich an die Zukunft" nutzen, können sie das übergreifende Ergebnis in Bezug auf die Erde auf einer großen Skala sehen. Indem sie sich auf diese Art an die Zukunft erinnern, ist es ihnen möglich, Ereignisse wie Massaker, soziale Aufstände, Krieg und andere Gewalttaten zu verändern.

Ich nenne die Leute, die diese Technik nutzen, unabhängig auf welchem Level, „Schicksalsveränderer", weil sie sich erinnern, was beim letzten Mal passiert ist, und die Zukunft verändern, indem sie erkennen, was jetzt verändert werden sollte. Sie sehen auch ihre Entscheidungen in der Zukunft und verändern auch diese. Ich glaube, es gibt in diesem Moment so viele Schicksalsveränderer auf der Erde, dass zwei Realitäten überlappen: „das Ende der Welt" und „der Neubeginn der Welt."

Je mehr Entscheidungen wir treffen, die ein positives Ergebnis erschaffen, umso wahrscheinlicher ist es, dass wir nicht unseren eigenen Untergang voranbringen. Menschen, die in Heilung involviert sind, werden im Besonderen kleine Handlungen der Freundlichkeit vollbringen, welche in mächtige Veränderungen resultieren können, die die Welt retten können.

Als Schicksalsveränderer haben wir eine Liste von Dingen, für die wir gekommen sind, um sie zu verändern, und eine Liste von Menschen, für die wir gekommen sind, um ihnen zu helfen, und wir werden nicht aufgeben, bis diese Dinge erledigt sind. Auch wenn wir diese Liste in diesem Leben nicht abschließen können, können wir in den Kontext dieses Lebens zurückkehren, um das abzuschließen, wofür wir hierhergekommen sind.

Ich glaube, wir kommen mehrere Male in dieselbe Zeit und denselben Raum zurück mit verschiedenen Versuchen, eine Situation zu verändern.

Ich glaube, unsere Seele hat eine ausdehnungsfähige Energie. Die Intelligenz der Seele ist erstaunlich und geht weit über diesen Körper der Dritten Ebene hinaus. Dies bedeutet, dass sie an vielen Orten auf einmal sein kann.

Es ist ein Unterschied, das Schicksal zu verändern, oder gegen den Strom des Dritten-Ebenen- Bewusstseins zu schwimmen oder ein toter Fisch zu sein, der den Fluss hinuntertreibt. Meine Aufgabe und die Aufgabe von anderen, die wie ich sind, ist es, die Bewusstseinserweckung anzubieten, sodass Menschen ihre Überzeugungen verändern und das Leben für sich erschaffen können, das sie möchten. Als ich Guy zum ersten Mal getroffen habe, sagte ich ihm, dass wir aus einem bestimmten Grund hier seien. Unsere Seelen kamen mit einer bestimmten Mission zu dieser Zeit und an diesen Ort.

Wenn nicht jetzt etwas gemacht wird, wird die selbstzerstörerische Natur der Menschheit gewinnen, wie sie es in vielen möglichen Zukunftsszenarien gemacht hat. Wir lernen jedoch und können den Unterschied ausmachen, indem wir das Gruppenbewusstsein heilen. Je mehr wir zur spirituellen Erkenntnis kommen, dass wir etwas Wichtiges zu tun haben, desto mehr werden wir auch die nächste Erkenntnis haben: Dass wir mehr sind, als dieser Körper, mehr als dieser Raum und diese Zeit.

Déjà-vu

Hast du dir jemals gewünscht, du hättest den Ratschlag eines alten Freundes angenommen und das gemacht, was er vorgeschlagen hat? Hast du jemals eine Entscheidung getroffen und dir gewünscht, dass du sie noch mal machen könntest? Diese Déjà-vu(„Wiederholungs")-Mitteilungen sind der Schöpfer, der in unsere Seele flüstert.

Ich glaube, ein Déjà-vu-Erlebnis ereignet sich dann, wenn wir einem wichtigen Ereignis nahe kommen, welches verändert werden sollte. Unserem Zukunftsselbst wird bewusst, dass wir in diesem Raum und dieser Zeit sind, und die Zeit kommt, dieses Ereignis zu verändern.

Was wäre, wen du wüsstest, dass es ein Zukunftsselbst gibt und dass wir hier sind, um Dinge zu verändern? Was wäre, wenn du wüsstest, wann, wie und wo Dinge verändert werden sollen? Was wir in dieser Welt tuen und sagen, ist sehr wichtig, da wir hier sind, um es richtig zu machen. Sobald wir es in dieser Zeit und in diesem Raum richtig machen, wird unser Zukunftsselbst nicht mehr zurückkommen müssen, um Ereignisse in der Vergangenheit zu verändern.

Was ist, wenn eine Entscheidung, die du heute Morgen triffst, den Rest der Welt beeinflusst? Was ist, wenn du einer Person sagst, dass sie den Planet verändern kann, und sie wird Präsident eines Landes, nur weil du sagtest, sie könne es schaffen?

Es gab eine Zeit, vor einigen Jahren, als ich schwierige Situationen in meinem Leben hatte. Als ich mein Leben aus der Seelenperspektive betrachtete, sah ich, dass die Dinge, die ich dieses Mal machte, viel besser waren als die Dinge, die ich das letzte Mal, als ich dieses Leben lebte, gemacht habe. Beim letzten Mal sind die Dinge ausgeufert, dieses Mal wurden sie besser gehandhabt, weil ich nicht überreagiert habe. Zuerst wollte ich negativ reagieren, war jedoch fähig, auf den Ratschlag, den ich vom Göttlichen erhielt, zu hören. Darum ist es sehr wichtig zu wissen, wann du in einem „Wiederholungs-"Moment bist.

Für mich ist das Gefühl eines Déjà-vu ein Warnzeichen, dass ein Ereignis in mein Leben kommt, welches verändert werden muss, und mein Seelenselbst erinnert mich daran, dass ich mich der Herausforderung stelle. Wenn ich ein Déjà-vu-Erlebnis habe, frage ich mich selbst: „Was habe ich das letzte Mal gemacht, als das passiert ist? Dieses Mal mache ich es anders."

Ich glaube jedes Mal, wenn du ein Déjà-vu-Erlebnis hast, ist dies, weil du dieses Leben zuvor schon einmal gelebt hast und du nun die Möglichkeit hast, eine Veränderung darin herbeizuführen. Déjà-vu ist ein Frühwarnsystem für bevorstehende Ereignisse, die verändert werden müssen.

Ein Leben retten

Diese Geschichte ist ein ausgezeichnetes Beispiel, wie du eine Nachricht von deinem Zukunftsselbst nutzen kannst, um zu verändern, was das letzte Mal geschehen ist, als du dieses Leben gelebt hast.

Lass mich dir diese Hintergrundgeschichte erzählen: Guy hat eine

Exfrau und wie bei vielen *Scheidungen* ist der einzig verbleibende Kontakt der durch die gemeinsamen Kinder. Durch Guys Sohn Tyrel wussten wir, dass seine Exfrau in einer Beziehung mit einer großen und sehr gewalttätigen Frau war und dass die beiden heftigen Streit miteinander hatten.

Eines Nachmittags war ich zu Hause, auf mich selbst bedacht, sass auf der Couch und schaute mit Guy Fernsehen. Dann, ohne darüber nachzudenken, schaute ich Guy an und sagte: „Heute Nacht wird deine Exfrau getötet werden."

Guy schaute mich eine Sekunde lang an und sagte: „Was?!"

Ich sagte: „Ihre Freundin erschießt sie heute Nacht."

Ungläubig fragte Guy: „Von was redest du eigentlich?!"

„Das letzte Mal, als dies passiert ist", sagte ich ihm, „wurde sie erschossen und starb."

„Was soll ich jetzt tun?"

Ohne mir weitere Fragen zu stellen, ging Guy und rief unmittelbar Tyrel an, der zu dieser Zeit noch bei seiner Mutter wohnte.

„Was machst du heute Abend?", fragte er ihn.

Tyrel antwortete: „Ich gehe irgendwohin. Die beiden streiten wieder."

Guy sagte: „Tyrel, tu mir einen Gefallen – geh heute nirgendwohin. Bleib zu Hause und behalte die Dinge im Auge. Einfach als Gefallen. Okay?"

„Okay, Papa."

Eine halbe Stunde später rief uns Tyrel an. Der Streit eskalierte. Die Freundin zog eine Waffe und richtete sie auf seine Mutter, um sie zu erschießen.

Durch meine Warnung und Guys Eingreifen war Tyrel dort, aufmerksam und bereit. Es war ihm möglich, die große Frau auf den Boden zu ringen und sie heldenhaft zu entwaffnen. Er rettete seiner Mutter das Leben.

Danach wurde die Polizei herbeigerufen, was der Beziehung ein endgültiges Ende bereitete. Die Frau belästigte Tyrels Mutter noch eine Weile, bis die Polizei sie schließlich wegen eines anderen Angriffs verhaftete und ins Gefängnis sperrte.

Ohne meine Nachricht aus der Zukunft hätten die Dinge einen anderen Verlauf genommen und ich glaube, dass Guys Exfrau in dieser Nacht getötet worden wäre. Uns wurde die Möglichkeit gegeben, das Ergebnis zu verändern und das Richtige zu tun. Ich habe die Zukunft verändert, weil ich wahrgenommen habe, was passierte, als es das letzte Mal passiert ist. Diese Wahrnehmung kam zusammen mit dem Déjà-vu-Gefühl – es war, als wäre es eines der Dinge gewesen, weswegen ich zurück aus der Zukunft gekommen bin, um es zu verändern.

Diese Erfahrung rettete nicht nur das Leben einer Person, sondern half Guy und mir auch, Tugenden zu entwickeln, weil wir beide den Groll für eine Person, die in der Vergangenheit schwierig war, überwinden konnten.

Déjà-vu-Momente sind nicht nur Indikatoren von kleinen Ereignissen, sondern können uns auch sagen, wann wir die Möglichkeit haben, das Ergebnis von großen Ereignissen wie zum Beispiel Hurrikans, Kriege und Erdbeben zu verändern. Wenn wir trainieren, zum Schöpfer zu gehen und darum zu bitten, uns zu erinnern „was das letzte Mal passiert ist", kann die Situation verbessert werden, indem zur richtigen Zeit die richtige Entscheidung getroffen wird.

Zukunftsarbeit für Schicksalsveränderer

Die Zukunft verändern:

1. Verbinde dich mit der Siebte Ebene der Existenz (Siehe Seite 14 und 15) und gehe in der Zeit vorwärts bis zum nächsten Tag nach dem Ereignis, an welches du dich erinnern möchtest.
2. Wenn das Ergebnis nicht wünschenswert ist, komm zurück in die Gegenwart und verändere die Entscheidung, die die Zukunft verändern wird.
3. Dann gehe zurück in die Zukunft, um zu sehen, ob diese Entscheidung das Ergebnis verändert hat.
4. Mache den Download vom Schöpfer: *„Ich weiß, wie ich meine Zukunft erschaffe, indem ich zurück in die Vergangenheit gehe und die Gegenwart beeinflusse, um die Zukunft zu beeinflussen."*

Wie alles andere braucht auch das Übung und möglicherweise wird dieses Mal nicht alles verändert.

Ich bin mir nicht sicher, wie viele Leben wir „wiederholen" müssen. Aber ich bin sicher, dass wir hier sind, um auf diesem Planeten etwas zu bewegen. Wir sind hier, um den richtigen Weg zu unterrichten, den Weg der Liebe. Alles, was wir tun müssen, um die Transformation des Bewusstseins dieses Planeten zu erreichen, ist es, hundert ThetaHealing-Lehrer zu haben, die ihre Überzeugungen verändern und jedem Land die Möglichkeit der Erweckung anbieten. Kannst du dir vorstellen, was tausend Lehrer erreichen können? Wenn es zehntausend Heiler jeglicher Modalität geben würde, die die Liebe umarmen, könnten wir das, was das letzte Mal passiert ist, als wir hier waren, verändern.

Walk-in – Die Einsteiger

Vor vielen Jahren experimentierte ich mit Hypnose. In einer der Sitzungen traf ich die Aussage, dass ich erst ein paarmal in einem menschlichen Körper war, jedoch schon zweihundertsiebenundvierzig Mal ein Einsteiger, Walk-in, war. Zu dem Zeitpunkt war es mir nicht bewusst, was der Ausdruck „Walk-in" bedeutete, unter Hypnose wusste ich es jedoch irgendwie. Als die Zeit verging, lernte ich mehr darüber, was es für mich bedeutete.

Hindus glauben, dass ein Walk-in eine fortgeschrittene Seele ist, die das, was sie in ihrem Leben machen sollten, noch nicht erledigt hat, und als spirituelle Essenz aus einer anderen Dimension zurückkommt, um gewisse Dinge richtigzustellen. Sie übernimmt den Körper einer Person, die im Sterben liegt oder sterben möchte, um ihre Mission zu erfüllen. Das bedeutet nicht, dass der Geist, der den Körper übernimmt, ein Wayward (eine verlorene Seele) ist oder das die Person besetzt ist – ein Walk-in-Geist ist ein erleuchtetes Wesen, das auf einer Mission der Güte hierhergekommen ist und eine Abmachung auf Seelenebene mit der Person hat, die ihren Körper verlassen hat.

Ich glaube, dass viele von uns hier sind, um ihren göttlichen Zeitplan (Divine Timing), unsere Mission in diesem Leben, abzuschließen.

Wenn wir nicht alles erreichen, wofür wir hierhergekommen sind, können wir entweder zurückkommen und den Körper von jemandem nutzen, der ihn nicht mehr benötigt, oder, wenn unser Geist unseren Körper verlässt, kann ein erleuchteter Geist in ihn einsteigen, um unsere Mission abzuschließen. Dies erklärt die Persönlichkeitsveränderung, die einige Menschen nach einer Nahtoderfahrung haben.

In anderen Fällen lebt ein Walk-in als spirituelle Essenz in uns und teilt unseren Körper mit uns durch eine *Abmachung*. Der Körper ist angetrieben durch die Energie dieses zusätzlichen Geistes. Dies ist anders, als wenn eine Seele mehrere Leben auf einmal erlebt.

Walk-Ins sind jedoch seltener, als du möglicherweise glaubst. Viele Menschen, die psychisch bei Bewusstsein sind, haben das starke Gefühl, dass sie in ihr eigenes Leben „gesprungen" sind, aber ich habe das Gefühl, dass sie in den meisten Fällen einen Walk-in mit ihrem eigenen energetischen Selbst, das zurück aus der Zukunft gekommen ist, um etwas zu verändern, verwechseln.

Ich glaube auch, dass das, was wir Menschen Walk-in nennen, tatsächlich Teil ihres höheren Selbst sein kann, das aus einem vergangenen Leben oder einem zukünftigen Leben gekommen ist. Wenn jemand mehr von seinem aktuellen höheren Selbst in seinen Körper integriert, denken sie möglicherweise auch, dass es ein Walk-in ist.

Einige Leute haben ihre intuitiven Fähigkeiten als Kinder ausgeblendet und dann, wenn die Fähigkeiten später wiedererweckt werden, glauben sie, dass ein anderer Geist ihren Körper übernommen hat. Das erklärt ihnen diese große Veränderung, die ihnen widerfahren ist.

All diese Leute würden sich selbst als Walk-in kategorisieren, jedoch hat kein Geist ihren Körper übernommen. Das Einzige, was passiert ist, ist, dass sie ihre spirituellen Qualitäten und intuitiven Fähigkeiten erkannt haben. Dies lässt sie möglicherweise ganz anders werden, als ihre ganze Familie. Manchmal bevorzugen sie es womöglich, sich selbst als Walk-ins zu sehen, statt zu versuchen, sich selbst den anderen zu erklären – oder auch sich selbst zu erklären.

Wenn jemand zu mir kommt und mir sagt, dass er ein Walk-in ist, lehre ich die Person, wie es sich anfühlt, dass ihre Seele in ihrem Körper sicher ist. Dies hilft dabei, die Seele in den Körper zu integrieren, sodass es keine Trennung gibt.

GÖTTLICHER ZEITPLAN – DIVINE TIMING

Vor einigen Jahren, als ich mit meinen Readings begann, traf ich einen Mann in Idaho Falls, der ebenfalls alternative Heilungen anbot und NLP unterrichtete. Wir führten häufiger Gespräche über den Sinn des Lebens und warum wir hier sind. Eines Tages fragte er mich, was ich in meinem Leben erreichen möchte. Meine Antwort verblüffte ihn. Ich sagte: „Ich möchte sehen, wie der Arm einer Person wieder nachwächst."

Er sagte mir, dass so etwas unmöglich und dies ein unrealistisches Ziel sei. Im weiteren Verlauf unserer Konversation sagte er: „Vianna, irgendetwas stimmt mit dir nicht. Du scheinst zu glauben, dass du den Planeten retten sollst. In Wirklichkeit ist diese Denkweise eine Illusion. Die Leute müssen sich selbst retten und du solltest auf dich selbst schauen. Lenke nicht deine ganze Aufmerksamkeit auf den Rest der Welt."

Innerlich dachte ich, dass seine Denkweise selbstsüchtig sei. Ich wusste, dass eine Person einen Unterschied machen kann. Ich wusste ebenfalls, dass es mehr Menschen wie mich da draußen in der Welt geben müsste, Menschen, die Teil meiner Seelenfamilie sind. Menschen, die möchten, dass die Welt aufhört, sich töricht zu verhalten. Dann begannen meine Visionen von Menschengruppen, die einen Unterschied auf der Welt machen.

Diese frühen Visionen von Seelenfamilien, die zusammen kommen, sind einer der Gründe, weshalb ThetaHealing so ist, wie es ist. Wir sind keine Hierarchie. Wir haben keine Generäle oder Kapitäne. Wir sind alle in einem gewissen Geisteszustand, welcher die Prämisse von ‚wir können einen Unterschied machen' erfüllt. Wir sind eine Seelenfamilie auf diesem Planeten, weil wir das auf der Fünften Ebene, dem Ort, von dem wir herkommen, ebenfalls sind. Wir arbeiten zusammen, weil wir einander lieben. Dies ist die einzige Weise, wie sich ThetaHealing ausbreiten kann. Es bedeutet nicht, dass jeder Teil von ThetaHealing sein muss. Alles, was gemacht werden muss, ist eine entscheidende Wende im Gruppenbewusstsein zu schaffen, welche Veränderung bei Millionen von Menschen erschafft. Möglicherweise ist alles, was dazu gebraucht wird, dass einige Menschen ein paar Überzeugungen verändern. Das allein könnte bereits genügen, um das Gleichgewicht der Welt in Richtung Güte zu wenden.

ThetaHealing zu erschaffen war die zweite Stufe meines Divine Timing, meines göttlichen Zeitplanes. Divine Timing ist, was wir für diese Existenz abgemacht und geplant haben. Wenn unsere Seele zu ihrer göttlichen Bestimmung erwacht, dann ist die Zeit ihrer Erfüllung gekommen. Wenn dies geschieht, öffnet sich die Tür unseres Divine Timing und uns wird die Möglichkeit gegeben, unsere Mission durchzuführen.

Wie wir dies machen, ist uns überlassen. Unsere Seele wird jedoch sicherstellen, dass wir dort sind, wo wir sein sollen, um unser Divine Timing zu erfüllen. Dies liegt daran, dass die Wichtigkeit der Bedürfnisse der Seele die des bewussten Geistes überwiegen.

Der erste Schritt meiner Divine Timing war es, meine Kinder zu haben. Ein Astrologe sagte mir einst, dass meine Familie für eine göttliche Bestimmung zu mir kam. Dies könnte wahr sein, da sie alle für mich arbeiten. Sie waren die ersten Mitglieder meiner Seelenfamilie auf dieser Ebene. ThetaHealing ist das Zusammentreffen meiner übrigen Seelenfamilie.

Ich weiß, dass ich vier wesentliche Divine Timings habe. Das dritte ist, einige Gemälde fertigzustellen, die ich als Teenager mich selbst erschaffen sah. Dann sah ich schließlich mein viertes, was mich etwas anspannte, da ich immer noch am zweiten arbeite. ThetaHealing ist eine sehr umfangreiche Divine Timing!

In einem meiner Seminare fragte mich eine Studentin: „Ist es nicht anstrengend, jeden Tag aufzustehen und ThetaHealing zu unterrichten, wenn ein Großteil der Welt nicht daran glaubt? Wenn sie denken, dass du etwas Seltsames unterrichtest?“

Ich sagte zu ihr: „Wovon redest du? Diejenigen sind die Seltsamen, nicht ich! Ich bin die, die normal ist!“

Darum unterrichte ich ThetaHealing. Ich glaube daran und ich erwecke meine Seelenfamilie. Ich unterrichte die, die daran glauben, und interessiere mich wirklich nicht dafür, was andere Menschen denken. Es braucht nicht viel Courage, Menschen zu unterrichten, was ich glaube, dass die Wahrheit ist, denn das ist immer einfach. Es gibt Zeiten, wo ich hundemüde bin, trotzdem stehe ich auf, um Menschen, die mich brauchen, Readings zu geben. Es ist etwas in mir, das mich verpflichtet, Menschen zu helfen.

Während meiner frühen Jahre des Unterrichtens gab es Zeiten, in denen ich vom Reisen erschöpft war und einen Tag vor dem Seminar eine Erkältung bekam. Guy sagte: „Du solltest das Seminar absagen. Du fühlst dich nicht gut und kannst so nicht unterrichten."

Aber ich sagte ihm, „Nein, ich unterrichte."

Dann, unmittelbar bevor ich unterrichten musste, habe ich mich wiedererholt.

Guy dachte, dass es seltsam sei und natürlich sieht es für einige etwas merkwürdig aus. Aber ich kann das machen, weil es etwas in mir gibt, das mich vorwärtstreibt. Etwas, das sagt: „Dieser Planet kann verändert werden."

Dieser Antrieb, den ich zum Unterrichten habe, hat etwas mit meinem Divine Timing zu tun. Als die Zeit verging, fing Guy an zu verstehen, dass unabhängig davon, was für Herausforderungen das Leben für uns bereithält, unabhängig von den Chancen, die wir haben, unser Divine Timing ausgeführt werden muss.

Ich habe gelernt, dass es wichtig ist, zwischen Divine Timing und deinen eigenen Überzeugungen zu unterscheiden. Jahre lang fürchtete ich, dass ich vor Guy sterben würde. In Wirklichkeit war es jedoch seine Angst, dass ich vor ihm sterben könnte, und hatte nichts mit einer vorgegebenen Zukunft zu tun. Es war seine Angst, nicht der göttliche Fluss, der zu mir sprach.

Ich wusste jedoch auf sonderbareweise, wenn ich in ein Koma fallen würde, würde ich wieder ins Leben zurückkommen. Ich glaube, der kleine Koma-Vorfall, der mir 2007 in Rom wiederfahren ist, gehörte irgendwie zu meinem göttlichen Plan. Auf einer Ebene musste ich so nahe, wie ich nur konnte, an den Tod herankommen und dann wieder zurück ins Leben. Ich glaube, dass ich mich selbst von diesem Todespunkt zurückgebracht habe, weil ich es so gestaltet habe. Ich glaube, dies war eine der wichtigsten Erfahrungen, die ich für mich selbst eingerichtet habe. Einen Monat vor dem Koma sagte ich jedem, dass ich DNA 3 (eines der ThetaHealing-Seminare) erst unterrichten werde, wenn ich mich aus einem Koma zurückbringe oder wenn ich jemanden von den Toten wiedererwecke. Offensichtlich drängte ich auf irgendeiner Ebene nach dieser Erfahrung, um zu sehen, ob es machbar ist.

In der Antike war dies der Test: „Bist du stark genug zu sterben und wieder zurückzukommen?“ Als ich zurückkam, fühlte ich mich sehr sicher und bereit zu sagen, „Ich habe das erfahren. Ich kenne es. Ich weiß, du kannst dorthin gehen und zurückkommen. Ich weiß, dass du deinen Körper heilen kannst.“

Möglicherweise ist das nichts, was wir alle erfahren müssen, aber ich weiß, dass es Teil meines Divine Timing war. Ich sagte Guy, als ich ihn geheiratet habe „Wenn ich je in ein Koma falle, habe keine Angst, ich werde zurückkommen. Schallte die lebenserhaltenden Maschinen nicht aus – ich komme zurück.“

Als Kind hatte ich Angst vor Anstalten. Ich hatte die Vision, ans Bett gefesselt und in einen Raum eingesperrt zu sein, wo mich niemand hören konnte. Im Krankenhaus in Rom war ich ans Bett gefesselt, weil sie mir so viel Prednison gaben, dass mein Herz explodiert wäre, wenn ich aufgestanden wäre. Die italienischen Ärzte konnten nicht verstehen, was ich sagte, und ich konnte sie ebenfalls nicht verstehen. Sie standen nur in völliger Verwirrung da, wenn ich versuchte, mit ihnen zu sprechen. Schlussendlich mussten sie Ärzte holen, die Englisch verstanden. Die Erinnerungen von meiner Kindheit kamen zurück. Ich habe all dies bereits gesehen!

Seither habe ich viele Visionen von alternativen Realitäten und alternative Zukunft gehabt. Ich habe hektische Szenen der Veränderung der Erde gesehen. Ich habe die Zerstörung der Erde gesehen. Ich verstand schließlich, dass sich die Möglichkeit einer bestimmten Zukunft von Tag zu Tag verändern konnte. Wenn du hochgehst und fragst „Wird die Erde zerstört werden?“ wirst du jeden Tag eine andere Antwort erhalten, weil wir jeden Tag an unseren *Überzeugungen* arbeiten.

Was würdest du denken, wenn du wüsstest, dass dein Divine Timing ist, 224.000 Menschen zu helfen? Es könnte davon überwältigend sein, dies zu wissen. Was würdest du denken, wenn du wüsstest, dass du durch deine bloße Existenz das Leben von 1.400.042 Menschen verändern wirst? Dann wärst du womöglich zu überwältigt, um deine Mission durchzuführen.

Wenn dein Divine Timing jedoch ist, am 18. Mai 2018 in Singapur zu sein, um einer bestimmten Person zu helfen, dann wirst du dort sein, um dies zu tun. Dein Divine Timing könnte so einfach sein, wie das richtige

Wort im richtigen Moment am richtigen Ort zu sagen, um jemanden zu inspirieren, und diese Handlung verändert die Schwingung der Welt.

Du glaubst mir möglicherweise nicht, aber darauf kommt es nicht an. Darum sage ich den Menschen ihr Divine Timing nicht. Ich lasse sie es selbst herausfinden.

Der japanische Tsunami

Obwohl ich den Leuten ihr Divine Timing nicht sage, sehe ich, wenn ich im Unterricht Ausschnitte des Divine Timing meiner Studenten. Diese Visionen können mir Unwohlsein bereiten, insbesondere wenn ich weiß, dass ich nichts am Ausgang verändern kann. Akzeptanz kann etwas sehr schwieriges sein.

Im Jahr vor dem Erdbeben und dem Tsunami in Japan 2011 gab ich ein Lehrerseminar in Japan. Während einem Seminar sah ich Teile des Divine Timing der Studenten. Ich hatte eine Vision einer Dame in der ersten Reihe, die Tausende von Menschen in einem Auditorium unterrichtete. Dann schaute ich die Dame neben ihr an und ich war schockiert darüber, was ich sah: Sie wurde von Wassermassen erfasst und von ihnen weggezogen. Während sie fortgerissen wurde, drückte sie ein Baby ans Ufer, wo es sicher sein würde, und dann war sie verschwunden. Diese Vision brachte mich wirklich durcheinander.

Mein nächster Japanbesuch war zwei Wochen nach dem Tsunami. Die erste Person, die ich in der Klasse suchte, war diese Frau. Ich wusste, dass sie nicht dort sein würde, aber ich schaute trotzdem nach ihr. Sie war nicht dort. Dies machte mich sehr traurig. Von dem Moment an wollte ich die Divine Timing der Leute nicht mehr schauen.

Dann sagte mir der Schöpfer: „Vianna, einige Menschen leben ihr ganzes Leben, um einen einzigen göttlichen Akt auszuführen. Wenn das letzte Divine Timing dieser Frau war, dieses sehr wichtige Baby zu retten, dann war dies ein unglaublicher Weg, um ins nächste Leben zu gehen."

Ich weiß nicht, wie alt das gerettete Baby jetzt sein würde, aber ich kann dir eines sagen: Es wird eine erstaunliche Seele sein!

Nicht alle Divine Timings haben ein glückliches Ende, aber ich schätze, es kommt darauf an, aus welcher Perspektive man sie betrachtet.

Divine Timing ist unveränderbar

Was ich sagen kann, ist, wenn wir unser Leben in Harmonie mit unserem göttlichen Zeitplan leben, ist das Leben einfacher. Divine Timing ist immer erstaunlich. Der Funke des Wunders geht mit ihm einher. Es ist immer zu unserem höchsten und besten, auch wenn wir es nicht völlig verstehen. Einige Leute scheinen zu glauben, dass es wie eine Regel ist, und Regeln gemacht wurden, um sie zu brechen. Dies ist weit von der Wahrheit entfernt. Divine Timing ist einfach eine unveränderbare Quintessenz, so wie die Sonne jeden Tag aufgeht.

Manchmal höre ich Leute sagen: „Ich werde mein Divine Timing verändern." Wenn du das erreichen möchtest, schön. Schlussendlich wirst du vermutlich dein Divine Timing trotzdem ausführen, wahrscheinlich ohne es überhaupt zu wissen.

Andere sagen: „Okay, ich bin bereit. Ich weiß, wofür ich hier bin und möchte es hinter mich bringen."

Als ob *du* es hinter dich bringen wolltest!

Wieder andere sagen: „Ich glaube nicht an Divine Timing."

Ich sage ihnen: „Das spielt keine Rolle. Es wird trotzdem passieren."

Es spielt keine Rolle, was für Wutanfälle du hier auf der Erde hast, du wirst trotzdem durch dein Divine Timing geführt.

Ich hatte einmal einen Freund, der sagte, dass er das Divine Timing einer Person herausziehen und annullieren könne, wenn sie es nicht machen wollte. Ich fand dies amüsant, weil ich weiß, dass in dem Moment, wenn du schlafen gehst, deine Seele dein Divine Timing wiedererschafft, weil sie weiß, was du wirklich machen musst.

Erinnere dich, du kamst hierher, weil du es wolltest. Womöglich sieht es oberflächlich gesehen nicht so aus, aber auf Seelenebene kamst du hierher, um einen Unterschied zu machen. Jetzt lernst du, wie du dies tun kannst.

Wenn der Weg zu deinem Divine Timing schwierig wird, ist es womöglich an der Zeit, Dinge mit dem Schöpfer zu besprechen. Wenn du aber hochgehst und sagst: „Schöpfer, dieser Weg ist nicht sehr komfortabel für mich, kann ich wählen, dies nicht zu machen?" was denkst du, wirst du dann für eine Antwort bekommen? Richtig, ein mitfühlendes Lachen. (Gott hat einen sehr guten Sinn für Humor.)

Dann hörst du möglicherweise diese Antwort: „Mein Kind, der Weg zu deinem Divine Timing wird nicht immer einfach sein. Er ist vielleicht zeitweise schwierig, aber dann ergibt plötzlich alles einen Sinn und die Dinge werden für dich arbeiten. Wenn sie dies machen, bedeutet es, dass dein Divine Timing für dich arbeitet und du nicht dagegen arbeitest. In der Zwischenzeit ist es womöglich an der Zeit deine Überzeugungen zu verändern."

Um auf unser Divine Timing vorbereitet zu sein, müssen wir ebenfalls unsere Blockaden in Bezug auf einfache Dinge wie Geld auflösen. Bist du bereit, allen Überfluss zu empfangen, den der Schöpfer dir anzubieten hat? Die Energie der bedingungslosen Liebe des Schöpfers bringt Liebe, Lachen, Familie, Freunde und viel Reichtum für die, die sie nutzen, denn der Schöpfer ist nicht arm, der Schöpfer ist omnipotent. Wenn wir anfangen, unser Geburtsrecht zu nutzen, bringen wir nicht nur Reichtum in unser eigenes Leben, sondern auch zu denen, die uns umgeben.

Das Einzige, was ich betone, ist die Frage: „Wie möchtest du dein Divine Timing erreichen?" Würdest du zum Beispiel gern ein Millionär sein oder einfach über die Runden kommen? Da wir alle am Ziel unseres Divine Timing ankommen werden, ist es wichtig, den richtigen Weg zu wählen, um dort hinzukommen. Dies kann jeder Weg sein, den wir wählen.

Ich habe das Gefühl, dass ich schon einige Male versucht habe, dieser Welt zu entkommen, aber wegen meines Divine Timing wurde ich vom Angesicht des Todes zurückgebracht, um das abzuschließen, wofür ich hierhergeschickt wurde. Ich kann mich erinnern, wie ich im Krankenhausbett lag und mein Blutdruck absank. Ich kann mich erinnern, wie mein Geist anfing, meinen Körper zu verlassen und an diese kleine Stimme, die mir sagte, „Oh nein, noch nicht jetzt, Vianna. Du stirbst jetzt nicht. Du wirst dies überleben." Dies passierte mir einige Male, sodass ich mich entschied, Spaß zu haben, solange ich hier bin, da zu gehen, keine Option war, zumindest noch nicht.

Mit dem Divine Timing kann mehr erreicht werden, als du dir womöglich vorstellst. Wenn wir unsere Zukunft genauer sehen können, können wir unser Divine Timing immer *übertreffen*. Ich habe die Erfahrung gemacht, dass es nur zwei Dinge gibt, die nicht verändert werden können: Babys, die geboren werden, und Seelenpartner, die einander finden.

Wahrnehmen deines Divine Timings

Dein Divine Timing ist für dich einzigartig. Andere Menschen können Teile daraus wahrnehmen, aber nur du kannst das Ganze sehen. Der Schöpfer wird es dir zeigen, wenn du dazu bereit bist.

Bitte darum, dein Divine Timing zu sehen

Bist du auf der Suche nach deiner göttlichen Bestimmung? Verbinde dich mit dem Schöpfer von Allem was Ist und frage ob du bereit bist, dein Divine Timing zu kennen.

Erforderliche Tugenden: Tapferkeit, Überzeugung, Mut, Entschlossenheit, Glaube, Hoffnung und Bescheidenheit.

1. Gehe hoch auf die Siebte Ebene der Existenz (Siehe Seite 14 und 15) und gib die Anweisung (oder Bitte): *„Schöpfer von Allem was Ist, wenn ich bereit bin, zeige mir meinen göttlichen Zeitplan. Danke. Es ist vollbracht, es ist vollbracht, es ist vollbracht."*
2. Beobachte dein Divine Timing.
3. Sobald du fertig bist, reinige dich mit der Siebten-Ebene-Energie und bleibe mit ihr verbunden.

Wenn du nicht bereit bist, dein Divine Timing zu sehen, wirst du es nicht wahrnehmen. Du wirst aus deinem Raum gehen, um es anzuschauen, und nichts sehen. Dies könnte daran liegen, dass du noch mehr Glaubenssätze hast, an denen du arbeiten solltest und weil dein Divine Timing im Moment möglicherweise etwas überwältigend für dich ist.

Wenn du Informationen bekommst wie zum Beispiel: „Du bist der Einzige, der ein großes Geheimnis in die Welt bringen kann", dann mischt sich höchstwahrscheinlich dein Ego in deine göttliche Verbindung ein. Wenn du jedoch großartige Dinge siehst, die über dich selbst hinausgehen, dann bist du ohne negatives Ego.

Womöglich hast du auch Programme, die dich davon abhalten, dein Divine Timing zu sehen. Mache den Muskeltest für:

‚Dies ist mein letztes Leben.'

‚Ich wurde gezwungen hierherzukommen.'

‚Ich hasse die Erde.'

Divine Timing Downloads

Wenn du dich davor fürchtest, dein Divine Timing zu sehen, gibt es möglicherweise einen Grund dafür. Womöglich bist du dazu bestimmt, mehr zu machen, als du dir jemals vorstellen könntest. Was auch immer der Grund ist, es ist wichtig, die Angst davor, *deine Zukunft zu sehen und dein Divine Timing zu finden und zu erkennen*, herauszuziehen und zu verändern.

Download:

‚Ich weiß, wie ich lebe, ohne die Angst mein Divine Timing zu sehen.'

‚Ich weiß, wie ich mein Divine Timing annehme.'

‚Ich kenne den Unterschied zwischen meinem Divine Timing und meinem Ego.'

‚Ich hätte gern Erinnerungen an meine vergangenen Leben auf die höchste und beste Weise.'

‚Ich kann mich an die Freude, die ich auf diese Erde gebracht habe, erinnern und sie fühlen.'

‚Ich kann mich an die Möglichkeiten, die mir angeboten wurden, bevor ich auf diese Erde kam, erinnern.'

‚Ich weiß auf allen Ebenen, was Divine Timing ist.'

‚Ich weiß, wie ich für die Zukunft plane.'

‚Ich weiß, was eine Möglichkeit ist.'

‚Ich weiß, wie ich eine Möglichkeit nutze.'

‚Ich weiß, wie es sich anfühlt, etwas durchzuziehen.'

‚Ich weiß, wie es sich anfühlt, für die Zukunft zu planen.'

‚Ich weiß, wie ich die Zukunft sehe.'

‚Ich kenne den göttlichen Zeitplan der Erde.'

‚Ich weiß, dass mein Divine Timing der Grund ist, weshalb ich hier bin.'

‚Ich weiß, wie ich mein Divine Timing erfülle.'

Divine Timing und der freie Wille

Spreche ich mit meinen Studenten über das Divine Timing, glauben einige von ihnen, dass es bedeutet, dass ihr Leben bereits fertig geplant sei und dass sie diesen Weg gehen müssen, komme, was da wolle. Sie sagen: „Wenn alles vorbestimmt ist, warum bin ich dann überhaupt hier?"

Vorherbestimmungen, die gemacht wurden, bevor wir hierhergekommen sind, sind nicht zwangsläufig etwas Schlechtes. Wir haben uns damit einverstanden erklärt, weil wir einen Grund hatten hierherzukommen, und es würde uns helfen, das zu erreichen, was wir uns vorgenommen haben. Es ist wahr, dass wir in diesem Leben die Freiheit haben, unsere eigene Wahl zu treffen. Als kleine Funken Gottes haben wir den freien Willen. Aus Egoismus und Dickköpfigkeit gibt es Zeiten, in denen wir gegen den heiligen Fluss des Lebens gehen, und wenn wir dies tun, wundern wir uns, warum die Dinge nicht so laufen, wie wir es gern hätten.

Dein freier Wille trifft aber auf mehr als nur dieses Leben zu. Bevor wir dieses Leben lebten, trafen wir einige Entscheidungen, was wir machen würden, wenn wir zurück auf diesen Planeten kommen. Das ist unser Divine Timing. Es ist etwas, das wir auf einer Seelenebene machen *wollen*, nicht etwas, das wir tun *müssen*.

Wenn du dein Leben im Wissen lebst, dass eine göttliche Bestimmung damit zusammenhängt und dass du damit einverstanden warst, deinen Teil dazu beizutragen, macht es dies einfacher, auf dieser Ebene der Existenz zu leben.

Die Mission der Kinder von den Meistern

Abhängig von der Seelenessenz einer Person habe ich festgestellt, dass es zwei Arten von Divine Timing gibt.

Das erste Divine Timing ist das der Kinder von den Meistern, die aus der Fünften Ebene hierhergeschickt wurden. Diese Art des Divine Timing beinhaltet das Erlangen von Tugenden. Diese Kinder sind hier, um die vollkommene Freundlichkeit der vollkommenen Liebe zu lernen.

Üblicherweise erlangt ein Kind eines Meisters in einem Leben mehrere Tugenden und nimmt diese in das nächste Leben mit, in einer stetigen spirale des Lernens, von Leben zu Leben, bis die Seele auf die Fünfte Ebene aufsteigt und der Dritten Dimension entkommt. Das Erlangen dieser Tugenden kann das Divine Timing für jedes Leben sein.

Viele dieser Kinder reden darüber, dass sie nicht sterben können, bis ihre Lebensaufgabe erreicht ist. Dieses innere Verlangen ist so intensiv, dass die Seele nicht aufgeben wird, bis die Mission erfüllt ist. Sogar der Tod kann das Divine Timing der Seele nicht aufhalten. Wenn es nicht in diesem Leben erreicht wurde, wird es mit ins nächste Leben oder in die Geisterwelt der Vierten Ebene getragen.

Die Mission der Aufgestiegenen Meister

Das Divine Timing der Aufgestiegenen Meister, die hier auf diese Dritte Ebene auf eine Mission gekommen sind, ist etwas komplizierter. Ein auferweckter Meister hat üblicherweise eine lange Liste an Dingen zu erledigen – vielleicht so viel wie acht Divine Timings.

Ein aufgestiegener Meister fühlt sich dazu angehalten, Menschen zu heilen und positive Veränderungen auf dem Planeten vollziehen. Ihr Divine Timing ist möglicherweise, eine Millionen Seelen aufzuwecken oder eine Person zu inspirieren, die den Planeten verändern wird. (Diese Motivation ist nicht üblich für ein Kind der Meister, bis zu dem Moment, in dem sie auferweckt werden.)

Viele Divine Timings von Meistern sind das Konzept der Fünftne Ebene „Heiler, heile dich selbst." Wenn dies so ist, kann ihnen ein Heiler assistieren, aber letztlich ist ihr Divine Timing, sich selbst zu heilen. Einige meiner Studenten arbeiteten für Jahre an derselben Krankheit.

Einige von ihnen hatten von Geburt an Probleme. Es geht ihnen besser, aber sie sind noch nicht vollständig geheilt. Das bedeutet jedoch nicht, dass es nicht noch passieren wird.

Es gab viele Theorien, warum sich eine Seele einen Körper erwählt, der von Geburt an körperliche Herausforderungen hat. Einige behaupten, das Karma sei der Grund. Manche sagen, dass die Seele den Körper als eine spirituelle Lektion auswählt oder um den Eltern bedingungslose Liebe zu unterrichten. Aber ich glaube, dass es noch einen anderen Grund dafür gibt: Ich glaube, dass einige Menschen ihre eigenen Krankheiten erschaffen haben, nur damit sie sie heilen können.

Ungelöste Energie

Da aufgestiegene Meister schon viele Male hier waren, haben sie die Möglichkeit, Seelen zu treffen, die sie von anderen Zeiten und Orten kennen. Diese können von Seelenfamilien sein, die auch aus der Fünften Ebene sind oder sie könnten aus früheren Leben sein.

Wenn diese Meister irgendwelche ungelösten Energien mit einer Seele haben, besitzen sie die Möglichkeit, diese zu klären, wenn sie sich treffen. Dieses unerledigte Thema stammt möglicherweise aus einer Beziehung im vergangenen Leben. Was immer es ist, das Paar hat die Möglichkeit, sich im nächsten Leben erneut zu treffen und das Karma zwischen ihnen zu bereinigen. In vielen Fällen haben Menschen Beziehungen, um Karma auszugleichen, und sobald es geklärt ist, wachsen sie über die Beziehung hinaus und gehen vorwärts.

Oft treffen wir passende Seelenpartner basierend auf der Energie, an die wir uns von anderen Zeiten und Orten erinnern. Das erklärt, warum einige von uns mehr als ein Seelenpartner in einem Leben haben. Ich war beispielsweise vier Mal verheiratet und bin drei Mal geschieden. (Ja, ich habe einen Ehemann für jede Himmelsrichtung!) Mit ein Grund, weswegen ich drei dieser Männer geheiratet habe, war, weil es auf einer höheren Ebene aus einer anderen Zeit und einem anderen Ort ungelöste Energien mit ihnen gab. Dies bedeutete nicht unbedingt, dass es meinerseits unerledigte Sachen gab, es war auch auf der Seite der anderen Person möglich.

Ein weiterer Faktor, der ebenfalls ins Spiel kommt, ist, dass einige von uns Abmachungen getroffen haben, etwas Besonderes in diesem Leben zu tun. Es ist unsere Lebensmission. Jeder, der sich dieser Mission in den Weg stellt, wird aus dem Weg geschafft. Dies beinhaltet Partner, die unsere Visionen nicht teilen. Dem Planeten zu helfen und Heilungen zu machen, war so wichtig für mich, dass ich mich von zweien meiner Männer scheiden ließ, damit ich auf meinem Weg des Divine Timing blieb. Ich wusste, dass ich es nicht erreichen konnte, ohne dies zu tun. Bei meiner letzten Scheidung gab ich all meine Besitztümer außer meinem Geschäft, einem Stein, einem Kaffeetisch und einer Sauna auf. Ich wusste, dass alles ersetzt werden konnte, weil ich etwas fand, das mich glücklich machte. Menschen zu beobachten, wie sie erwachen und lernen, Heilungen zu machen, machte mich sehr glücklich.

Der Grund, weshalb ich mich von den drei Männern scheiden ließ, ist, dass die ungelösten Themen zwischen uns aufgelöst wurden. Jeder von ihnen lehrte mich Dinge über mich selbst und half mir auf eine höhere Bewusstseinsstufe. So schwierig einige dieser Beziehungen waren, auf ihre eigene Art halfen sie mir, als spirituelle Person erweckt zu werden.

Meine jetzige Beziehung ist mit meinem göttlichen Lebenspartner. Ich sage dies, weil er meine Vision teilt und er auch das gleiche Divine Timing hat wie ich. Ein göttlicher Lebenspartner ist anders als ein passender Seelenpartner. Es ist jemand, der diese Existenz bereits gemeistert hat und dasselbe Divine Timing hat wie der Partner.

Wenn zwei Seelen auf der Fünften Ebene zusammen waren, dann suchen sie nacheinander, wenn sie in eine menschliche Inkarnation kommen, um ihr Divine Timing hier auf Erden zu erfüllen. Es ist eine bestimmte Energie-Signatur, nach der sie schauen. Sie scheinen zu wissen, wie die Person aussieht, und wenn sie den gleichen Weg teilen, ist es nahezu unvermeidbar, dass sie sich treffen.

Ich weiß, dass ich mit meinem zugeteilten Divine-Timing-Partner zusammen bin. Ich glaube, als Guy und ich uns trafen, öffneten sich die Himmel und wir erinnerten uns aneinander und verliebten uns aufs Neue.

Da ich dies erwähnt habe, ist es auch wichtig zu wissen, dass nicht jeder einen göttlichen Lebenspartner oder passenden Seelenpartner braucht, um sein Divine Timing zu erfüllen. Viele von uns haben aber das Gefühl, dass sie nicht allein sein möchten. Möchtest du wissen, warum? Wir wurden nicht dazu gemacht, unsere Mission alleine zu erfüllen. Wir wurden dazu gemacht, es mit der Hilfe und Unterstützung einer besonderen Person zu erreichen. Das bedeutet, dass es Teil unserer Mission ist zu lernen, wie wir einer Person unsere Liebe vollständig geben.

Die meisten Menschen mit spiritueller Natur suchen nicht nach einem Seelenpartner, sondern nach der Person, mit der sie zusammen sein sollten, um ihre Mission zu erfüllen. Diese Person zu finden, kann eine verzwickte Angelegenheit sein.

Ich weiß, dass ThetaHealing nur durch Guy an meiner Seite werden konnte, was es ist. So viele Jahre, bevor ich ihn traf, sah ich ihn so klar und deutlich, dass ich glaube, dass er Teil meines Divine Timing ist.

Kollektives Divine Timing

Divine Timing beinhaltet nicht nur den Lernprozess der Seele einer einzigen Person, es beinhaltet auch den kollektiven Lernprozess jeder Seele auf diesem Planeten. Darum ist es wichtig, dass der persönliche Zeitplan eines jeden respektiert wird, nicht nur um ihretwillen, sondern um jedermanns willen.

Ich glaube, dass während wir erwecken und uns entwickeln, wir als Teil unseres kollektiven Divine Timings mit unserer Seelenfamilie zusammenkommen. Teil unserer göttlichen Wahrheit ist es, als Seelenfamilie zusammenzukommen und an unseren Glaubenssystemen zu arbeiten. Glaubensarbeit hilft uns, unser Divine Timing zu erkennen.

Auf einem mikrokosmischen Maßstab hat die Erde selbst ein eigenes Divine Timing. Darum ist es eine gute Idee anzuweisen, dass du weißt, was das Divine Timing der Erde auf einer größeren Skala ist. Sobald du das Bewusstsein dieser großen Dimension der Göttlichkeit hast, wird es ein neues Verständnis öffnen, welches du für Readings, Heilungen und Manifestationen verwenden kannst. Wenn du ein Reading oder eine Heilung machst, kannst du darum bitten, Teile des Divine Timing der Person zu sehen. Wenn du das größere Schema der Dinge verstehst, wirst du wissen, wann du manifestierst, was du manifestierst und wie du manifestierst.

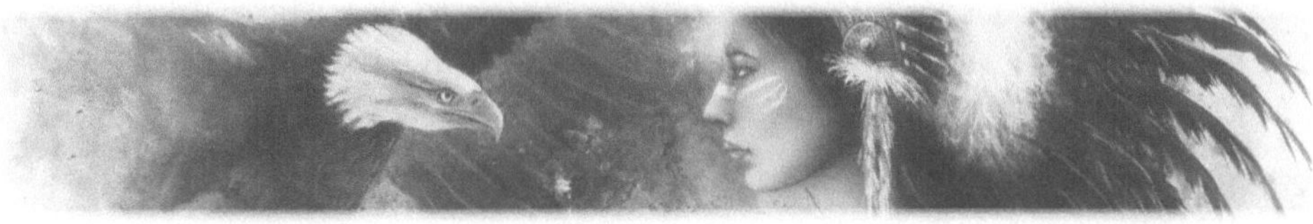

5

DIE VIERTE EBENE DER EXISTENZ

Die Vierte Ebene der Existenz ist das Reich der Geister. Wenn wir sterben und weitergehen, legt sich unser kohlenstoffbasierender Körper zur Ruhe, aber unser Geist geht vorwärts in die Vierte Ebene. Wenn wir noch nicht genügend Tugenden erreicht haben, um die Gesetze zu beeinflussen und um interdimensional zu reisen, bleiben wir dort, um zu lernen und uns weiterzuentwickeln. Es sei denn, wir wählen, nochmals auf der dritten Ebene zu inkarnieren. Wie oft wir zurück auf die Vierte Ebene gehen, liegt ganz bei uns und unseren Fähigkeiten zur Veränderung und zum Wachstum.

Die Vierte Ebene hat eine völlig andere Zeit und Energie als die Dritte Ebene. Was für uns wie eine Stunde erscheint, sind dort nur Sekunden.

Energien der Vierten Ebene haben eine viel höhere Schwingungszahl als die der Dritten Ebene. Tatsächlich bewegen sie sich schneller, als das menschliche Auge wahrnehmen kann. Sobald sich ein Geist auf die Vierte Ebene einstellt, ist es für ihn viel leichter, die Essenz von Licht und Schwingung zu biegen.

Auf der Vierten Ebene sind alle Sinne verschärft und noch immer nutzen Geister dort eine Form der Ernährung. Männliche und weibliche Essenzen existieren noch immer auf der Vierten (und auf der Fünften) Ebene auch gibt es dort weiterhin Beziehungen.

Geister auf der Vierten Ebene erreichen neue Höhen des Lernens. Die Ebene selbst ist in Abschnitte unterteilt, in der sie über die Energien der Ersten, Zweiten und Dritten Ebene unterrichten. Es erlaubt ihnen auch,

Menschen auf der Dritten Ebene zu beeinflussen. Viele hochentwickelte Führer kommen aus dieser Ebene. In dem die Geister der Vierten Ebene den Menschen auf der Dritten helfen, haben sie die Möglichkeit zu wachsen. Während sie wachsen, können sie die Energie erhalten, dies sie brauchen, um vorwärtszugehen.

TOD – NUR DER ANFANG

Wenn wir auf der Vierten Ebene ankommen, sind wir plötzlich dazu in der Lage, Tausende von Farben zu sehen. Die Wahrnehmung ist erhöht und jeder Sinn verstärkt. Alles wird schneller. Der Tod ist nicht das Ende, lediglich eine Veränderung in der Schwingung der Seele.

Wenn wir aus dieser dreidimensionalen Energie heraustreten, gibt es keine Zeit mehr. Hier auf der Erde ist die Zeit ein Segen, weil sie uns sagt, wann es Zeit ist, nach Hause zu gehen. Älter zu werden ist eine Segnung, jedoch erkennen wir dies aufgrund der Angst vorm Altern und Tod nicht.

Mit einigen Menschen passiert etwas Seltsames, wenn sie älter werden: Wenn sie ihre Sterblichkeit erkennen, kehren sie zur Religion zurück. Oft ist es die Religion, mit der sie aufgewachsen sind, und ich möchte hinzufügen, die sie für den Großteil ihres Lebens abgelehnt haben.

Der Grund dafür ist, dass viele Menschen sich vor Verurteilungen fürchten. Jeder weiß, dass man für sein Leben zur Rechenschaft gezogen wird, wenn man stirbt. Aber es ist kein vaterähnlicher Gott, der auf einem Thron sitzt und über dich urteilt; die kritischste Person, die auf dein Leben zurückblickt, bist du. Du bist viel strenger zu dir selbst, als Gott jemals sein würde!

Die perfekte Liebe, die das Universum erschafft, weiß alles über dich. Sie weiß, wie du als Kind behandelt wurdest. Sie weiß, wie du dich in jedem Teil deines Lebens gefühlt hast, und sie hat absolutes Mitgefühl und liebt dich, ohne dich zu verurteilen.

WAYWARDS

Einige Menschen sterben und haben das Gefühl, dass sie es in ihrem Leben nicht gut genug gemacht haben. Einige Geister mit diesen Gefühlen fürchten sich davor, ins Licht der Schöpfung zu gehen. Sie fürchten sich vor Verurteilung. Sie haben womöglich wirklich etwas Schlimmes gemacht oder sind einen tragischen Tod gestorben und haben dadurch das Gefühl, dass ihr Leben unvollendet ist. Andere Geister gehen nicht in Gottes Licht, weil sie durch ihre Glaubenssysteme gefangen sind. All diese Geister stecken zwischenzeitlich zwischen der Dritten und Vierten Ebene fest und sind bekannt als „ungeratene Geister" oder „Waywards".

Meist hat ein Wayward ein Problem zu lösen oder eine andere Form unerledigter Angelegenheiten. Wenn sie diese Angelegenheit erledigen können, gehen sie sofort ins Licht Gottes. Sagen wir, ein Mann begeht Selbstmord und wird zu einem Wayward. Der Grund dafür ist, dass er seinen Eltern sagen möchte, dass er sie liebt und es ihm leidtut, was er getan hat. Bis er diese Nachricht überbracht hat, wird er zwischen den Welten bleiben. Sobald er ins Licht geschickt wurde oder seine Angst überwunden hat und voranschreitet, wird er fähig sein, den Eltern seine Liebe auf eine viel bessere Weise zu zeigen als Schutzengel oder Geistführer der Vierten Ebene.

Waywards sind in einem Reich ohne Zeit. Ein Geist kann 1814 gestorben sein und in der Gegenwart auftauchen, ohne bewusst wahrzunehmen, wie viel Zeit vergangen ist. Aber irgendwann findet jede Seele ihren Weg zum Schöpfer. Kein Geist ist jemals vergessen. Sobald das Licht des Schöpfers ihre gebrochenen Seelen geheilt hat, gehen sie in die Vierte Ebene der Existenz hinüber.

Einige Heiler haben die Veranlagung, Geister in Gottes Licht zu schicken. Sie nutzen dafür ihr eigenes spirituelles Portal. Ein Geist in Gottes Licht zu schicken, hilft ihm, auf die Vierte Ebene zu gehen, wo er lernen und wachsen kann. Waywards sind nahezu immer junge Seelen, die noch immer lernen und wachsen.

Wenn ein Geist durch einen Heiler in Gottes Licht geschickt wird, geht üblicherweise mehr als einer auf einmal durch das Portal. Manchmal werden Tausende von ihnen ins Licht geschickt.

Einige Heiler sprechen die unerledigte Angelegenheit des Waywards an, andere aber ignorieren sie, weil sie wissen, dass Waywards ihre Probleme auf eine bessere Art lösen können, nachdem sie in Gottes Licht gegangen sind.

Besessenheit

Wegen ihrer gebrochenen Seele ist das innere Licht von Waywards geringer, als es sein sollte, weshalb sie vom Licht lebender Menschen angezogen werden. Sie können sich selbst an Menschen anhaften und ihre Energie anzapfen, wodurch die Menschen reizbar werden können. Manchmal führen sie verschiedene Handlungen durch, sodass sich die Menschen fürchten. Dann werden sie durch diese Angstenergie genährt.

Einige Menschen lassen die Energie eines Geistes mehr in sich einfließen als andere. Dies führt dazu, dass sie sich seltsam verhalten. Diese Situation kann eine Besetzung oder eine Teil Besetzung einer Person beinhalten. Dies ist ein weiterer guter Grund dafür, Waywards ins Licht zu schicken.

Ich glaube jedoch, dass in einigen Fällen Heiler Viren, Bakterien und Parasiten mit Waywards und Alien-Implantaten verwechseln. Sie glauben dann, dass eine Person besetzt sei, in Wirklichkeit aber tragen sie einen Krankheitserreger in ihrem Körper. Dann sagen sie: „Ich habe mit einem Klienten gearbeitet und gesehen, dass er besessen war. Ich habe es ins Licht geschickt, aber es ist immer noch da."

Höchstwahrscheinlich haben sie es in Wirklichkeit mit einem Virus zu tun, der intelligent genug ist, seine Energie zu verändern. Ein Virus befällt die DNA einer Zelle und besetzt sozusagen die Zelle. Sowohl Viren als auch Waywards dringen in den Körper ein, sind aber sehr unterschiedlich in der Art, wie sie eine Person beeinflussen. Dennoch sagt der Heiler: „Jeder, an dem ich arbeite, ist besessen. Überall hat es negative Geister!"

Dies könnte bedeuten, dass es virale Infektionen sind, die von Person zu Person weitergegeben werden. Ich habe festgestellt, dass viele Menschen das Ebstein-Barr-Virus in sich tragen und Heiler dies mit anderen Dingen verwechseln. Darüber hinaus glaube ich, dass viele Menschen Parasiten und Waywards verwechseln. Die Person, die Parasiten hat, bekommt die Information „Ich werde aufgefressen" und der Heiler glaubt, dies bedeute, ein spirituelles Wesen greife die Person an.

Seit der Antike vermuten die Menschen, dass Krankheiten von einem unsichtbaren Organismus oder einer unsichtbaren Kraft stammen. Sogar nachdem Mikroben unter einem Mikroskop sichtbar wurden, dauerte es Hunderte von Jahre, bis die Menschen glaubten, dass diese kleinen Kreaturen eine Krankheit auslösen können. Die Keim-Theorie war bei ihrer Entstehung umstritten, obwohl sie die Basis vieler Aspekte der modernen Medizin war.

Auch im 19. Jahrhundert glaubte die Wissenschaft noch nicht, dass Viren oder Bakterien Krankheiten verursachen oder sie durch Körperkontakt übertragen werden können. Es dauerte, bis ein Intuitiver den Sprung wagte zu sagen, dass Mikroorganismen durch den Kontakt von dreckigen Händen eines Arztes übertragen werden können! Dieser Akt der Tapferkeit kam von Ignaz Philipp Semmelweis, der als erster Arzt darauf hinwies, dass Ärzte ihre Hände mit einer Chlorkalklösung waschen sollten, bevor sie mit einem Patienten arbeiten. Er konnte seine Theorie nicht wissenschaftlich belegen, weshalb er von Anfang auf Ablehnung stieß. Erst nach seinem Tod wurde seine Theorie weitgehend akzeptiert und zur gängigen Arztpraxis. Woher nahm diese Person die Idee, dass Mikroorganismen auf diese Art weitergegeben werden? Woher hatte er diese Ahnung, dass etwas, das er nicht sehen, schmecken, anfassen oder riechen konnte, durch Körperkontakt weitergegeben werden kann? Richtig, es kam von seiner Intuition! Genauso wie Intuitive heute verspottet werden, wurde dieser Arzt für seine Intuition in der Vergangenheit verspottet.

All dies zeigt, warum es wichtig ist, Fragen zu stellen, wenn wir im Raum einer Person bei einer Heilung oder einem Reading sind.

Wenn viele Waywards immer wieder in ein Haus oder einen Bereich eindringen, stelle fest, ob es dort ein Portal gibt und wenn ja, verschiebe es an einen harmlosen Ort (siehe Seite 82)

Sollte es ein Wirbel (Vortex) sein (siehe Seite 77), der das Problem verursacht, lade ihn mit positiver Energie auf.

DIE GEFALLENEN

Vor langer Zeit entschied eine Gruppe von Seelen, dass ihre Kinder auf der Dritten Ebene nach Hause sollen: Sie wollten sie dazu zwingen in die Fünfte Ebene zu transzendieren. Durch diesen Versuch brachen sie das Gesetz des freien Willens und verloren somit ihre Fähigkeit zu erschaffen, dennoch behielten sie einige geringere Kräfte. Ungeachtet dessen, glauben sie bis zu diesem Tag, dass sie, wenn wir ausreichend Geister zusammenbringen, das Gesetz des freien Willens brechen können. Zurzeit sind sie auf diesem Planeten und werben Geister für ihre Art des Denkens. Sie sind bekannt als „Die Gefallenen“.

Unsere Vorfahren nannten diese Geister „Dämonen“. Sie können in diese Dritte Ebene treten und Probleme verursachen, haben jedoch Schwierigkeiten, wieder aus der Ebene zu gehen, sobald sie hierhergekommen sind. Es sind mächtige Wesen, aber nichts ist mächtiger als der Schöpfer. Nutzt ein auferweckter Meister seinen heiligen Namen, kann er einem Gefallenen die Anweisung geben zu gehen und es wird keine Diskussion geben.

Einige Menschen, die diese Wesen ins Licht Gottes schicken, tun dies auf eine unterwürfige Art. Dies funktioniert nicht gut. Die Anweisung sollte sein: *„Schöpfer. Schick diesen Geist ins Licht!“* Es sollte mit Autorität, Kraft und Überzeugung gesagt werden.

Eine meiner Studentinnen kam in einem meiner Seminare in Kontakt mit einem der Gefallenen. Ich erkannte, dass sie sehr angestrengt meditierte, und als ich sie fragte, was sie macht, sagte sie mir, dass sie einem bösen Geist seit einer Stunde Liebe schicke, damit er ins Licht gehe, dass es jedoch nicht funktioniere! Sie war sehr frustriert. Ich sagte ihr, dass der Geist ihr Angebot der Liebe ablehnt und dass sie ihn mit Autorität ins Licht schicken sollte. Dann gab ich die Anweisung, den heiligen Namen des Geistes zu erfahren. Ich verwendete den heiligen Namen und gab die Anweisung, dass er ins göttliche Licht geschickt wird, visualisierte, wie er durch mein spirituelles Portal hochgesaugt wurde, und stellte sicher, dass er den ganzen Weg bis ins Licht ging.

Die Gefallenen und einige Waywards versuchen, dagegen anzukämpfen, wenn du sie ins Licht schickst. Sie wollen dich in einen Konflikt ziehen, den du am besten vermeidest. Am besten vermeidet man es, mit ihnen zu sprechen. Sie können auch seltsame Formen projizieren und schmutzige Dinge sagen, um dich zu verängstigen. Darum musst du stark, klar und standfest sein, wenn du bezeugst, wie sie durch ein Portal hochgesaugt werden und auf dem Expressweg ins Licht der Schöpfung geschickt werden.

Gefallene in Gottes Licht schicken

1. Gehe hoch auf die Siebte Ebene der Existenz (Siehe Seite 14 und 15) und gib die Anweisung (nicht die Bitte) mit Überzeugung und Autorität: *„Schöpfer von Allem was Ist, es ist angewiesen, dass ich den heiligen Namen dieses Wesens kenne."*

2. Warte, bis die Schwingung des heiligen Namen des Gefallenen zu dir kommt, und nutze diese Schwingung um die zweite Anweisung zu geben: *„Schöpfer von Allem was Ist, es ist angewiesen, dass (nenne den heiligen Namen des Wesens) in Gottes Licht geschickt wird. Danke. Es ist vollbracht. Es ist vollbracht. Es ist vollbracht."*

3. Diskutiere nicht mit dem Gefallenen. Sie müssen in Gottes Licht gehen, wie du es angewiesen hast, weil du ein Funke Gottes bist.

4. Bezeuge, wie der Gefallene in dein spirituelles Portal gesaugt und bis in Gottes Licht gebracht wird. Schaue zu, bis sie zu diesem Licht geworden sind.

5. Wenn du wählst, den Kontakt zu beenden, reinige dich mit der Siebten-Ebenen-Energie und bleibe mit ihr verbunden.

DIE EBENEN ÜBERBRÜCKEN

Die Theta-Gehirnwelle formt eine Brücke zwischen den Ebenen der Existenz. Wenn wir uns in einem Theta-Zustand befinden, sind wir uns spirituellen Energien viel bewusster. Dies ist insbesondere so, wenn wir schlafen oder träumen. Auf diese Weise habe ich schon mit verschiedensten spirituellen Energien kommuniziert, jedoch hatte ich noch nie einen physisch berührt, bis zu jener Nacht in Neu-Delhi, Indien.

Am Ende eines langen Unterrichtstages ging ich schlafen und träumte, dass eine wunderschöne indische Frau über mir schwebte. Von ihr war nur die obere Hälfte sichtbar, auf eine Art verblasste der Rest. In meinem Traum griff ich nach ihr und erwischte den unteren Teil ihrer nebligen

Geisteressenz und hielt daran fest. Warum ich dies machte, wusste ich nicht, aber in dem Moment, als ich es machte, war ich hellwach.

Es gab Zeiten, in denen ich aufwachte und Geister über mir schwebten, aber dieses Mal stellte ich fest, dass ich den Geist mit geballter Faust festhielt und mich an ihm festklammerte. Sie flatterte herum wie ein Drachen im Wind, kämpfte darum, sich aus meinem Griff zu befreien, und wurde immer panischer.

Ich weckte Guy und sagte ihm: „Schnell, mach das Licht an!"

Als das Licht den Raum erfüllte, sah ich, dass ich den Unterkörper einer wunderschönen indischen Frau festhielt. Der Rest von ihr hing hinunter, wie bei Casper dem Geist. Es war, als ob ich die Ebenen überbrückte und sie aus meinem Traum von der Vierten Ebene in die Dritte Ebene zog. Sie bemühte sich noch immer verzweifelnd loszukommen. Ich ließ sie los und sie hob ab und verließ blitzartig den Raum.

Ich hatte einen Geist mit meinen Händen gefangen. Was für eine unglaubliche Erfahrung!

SPIRITUELLE DNA

Die Vierte Ebene bietet Zugang zum Geist unserer Vorfahren. Einige intuitive Heiler lernen eine Öffnung zu erschaffen, um Menschen mit diesen Vorfahren zu heilen. Heiler, die Schamanen oder Medizinmänner genannt werden, nutzen oft Geister und Vorfahren, die sie bei der Heilung unterstützen. Ebenfalls nutzen sie das Wissen ihrer Vorfahren und geben den Klienten Kräuter, wie es schon ihre Vorfahren getan haben. Auf diese Art bilden sie ein Gleichnis zwischen der Zweiten, Dritten und Vierten Ebene der Existenz. Sobald ein Kind eines Meisters die Vierte Ebene der Existenz versteht, werden sie die Ebene der Schamanen erreichen. Heiler, die die spezifische Heilenergie der Vierten Ebene verstehen, sind jedoch durch die Verpflichtung des Bewusstseins eingeschränkt, die ein fester Bestandteil der Vierten Ebene ist.

Gehen die Kinder der Meister zwischen den Leben auf die Vierte Ebene, lernen sie nicht nur von ihren Vorfahren, sondern auch von ihren genetischen Nachkommen, die auf der Dritten Ebene leben. Das bedeutet, dass in der Tat jederzeit einer unserer Vorfahren der Vierten Ebene unser

Leben anschauen kann, um zu sehen, was wir hier von unseren Erfahrungen lernen. Zu wissen, dass man dir bei deinem Leben zuschauen kann, lässt dich deine Existenz hier ein bisschen anders betrachten. Als Gott mir sagte, dass mein Leben ein offenes Buch sei und die Menschen es als Referenz nehmen werden, wusste ich, dass ich es auch so leben sollte.

Was funktioniert für dich nicht in deinem Leben? Oft ist deine DNA gegen dich und du weißt es gar nicht. Darum ist es wichtig, dass Vermächtnis deiner Vorfahren aufzudecken, welches dir durch deine DNA weitergegeben wurde.

Unsere Vorfahren und ihr Vermächtnis

Unsere DNA beinhaltet die Erinnerungen aller Vorfahren in unserer genetischen Linie. Diese Aufzeichnungen haben ein unglaubliches Wissen in sich und können ein erkennbares Vermächtnis hinterlassen. Hinterlässt ein genetischer Vorfahre in der DNA viele negative Glaubenssätze, zentrieren sich diese meist auf eine Person in der Familie. Oft hat diese Person ein unordentliches Haus und ist durch alle Glaubenssätze, die sie tragen, die schwerste Person in der Familie. Die giftigen Gedanken im Körper häufen sich als Fettzellen an.

Wissenschaftler bezeichnen 80 Prozent der DNA, die in uns ist, als „Abfall". Jedoch habe ich das Gefühl, dass in diesen 80 Prozent der unbekannten DNA ein riesiges Wissen liegt, welches, einmal verstanden, uns die Fähigkeit geben wird, erstaunliche Dinge zu tun.

Wir alle kamen mit einem DNA-Code hierher und dieser Code verrät uns nicht so viel darüber, was oder wer wir sind. Wer wir sind, ist das Ergebnis von jeder Erfahrung, die unsere Vorfahren vor uns gemacht haben und dieses Wissen ist erreichbar.

Wer waren deine Vorfahren? Offensichtlich waren sie hart im Nehmen und wussten, wie sie, egal was passiert, weitermachen konnten. Sie hatten das Programm zu überleben, dass ganz egal, was passiert. Darum hast du in deiner DNA dieses dringende Verlangen zu überleben. Einige unserer Vorfahren waren Anführer, andere waren Anhänger, also hast du die Wahlmöglichkeit. Einige hatten das Gefühl, jemanden zu lieben, verletze zu sehr, so lernten sie, niemanden mehr zu lieben. Andere lernten, dass das Einzige, was sie am Leben hielt, die Liebe war.

Ich glaube, viel von unserer jetzigen Persönlichkeit hängt davon ab, was unsere Vorfahren vor uns gemacht haben. Ich wuchs zum Beispiel ohne meinen Vater auf, habe aber trotzdem einige genetische Strukturen von ihm übernommen. Anfangs gefiel mir diese Idee gar nicht, da mein Vater einige Attribute hat, auf welche ich nicht scharf war. Natürlich wollte ich keine negativen Dinge von ihm übernehmen, aber als ich die Linie meiner Vorfahren anschaute, konnte ich erkennen, dass es dort auch viel Gutes gab.

Ich weiß, dass ich mit Freundlichkeit auf einer genetischen Ebene in diese Welt geboren wurde. Mein Vater ist sehr freundlich, meine Mutter hatte jedoch anderes genetisches Material. Ich glaube, dass der stärkste genetische Glaubenssatz gewinnen wird und in diesem Fall wurde die Freundlichkeit an mich vererbt.

Mein Vater brachte mir bei, hart zu arbeiten, und diese Tendenz wurde ihm von vergangenen Generationen weitergegeben. Er stammte von guten, starken Grenzwächtern ab. Meine Urgroßmutter war Hebamme, die Babys in Utah zur Welt brachte.

Mein ganzes Leben lang hatte ich die Angewohnheit, beim Schlafen die Füße unter der Bettdecke hervorzustrecken, genau wie mein Vater. Bis vor Kurzem wusste ich das gar nicht.

Ich mag es, wenn immer möglich barfuß zu gehen, und ich fand heraus, dass ich eine Linie von Großmüttern hatte, die dies auch gern taten.

Ich erkannte nicht, wie viel uramerikanisches Blut ich habe, bis ich einen DNA-Bluttest machen ließ, um die Verhältnisse von europäischen, asiatischen, schwarzafrikanischen und uramerikanischen Einflüssen zu erkennen. Ich stellte fest, dass ich zum Teil uramerikanisch und der Rest europäisch war, genau wie meine Mutter sagte.

Ich habe erkannt, dass ich häufig wie eine Uramerikanerin denke. Obwohl ich nur zum Teil uramerikanisch bin, zog ich meine Familie wie in einem Stamm auf. Bis zum heutigen Tage helfen wir einander bei allem. Als meine Enkeltochter Jenaleighia geboren wurde, kümmerte sich die ganze Familie um sie. Wir alle wollen unseren Familienmitglieder nahe sein, damit sie im Stamm bleiben.

Bevor ich Guy traf, bin ich neununddreißigmal umgezogen. Seit ich ihn getroffen habe, bin ich in siebzehn Jahren dreimal umgezogen, aber den Globus habe ich schon viele Male umkreist, dank meines beinahe konstanten

Reiseplans. Ich könnte mich über das Reisen beschweren, aber wenn ich dort ankomme, wo ich hingehe, stelle ich eine Blume in die Vase, hänge meinen Hut auf und das ist dann mein zu Hause. Woher kommt diese Energie des Umziehens? Sie steckt in meiner DNA! Ich kann mich sehr gut in einer neuen Umgebung anpassen, genauso wie es die europäischen Pioniere und meine uramerikanischen Vorfahren konnten.

Durch die starken Emotionen von Generationen und Generationen von Menschen, die vor uns hier waren, wurden viele Gefühle in diese Erde eingeschlossen. Mit der Glaubensarbeit können wir diese Gefühle, sogar von unserer genetischen Linie, auflösen.

Darum machen wir Glaubensarbeit: Um unsere Vorfahren von den negativen Emotionen zu befreien, die sie erfahren haben, als sie am Leben waren, damit sie sich in der Geisterwelt der Vierten Ebene durch unsere DNA-Verbindung befreien können.

Glaubensarbeit mit den Vorfahren

Während wir mit der Vierten-Ebenen-Energie interagieren, beeinflussen wir die zukünftige DNA, die durch unsere Kinder dargestellt wird, und die DNA der Vergangenheit, die durch unsere Vorfahren dargestellt wird. Wenn wir unsere DNA-Programme verändern, hilft dies sowohl den Vorfahren als auch den Kindern, sich auf die nächste Stufe ihrer Entwicklung zu begeben.

Wenn wir uns spirituell entwickeln, geht dieser energetische Einfluss in die riesige DNA unserer Familienlinie und wird rückwärts in die Vergangenheit und vorwärts in die Zukunft gegeben. Dies bedeutet, dass, wenn wir etwas Wichtiges lernen, es unsere Vorfahren auf der Vierten Ebene ebenfalls tun.

Machen wir Glaubensarbeit, ersetzen wir die Glaubenssätze von mehreren Generationen unserer Vorfahren. Wenn wir den Schöpfer fragen, wie weit dieser Glaubenssatz zurückgeht, ist die Antwort möglicherweise „zwölf Generationen".

Wir wissen, dass das morphogenetische Feld eine Energiesignatur des Wissens ist und durch die DNA fließt, und ihr sagt, was zu tun ist. Es sagt den Zellen eines Babys, wie viele Beine, wie viele Füße und wie viele Hände es haben soll. Das morphogenetische Feld beinhaltet ebenfalls die genetischen Erinnerungen der Vorfahren, die mindestens sieben Generationen zurückreichen. Wenn wir eine Veränderung in den Erinnerungen unserer Vorfahren erreichen möchten, sollten wir diese Veränderung für sieben Generationen vorwärts und sieben Generationen rückwärts vom Mutterleib anweisen.

Eine Veränderung in der Energie der Vorfahren erschaffen

Erforderliche Tugenden: Mitgefühl und Freundlichkeit.

1. Gehe hoch auf die Siebte Ebene der Existenz (Siehe Seite 14 und 15) und gib die Anweisung: *„Schöpfer von Allem was Ist, es angewiesen (oder erbittet), dass dieser Person als Baby im Mutterleib Liebe geschickt wird, sieben Generationen vorwärts und rückwärts. Danke. Es ist vollbracht. Es ist vollbracht. Es ist vollbracht."*
2. Gehe hoch und bezeuge, wie die bedingungslose Liebe des Schöpfers das Baby umhüllt, ob du es bist, dein eigenes Kind oder deine Eltern.
3. Bezeuge, wie Liebe den Mutterleib erfüllt, und schaue zu, wie sie den Fötus einwickelt und alles Gift, alle Giftstoffe und negativen Emotionen eliminiert, für sieben Generationen vorwärts und sieben Generationen rückwärts.
4. Umhülle die Person mit Liebe durch ihr ganzes Leben und darüber hinaus
5. Reinige dich mit der Siebten-Ebenen-Energie und bleibe mit ihr verbunden.

Die genetische Ebene und die Vorfahren

Die genetische Ebene der Glaubensarbeit hat eine direkte Verbindung mit der Vierten Ebene. Sie besteht aus dem genetischen Code unserer Vorfahren und den genetischen Programmen der DNA. Auf der Vierten Ebene existieren diese als tatsächliche Intelligenz in einer Verbindung mit dem Gesetzt der DNA.

In den DNA-Aufzeichnungen sind:

- Genetische Glaubenssätze, die in unserem Leben aktiv sind. Diese können positive oder negative Effekte haben.

- Genetische Glaubenssätze, die schlummern. Wenn diese aktiviert werden, könnten sie zu unserem Vorteil oder Nachteil arbeiten.

Wenn wir eine Heilung machen, beeinflussen wir die Heilung mit 94 bis 96 Prozent unserer eigenen Glaubenssysteme. Die Person, die geheilt wird, muss nur 4 bis 6 Prozent daran glauben, dass es möglich ist.

Wenn du genug Glaubensarbeit mit einer Person machst, öffnest du die Möglichkeit, dass sie heilen. Eine Glaubensarbeitssitzung öffnet die Möglichkeit für eine Heilung vielleicht nur für zehn Minuten, aber möglicherweise heilt die Person in dieser Zeit.

Wenn du eine Heilung bezeugst, ist es am besten, hochzugehen und mit Gott zu sprechen, um zu sehen, wie der Körper der Person auf die Heilung anspricht.

Frage den Schöpfer, „Hat die Person die Heilung angenommen?“

Gott sagt, „Ja.“

Dann fragst du, „Wie viel?“

Gott sagt, „Nur ein bisschen.“

Also machst du mehr Glaubensarbeit und dann eine weitere Heilung.

Dann fragst du Gott, „Wie stark hat die Person die Heilung angenommen?“

Gott sagt, „Sie hat die Heilung zu 50 Prozent angenommen.“

Das bedeutet, dass es möglich ist, dass sie vollständig geheilt werden kann.

Wenn wir die Möglichkeit schaffen, dass eine Heilung geschieht, können wir eine Veränderung bewirken. Mit der Führung des Schöpfers können wir zurückgehen und die Vergangenheit verändern. Wenn ich beispielsweise an Diabetes arbeiten würde und sie wäre durch eine genetische Veranlagung verursacht worden, würde ich dennoch an den Glaubenssystemen der Person in Bezug auf Diabetes arbeiten, der Schlüssel wäre jedoch zurück zum eigentlichen Vorfahren zu gehen, bei dem die Diabetes begonnen hat, um die Vergangenheit zu verändern. Wenn jemand zum Beispiel Krebs hätte, könnten wir seine genetische Veranlagung für Krebs verändern, indem wir zurückgehen, wo es begonnen hat, vielleicht vor vier Generationen, um dort den Anfang dieser Anomalie in der DNA des Vorfahren zu verändern.

Einen genetischen Defekt beheben

Mit dem Wissen der genetischen Aufzeichnungen kannst du einen genetischen Defekt finden und ihn zurückverfolgen bis zu der Zeit, als er von einem deiner Vorfahren erschaffen wurde. Dann kann Gott es verändern, indem er die DNA von einer der anderen genetischen Linien verwendet. Sobald der Defekt verändert worden ist, wird die Energie bis in die Gegenwart vorwärtsgebracht. Dies hat bei vielen Babys in Theta funktioniert.

1. Gehe hoch auf die Siebte Ebene (Siehe Seite 14 und 15) und gib die Anweisung: *„Schöpfer von Allem was Ist, bring mich zurück zu der Zeit, als dieser genetische Defekt erschaffen wurde. Danke. Es ist vollbracht. Es ist vollbracht. Es ist vollbracht."*
2. Bezeuge, wie du zurück in der Zeit gehst, als dieser genetische Defekt erschaffen wurde.
3. Bezeuge, wie der Defekt verändert wird, indem eine andere genetische Linie verwendet wird, und wie sie in der Zeit vorwärtsgeht bis in die Gegenwart.
4. Bezeuge, wie die Veränderung in den gegenwärtigen Körper integriert wird, durch jede Zelle des Körpers, und den Körper stark macht.
5. Sobald der Prozess abgeschlossen ist, reinige dich mit der Siebten-Ebenen-Energie und bleibe mit ihr verbunden.

Wiedererlangen von Ahnen-Informationen

Wir können die genetischen Glaubenssätze, die offensichtlich für uns sind, auflösen und verändern, aber was machen wir mit denen, die uns unbekannt sind? Wie steht es mit genetischen Attributen, die wir gern erwecken und integrieren möchten?

Was wäre, wenn du in das Leben deiner Vorfahren zurückgehen könntest und ihre positiven Eigenschaften in dein Leben bringen könntest? Diese Information schlummert schließlich bereits in unserer DNA. Was wäre, wenn wir zurückgehen könnten und unseren Vorfahren auf eine tiefere Weise verstehen könnten und Fähigkeiten zurückbringen könnten, für die sie Jahre brauchten, um sie zu lernen? Diese schlummern in der DNA – wir müssen sie nur wiedererwecken. Wir können diese Energie in die Gegenwart bringen, sodass wir die Eigenschaften unserer Vorfahren haben, ohne sie selbst erschaffen zu müssen.

Du hast bereits Eigenschaften geerbt, welche offenkundig wurden. Was wäre aber, wenn du zurückgehen könntest und deine Vorfahren auf eine tiefere Weise verstehen könntest, um so Dinge in diese Zeit zu bringen, welche sie jahrelang lernen mussten? Dies ist eine instinktive Fähigkeit, die in unserer DNA am Schlummern ist, sie erlaubt uns, in der Zeit zurückzugreifen und positive Eigenschaften von unseren Vorfahren hierherzubringen.

Wichtig ist, dass wir uns bewusst sind, welche Glaubenssätze und Eigenschaften unserer Vorfahren vorteilhaft sind und welche nicht. Dann können wir die, die positiv sind, erwecken und die verändern, die negativ sind.

Zurückzugehen und Eigenschaften von deinen Vorfahren wiedererlangen, kann dir viel Zeit und Mühe ersparen. Ich habe Tapferkeit wiedererlangt, da ich das Gefühl hatte, dass sie mir fehlt. Einige Leute glauben, ich sei sehr tapfer, aber was ich habe, ist Mut. Ich kann mich der Angst stellen und vorwärtsgehen, aber ich wollte in der Lage sein, keine Angst mehr zu haben – ich wollte Tapferkeit. Also brachte mich Gott zurück und ich konnte es von meinen Vorfahren wiedererlangen. Jetzt integriere ich es in mein Leben. Ich tue Dinge, ohne mich ängstlich oder überwältigt zu fühlen. Ich öffne meinen Geist, um etwas zu machen, und dann mache ich es auch.

Ich vertraue der Antwort, die ich von Gott bekomme, und ich vertraue ebenfalls meiner Intuition. Aber ich führe noch immer den Muskeltest bei mir selbst aus, da er mein eigenes Ego außer Kraft setzen kann, um mir zu sagen, was wirklich vorgeht in meinem Unterbewusstsein.

Dein Ego kann dein Freund oder Feind sein. Du solltest es immer in Schach halten, sonst wirst du nicht fähig sein, an dir zu arbeiten. Es gibt Heiler, die sagen, sie seien perfekt und müssen nicht mehr an sich selbst arbeiten. Was mich betrifft, werde ich wissen, wenn ich perfekt bin, wenn es passiert ist. Es ist eine Art Widerspruch in sich, da wir alle bereits perfekt sind – in einer perfekten Form haben wir perfekte Krankheiten, perfekte Leiden. Ich glaube aber, dass wir immer an uns selbst arbeiten können, um eine bessere Person zu werden.

Jeder hat ein Ego, auch unsere Vorfahren. Ich glaube, dass es möglich ist, sich mit unseren Vorfahren durch Meditation zu verbinden und positive Ergebnisse dabei zu erzielen, aber wir müssen vorsichtig sein. Wenn wir zurück zu unseren Vorfahren gehen, um ihre guten Eigenschaften vorwärtszubringen, wollen wir ihr negatives Ego nicht gleichzeitig mitnehmen.

Wir können auch rund um die Welt reisen, um die Erinnerung an verschiedene Zeiten und Orte zurückzubringen. Wenn wir das Gefühl haben, dass eine genetische Erinnerung zurückkommt, müssen wir hochgehen und anweisen, dass die gute Information bleibt und die negative herausgefiltert wird.

Um positive Eigenschaften von unseren Vorfahren zurückzubringen, können wir eine „Crystal Layout"-Technik (Kristall-Anordnungs-Technik) anwenden, um die guten Eigenschaften zurückzugewinnen, die in unserer DNA schlummern, und sie in unserem Leben vervielfachen.

Das Crystal Layout

Ein Crystal Layout ist eine Form der geführten Meditation, in der Kristalle rund um den Körper angeordnet werden. Es ist ein gutes Beispiel der Vereinigung der Ersten Ebene, den Kristallen, mit der Vierten-Ebene-Energie der DNA der Vorfahren. Ursprünglich wurde es für Rückführungen in vergangene Leben gestaltet, dies war aber lange bevor wir Menschen hatten, die in ein vergangenes Leben zurückgingen und auf ihrem Weg zurück in anderen Zeiten und Orten stecken blieben. Also lernten wir, sie ans Ende eines Lebens zu nehmen, um alle ihre Themen abzuschließen, indem wir die Meditation aus der Siebten Ebene starteten und sie in der Siebten Ebene abschlossen. Dies war so erfolgreich, dass wir begannen, die Crystal-Layout-Technik für verschiedene Zwecke zu nutzen.

ThetaHealing-Studenten lernen, wie sie die negativen Dinge mit der Glaubensarbeit finden, die ihre Vorfahren ihnen weitergegeben haben, wenn sie das „Weltenbeziehungen"-Seminar besuchen. Das Crystal Layout ist auf jeden Fall anders, da wir nach guten Dingen, die unsere Vorfahren uns gegeben haben, schauen.

Nimm dir eine Minute Zeit und schreibe auf ein Stück Papier die guten Wesenszüge, die du jetzt in deinem Leben hast. Von welchen möchtest du gern noch mehr? Welche würdest du gern vervielfachen? Würdest du gern freundlicher und rücksichtsvoller sein?

Wenn Menschen Rückführungen in vergangene Leben oder Crystal Layouts für Informationen aus vergangenen Leben machen, bedeutet das nicht notwendigerweise, dass es die Erfahrung ihr eigenes vergangenes Leben ist. In vielen Fällen ist das, was sie sehen, eine Erfahrung eines genetischen Vorfahren. Wir sind Teil von Atanaha, dem „Alles was Ist", wenn wir also die Erinnerungen von irgendjemandem, der gelebt hat, kennen und erfahren möchten, glaube ich, dass dies möglich ist. Diese Inkarnationen sind jedoch nicht nur menschliche Dritt-Ebene-Erfahrungen, es könnte viel mehr sein. Zum Beispiel könntest du in einer anderen Inkarnation ein Engel gewesen sein und den Menschen in dieser Form geholfen haben, was eine Fünft-Ebene-Erfahrung ist.

Welche Eigenschaften würdest du gern von deinen Vorfahren wiedererlangen? Wenn du Einfühlungsvermögen und bedingungslose Liebe möchtest, solltest du zu einem Vorfahren gehen, der dies in seinem Leben erfahren hat. Du kannst zweitausend Jahre oder mehr zurückgehen, sogar zu den Zeiten von Christus. Du stellst möglicherweise fest, dass du einige bizarre Dinge in deiner DNA-Erinnerung hast. Einige Menschen stellen fest, dass ihre Vorfahren erstaunliche Menschen und große Propheten waren.

Ein Crystal Layout zur Wiedererlangung von Informationen der Ahnen

In dieser Art der Crystal-Layout-Meditation nutzen wir einen Quarzkristall, der in der speziellen Form eines Davidsterns geschnitten ist. Ein Stück Bergkristall oder Opal funktioniert auch.

Diese Übung sollte immer zu zweit gemacht werden: Einer ist der Praktizierende und der andere der Klient. Vermeide es, diese Übung allein zu machen. Eine andere Person dabeizuhaben, gibt dir das Gefühl von Sicherheit, denn du wirst einen Führer brauchen, um sicherzustellen, dass du während der Meditation vorwärtsgehst und die richtigen Informationen wiedererlangst.

Du solltest immer alle Erinnerungen an vergangene Leben, die möglicherweise in den Kristallen sind, klären, bevor du sie auslegst, um Informationen wiederzuerlangen. Dies liegt daran, dass es möglicherweise zwischen den Erinnerungen der Steine und den Erinnerungen, die du sehen möchtest, Verwirrungen gibt. Da die Moleküle sich in einem Stein langsamer bewegen, funktioniert dies nur für etwa eine Stunde und dann kehren die Erinnerungen wieder in die Steine zurück. Gehe auf die Siebte Ebene (Siehe Seite 14 und 15) und bitte darum, dass die Steine von allen Erinnerungen, die sie halten, geklärt sind.

Nutze deinen eigenen spirituellen Namen, wenn du zurückgehst und Ahnenarbeit machst. Dies wird dir helfen, auf die Archive, die die Erinnerungen von allen, mit denen du verwandt bist, halten, zuzugreifen.

Wenn du Tugenden von Ahnen wiedererlangst, kann es sich möglicherweise so anfühlen, als wäre es dein eigenes Leben, das du erlebst.

1. Der Klient legt sich mit dem Kopf Richtung Süden hin, so wird er mit einer starken psychischen Energie verbunden.

2. Der Praktizierende sitzt hinter dem Kopf des Klienten, über seinem Kronenchakra, und hält sanft beide Hände an seinen Kopf, wenn der Klient mit der Berührung einverstanden ist. Durch diese Berührung teilt der Klient nun genetische Informationen mit dem Anwender. Berühre einen Klienten nie ohne sein Einverständnis, verstehst du die Funktionsweise dieser Übung, wird eine Berührung ihre DNA trainieren, wie sie die Meditation machen müssen.

3. Der Bergkristall in Form des Davidsterns (oder ein Stück Bergkristall oder Opal) wird auf dem Dritten Auge des Klienten platziert, in der Mitte der Stirn, zwei kugelförmige Kristalle, Driver genannt, werden in jeder Hand gehalten. Möchte der Klient eine klarere Sicht davon, was sich in der Meditation zeigt, kann er einfach die Driver seiner Hand bewegen als eine Möglichkeit, sich selbst zu fokussieren.

4. Der Praktizierende macht dem Bergkristall und den Drivern-Downloads mit der Fähigkeit, den Klienten in der Meditation zu führen, sie in der Theta-Gehirnwelle zu halten und alles zu speichern, was in dieser Erfahrung passiert. Die Kristalle übernehmen darum die Rolle eines Recorders und jedes Mal, wenn der Klient sie hält, werden sie sich an die Erfahrung im Detail erinnern.

5. Der Praktizierende führt den Klienten in der Meditation.

Um dir eine Vorstellung davon zu geben, was in einer solchen Meditation hochkommt, folgt hier ein Beispiel:

Eigenschaften von einem Vorfahren

Vianna (führt den Klienten in der Meditation wie folgt): Nimm einen tiefen Atemzug und stelle dir vor, wie die Energie durch deine Fußsohlen hochfließt, bis an die Spitze deines Kopfes und einen wunderschönen Lichtball formt. Was für eine Farbe hat er? [Ich frage welche Farbe die Person sieht, sodass ich mich ihrer Energie anpassen kann.]

Frau: *Er ist pink.*

Vianna: Stelle dir vor, dass du durch Schichten und Schichten von Licht gehst, durch ein goldenes Licht, durch eine dichte geleeartige Substanz, in ein kribbelndes weißes Licht.

Gib die Anweisung: „Schöpfer von Allem was Ist, es ist angewiesen – oder erbittet –, dass ich das Leben dieses Vorfahren bezeuge und dass ich bezeuge, wie die Eigenschaften, die für mich vorteilhaft sind, in mein Leben gebracht werden. Es ist vollbracht, es ist vollbracht, es ist vollbracht."

Stell dir nun vor, wie du in die Mitte von Raum und Zeit gehst und eine Türe siehst. In einem Moment werden wir in ein Leben eines Vorfahrens gehen und du wirst die Dinge sehen, welche du gewünscht hast. Bist du bereit?

Eins, zwei, drei, gehe durch die Türe. Schaue auf deine Füße. Bist du ein Mann oder eine Frau?

Frau: *Ich bin ein Mann.*

Vianna: Kannst du erkennen, welches Jahr gerade ist?

Frau: *Ich bekomme das Jahr 1790.*

Vianna: Sag mir, was war das Erste bedeutende Ereignis des Lebens dieser Person ist.

Frau: *Sie kamen übers Meer.*

Vianna: Wohin kamen sie?

Frau: *Schottland.*

Vianna: Okay, gehe in diesem Leben in der Zeit vorwärts. Kamen sie gut auf der anderen Seite des Meers an?

Frau: *Ja, sie kamen gut an.*

Vianna: Hat dieser Mann eine Familie?

Frau: *Ja.*

Vianna: Und Kinder?

Frau: *Ja.*

Vianna: Und er liebt sie?

Frau: *Ja, aber er ging zuerst übers Meer.*

Vianna: Also kamen sie später nach? Stießen sie später zu ihm?

Frau: *Ja.*

Vianna: Du schaust also nach der Energie, die er in Bezug auf seine Familie hat – das Einfühlungsvermögen, die bedingungslose Liebe und der Sinn, gut mitanderen zusammenzuarbeiten. Hat er diese Dinge?

Frau: *Ja.*

Vianna: Mögen ihn die Menschen?

Frau: *Ja.*

Vianna: Ist er stark?

Frau: *Ja, er ist sehr stark.*

Vianna: Hat er irgendeine Religion?

Frau: *Ja, er ist Protestant.*

Vianna: Okay, ich möchte, dass du in diesem Leben vorwärtsgehst, zum nächsten bedeutenden Ereignis.

Frau: *Er hält ein Baby.*

Vianna: Gibt es da noch mehr, das du mir sagen möchtest?

Frau: *Nein, nein, es scheint nicht wichtig zu sein.*

Vianna: Okay, ich möchte, dass du zum nächsten bedeutenden Ereignis vorangehst.

Frau: *Ah, das Baby wächst auf. Ich wurde zu ihr.*

Vianna: Hat sie dieselben Eigenschaften wie ihr Vater.

Frau: *Ja, das hat sie. Ja.*

Vianna: Okay, ich möchte, dass du zum Ende seines und ihres Lebens gehst.

Frau: *Sie zieht nach Australien.*

Vianna: Okay, ich möchte, dass du dir vorstellst, wie du ihr Leben bis zum Ende ansiehst und all ihre Themen auflöst, und sage mir, wann du damit fertig bist. Wie stirbt sie?

Frau: *Sie starb altersbedingt, sie ist aber immer noch ziemlich jung. Es liegt daran, dass sie sich viel abmühen musste.*

Vianna: Also starb sie an einer natürlichen Ursache?

Frau: *Ja.*

Vianna: Kannst du ihre Mühen sehen?

Frau: *Ja. Es war rau – es war ein raues Land.*

Vianna: Nun möchte ich, dass du dir vorstellst, wie sie zwischen den Leben hochgeht, während sie ihre Themen auflöst. Geht sie ins Licht Gottes?

Frau: *Also, sie bleibt noch eine Weile, weil sie sich um ihre Kinder und Enkelkinder sorgt.*

Vianna: Wie lange braucht sie, bis sie ins Licht Gottes geht?

Frau: *Sie blieb dreißig Jahre und dann ist sie gegangen.*

Vianna: Okay. Habe ich jetzt die Erlaubnis sicherzustellen, dass du alle ihre genetischen Lektionen von Freundlichkeit, Einfühlungsvermögen und bedingungsloser Liebe mit dir bringst sowie auch die Energie, gut mit Menschen umzugehen? Habe ich die Erlaubnis, dies durch deine DNA hochzubringen und sie zu verzehnfachen?

Frau: *Ja.*

Vianna: Nimm einen tiefen Atemzug. Gut gemacht. Ich möchte, dass du die Anweisung gibst, dass: *„diese Eigenschaften, Fähigkeiten und Tugenden in meiner DNA ins Hier und Jetzt gebracht werden, durch alle Vorfahren bis zu mir im Jetzt, zehnfach verstärkt, dass mein Körper sie vollständig akzeptiert und es ihnen erlaubt ist, nach vorn gebracht zu werden. Schöpfer, Lehre meinen Körper, dass er sie verdient. Bezeuge, wie diese Energien nach vorn gebracht werden, durch alle Linien meiner Vorfahren bis zu mir."* Sag mir, wenn es fertig ist.

Frau: *Es ist vollbracht.*

Vianna: Okay, Ich möchte, dass du dir vorstellst, wie du aus der Tür hinausgehst. Geh ins Universum und zurück zu diesem kribbelnden weißen Licht. Fühle die bedingungslose Liebe in jeder Zelle deines Körpers. Gut. Ich möchte, dass du hierher zurückkommst, zu dieser Zeit, diesem Datum. Du bist in einem ThetaHealing-Seminar in Idaho. Nimm einen tiefen Atemzug und öffne deine Augen.

Stelle sicher, deinem Klienten zu erlauben einige bedeutende Ereignisse im Leben seines Vorfahren zu sehen und führe ihn durch ihr Leben, bis hin zu ihrem Tod. Stelle sicher, dass der Vorfahre ins Licht geht. Lasse ihn jegliche Themen zwischen den Leben auflösen. Durch die DNA-Verbindung kannst du auch vorwärtsgehen, um ein Leben deiner Kinder anzuschauen.

Stelle dann sicher, dass der Klient die Eigenschaften, die er braucht, durch die DNA ins Hier und Jetzt bringt. Nimm ihn zurück durch die Türe, dann zurück zum Schöpfer. Stelle sicher, dass er wohlbehalten zurückkommt. Er wird sich wahrscheinlich noch den ganzen Tag an die Erfahrungen und Energien seiner Vorfahren erinnern. Diese Energie wird auch an seine Kinder weitergegeben.

Kannst du Eigenschaften einer Person zu dir holen, wenn du nicht mit ihr verwandt bist? Nein, aber du kannst diese Eigenschaften fühlen und sie vom Schöpfer downloaden. (Wenn Eigenschaften durch die Genetik zu dir kommen, werden sie auf eine andere Weise gefühlt.)

Jedes Mal, wenn du ein Crystal Layout machst, solltest du näher an einen Punkt kommen, indem du die Kristalle und Driver nicht mehr als Hilfsmittel benötigst. Nutze sie jedoch am Anfang, da sie dich in der Theta-Gehirnwelle halten und alles speichern, was in der Erfahrung passiert.

Hier folgt ein weiteres Beispiel:

Vianna: Was für Eigenschaften möchtest du?

Man: *Selbstdisziplin und Enthusiasmus.*

Vianna: Okay, es ist sowohl die Absicht des Praktizierenden sowie die des Klienten, diese Eigenschaften wiederzuerlangen. Stelle dich selbst in einem Lichtball vor. Was für eine Farbe hat er?

Mann: *Er ist blau.*

Vianna: Gehe hoch auf die Siebte Ebene der Existenz und gib die Anweisung: *„Zeige uns das Leben des Vorfahren, der diese Eigenschaften hat."*

Wir werden dich durch eine Tür führen, um ins Leben eines Vorfahren zu gehen, der diese Eigenschaften hat. Eins, zwei, drei, tritt durch die Tür und finde dich im Leben dieses Vorfahren wieder. Schaue auf deine Füße. Bist du ein Mann oder eine Frau?

Mann: *Ein Mann.*

Vianna: Wo bist du und kannst du sehen, was du trägst?

Mann: *Sandalen und Schafspelz.*

Vianna: Vor wie vielen Jahren ist das?

Mann: *Es war vor dreitausend Jahren.*

Vianna: Sieh dir das Leben dieses Mannes an. Taste, schmecke und fühle seine Lebenserfahrungen. Gehe zum nächsten bedeutenden Ereignis seines Lebens.

Mann: *Er nimmt an einer Art Zeremonie teil.*

Vianna: Wie ist er? Ist er lustig? Ist er nett?

Mann: *Ja, er hat viel Humor und ist ein sehr starker machomäßiger Mann.*

Vianna: Ist er verheiratet?

Mann: *Ja, er hat zwei Frauen und viele Kinder.*

Vianna: Ist er glücklich?

Mann: *Ja, er ist eine glückliche Person.*

Vianna: Ich möchte, dass du seinen Glauben spürst. Wie fühlt sich sein Glaube an?

Mann: *Er ist sehr gläubig.*

Vianna: Kannst du die Energie seines Glaubens fühlen?

Mann: *Ja, es ist kein Glaube sondern Wissen.*

Vianna: Ich möchte, dass du durch sein Leben hindurchgehst bis zu seinem Tod. Wie stirbt er?

Mann: *Es hat etwas mit Wasser zu tun. Ich sehe, wie er auf einem großen Stein liegt. Er hat einen ruhigen Tod.*

Vianna: Ich möchte, dass du nach seinem Tod hochgehst und zuschaust, dass er alle seine Themen auflöst, die er in seinem Leben hatte. Ich möchte, dass du dir vorstellst, wie er ins Licht geht. Ich möchte, dass du seine Kinder siehst.

Nun, habe ich die Erlaubnis sicherzustellen, dass du all sein Glaube, seine Selbstdisziplin und seinen Enthusiasmus mit dir bringst? Habe ich die Erlaubnis dies durch deine DNA hochzubringen und sie zu verzehnfachen?

Mann: *Ja.*

Vianna: Okay, ich möchte dass du die Anweisung gibst, dass: *„diese Eigenschaften, Fähigkeiten und Tugenden in meiner DNA im Hier und Jetzt gebracht werden, durch alle Vorfahren bis zu mir im Jetzt, zehnfach verstärkt, dass mein Körper sie vollständig akzeptiert und es ihnen erlaubt ist, im Hier und Jetzt gebracht zu werden. Schöpfer, Lehre meinen Körper, dass er sie verdient. Bezeuge wie diese Energien ins Hier und Jetzt gebracht werden, durch alle Linien meiner Vorfahren bis zu mir."* Sag mir, wenn es fertig ist.

Mann: *Es ist vollbracht.*

Vianna: Gehe zurück durch die Tür, zurück zum Schöpfer von Allem was Ist und öffne deine Augen.

Tugenden von einem Vorfahren:

Hier folgt ein Beispiel, wie man Tugenden ins Hier und Jetzt bringt:

Vianna: Welche Tugenden würdest du gern von einem deiner Vorfahren ins Hier und Jetzt bringen?

Mann: *Ich beschütze die Unschuldigen, darum möchte ich gern Mut.*

Vianna: Du hast bereits Mut. Zu einem metaphysischen Seminar zu kommen, braucht schon Mut. Durch die Zollabfertigung in Amerika zu kommen, braucht Mut! Als möchtest du gern Mut oder eher Tapferkeit?

Mann: *Okay, ich möchte gern Tapferkeit.*

Vianna: Tapferkeit bedeutet, dass du ohne Angst handeln kannst, lass uns losgehen und einen Vorfahren suchen, der diese Tugenden besaß.

Nimm einen tiefen Atemzug und stelle dir vor, wie die Energie durch deine Fußsohlen hochfließt, bis an die Spitze deines Kopfes und einen wunderschönen Lichtball formt. Was für eine Farbe hat er?

Mann: *Er hat die Farbe Blau.*

Vianna: Stelle dir vor, dass du durch Schichten und Schichten von Licht gehst, durch ein goldenes Licht, durch eine dichte geleeartige Substanz, in ein kribbelndes weißes Licht. Gib die Anweisung: *„Schöpfer von Allem was Ist, es ist angewiesen – oder erbittet –, dass ich* *das Leben dieses Vorfahren sehe und bezeuge und dass ich das Leben eines Vorfahren bezeuge, der unglaubliche Tapferkeit in seiner DNA besaß und dass die Eigenschaften, die vorteilhaft für mich sind, in mein Leben vorwärtsgebracht werden. Danke. Es ist vollbracht, es ist vollbracht, es ist vollbracht."*

Nun stelle dir vor, wie du in die Mitte von Raum und Zeit gehst und eine Türe siehst. In einem Moment werden wir in ein Leben eines Vorfahrens gehen, der Tapferkeit hatte. Bist du bereit?

Eins, zwei, drei, gehe durch die Türe. Sieh auf deine Füße. Bist du ein Mann oder eine Frau? Wo in der Geschichte bist du? Bist du viele Generationen in der Vergangenheit oder nur wenige?

Mann: *Ich bin ein Mann. Dieser Ort liegt viele Generationen zurück und ich trage Stiefel.*

Vianna: Höre den Namen, den dir die Menschen sagen. Wo lebst du?

Mann: *Der Mann ist ein erstaunlicher Kämpfer!*

Vianna: Benutzt er ein Schwert?

Mann: *Ein leichtes wunderschönes Schwert, geschmiedet mit Gold.*

Vianna: Wofür kämpft er?

Mann: *Freiheit. Er kämpft für die Freiheit seiner Leute.*

Vianna: Fühle die Energie dieser Person. Er hat nebst der Tapferkeit auch die Liebe für die Freiheit und viele andere Qualitäten. Gehe in seinem Leben voran. Kannst du sehen, wie er stirbt?

Mann: *Er stirbt im Kampf.*

Vianna: Hatte er Kinder? Hat er seine Tapferkeit einem seiner Kinder vererbt?

Mann: *Er starb für seine Kinder.*

Vianna: Ich möchte, dass du die Tapferkeit in seinen Kindern siehst.

Mann: *Ja, ich sehe sie.*

Vianna: Gib die Anweisung, dass seine Tapferkeit in dein Leben vorwärtsgebracht wird, durch alle Generationen bis zu dir, sodass sie verstärkt und vervielfacht wird zu dieser Zeit und an diesem Ort. Bist du bereit?

Mann: *Ja.*

Vianna: Nun möchte ich, dass du diesen Ort verlässt. Schaue zu, wie alles im Leben dieses Mannes geklärt wird, und gehe zurück durch die Tür. Gehe zurück zu der Energie von Licht und Liebe des Schöpfers.

Du sagtest, dass du die Unschuldigen beschützt, richtig? Nun möchte ich, dass du in dieses kribbelnde weiße Licht und in deine Zellen gehst, um in ein Leben zu gehen, indem du lernst, die Unschuldigen zu beschützen. Sag mir, wo du hinkommst. Wo bist du?

Mann: *Ich verstehe das nicht – hier ist nur Licht an diesem Ort, nur Licht.*

Vianna, zu der Klasse: Dies bedeutet, dass er die Unschuldigen zu schützen gelernt hat, bevor er jemals auf der Erde war, als er ein Lichtwesen war. [Zum Mann:] Nun stelle dir vor, dass diese Energie, Unschuldige zu beschützen, vorwärtsgebracht wird von diesem Ort des Lichts und in dir verstärkt wird. Dieses Licht hat auch andere Eigenschaften. Was für andere Eigenschaften kannst du spüren?

Mann: *Ich bin nicht sicher.*

Vianna: Dieses Lichtwesen fühlt sich sehr freundlich an. Ist er freundlich? Bist du sicher?

Mann: *Ich kann die Energie dieses Wesen nicht aufnehmen!*

Vianna: Würdest du gern den Download bekomme, dass du diese Energie aufnehmen kannst?

Mann: *Ja, bitte.*

Vianna: Okay. Nun bringe die positiven Eigenschaften, die du hattest, als du dieses Lichtwesen warst, in deiner DNA nach vorn. Deine Zellen sind sicher und dein Körper ist voller Freude. Gehe zurück zu diesem kribbelnden weißen Licht, nimm einen tiefen Atemzug und bringe dich wieder ins Hier und Jetzt zurück, sicher und stark.

Wie ihr sehen konntet, habe ich ihm gesagt, in seiner DNA-Geschichte zurückzugehen, und er ging zurück zu der Zeit, als er ein Lichtwesen auf der Fünften Ebene war. Ich sagte ihm ebenfalls, er solle zu der Zeit gehen, als er die Eigenschaften, die er bereits hatte, bekam, und er ging zurück in eine Zeit, als er eine spirituelle Energie war. Er machte dies, indem er seine DNA zurückverfolgte. So ging er zurück zu einem Vorfahren, der ein Schwertkämpfer war, und dann zurück in die spirituelle Welt, als er ein Engel war. Nicht jeder lebt alle seine Leben auf der Dritten Ebene. Einige von uns haben viele Leben auf der Fünften Ebene der Existenz, als Lichtwesen geführt.

SCHAMANISMUS

Wie bereits erwähnt, nutzen einige intuitive Heiler Geister und Vorfahren der Vierten Ebene zur Unterstützung bei Heilungen. Sie sind als Schamanen bekannt.

Schamanismus ist einer der ältesten Berufe in der Geschichte der Menschheit. Schamanistische Traditionen existierten seit prähistorischen Zeiten. In früheren Zeiten hatten alle Kulturen Formen von schamanischen Praktiken. Schamanen waren die Ersten, die damit experimentierten, spirituelle Energien zu beeinflussen, und sie waren die Vorläufer vieler Modalitäten, die wir bis heute nutzen. Schamanismus kann auch als Vorläufer der Religionen betrachtet werden, ganz zu schweigen von religiösen Gedanken. Im Laufe der Zeit haben moderne Religionen, die Wissenschaft und gesellschaftliche Gebräuche viele dieser altertümlichen Traditionen ersetzt.

Es wird gesagt, dass die Schamanen die Weltachse (Axis Mundi), die kosmische Achse, die Himmel und Erde verbindet, überqueren. Sie setzen Heilung oder Kräuter ein, die den Leuten durch die Weisheit der Vorfahren empfohlen wurden. Auf diese Art vollziehen sie ein Gleichnis zwischen der Zweiten, Dritten und Vierten Ebene.

Schamanen wird die Fähigkeit zugeschrieben, sich mit Lebensgeistern zu verbinden, das Wetter zu beeinflussen, Träume zu deuten, Astralprojektionen und -reisen zu machen und in höhere und tiefere Welten zu reisen, um mit spirituellen Energien zu kommunizieren.

In seiner traditionellen Form beinhaltete der Schamanismus das Zurückholen von Seelenfragmenten und die Gestaltwandlung in andere Formen, um mit Geistern zu kommunizieren und um sie herauszuziehen, um Krankheiten in den Schamanen selbst „zu ziehen“ oder um sich in eine andere Lebensform, wie beispielsweise einen Baum, oder die Erde zu verwandeln. Schamanismus ist eine dualistische Praxis – der Praktizierende hat die Wahl, es für das Gute oder Schlechte zu nutzen.

Einige Heiler sind instinktive Schamanen, indem sie versuchen, die Schwierigkeiten anderer in sich aufzunehmen. Dies könnte möglicherweise aus einer genetischen Erinnerung stammen oder daher, dass es in der Entwicklung des Intuitiven eine natürliche Verbindung zu der schamanistischen Energien gibt.

Da alle unsere Erfahrungen für die Seele zählen, wird sie diese Tendenzen durch die Glaubensarbeit nicht loslassen. Wenn beispielsweise ein kleines Kind Schmerzen hat, wird die Seele dem Kind höchstwahrscheinlich auf alle Arten, die ihm möglich sind, helfen. Darum ist es am besten, das Wissen herunterzuladen, wie der Schmerz ins göttliche Licht geschickt wird. Mache dies mit:

„Wenn ich jemandes Krankheit, Glaubenssätze oder Schmerz übernehme, werden sie automatisch umgewandelt und ins göttliche Licht geschickt.“

Geistführer und Tier-Totems

In früheren Zeiten lebten wir nahe bei wilden Tieren und ehrten jede Spezies. Auf der ganzen Welt hatten alte Völker Glaubenssysteme, die auf einer Götterwelt der Tiere basierten. Die ägyptische Mythologie begann auf diese Art genauso wie die Glaubenssysteme einiger indischer Stämme. Mit der Zeit nahmen die Götter und Göttinnen die Gestalt von Männer und Frauen an, dennoch besaßen die Götter einiger Kulturen menschliche sowie tierische Eigenschaften. Gute Bespiele sind hierfür der keltische Gott Cernunnos und der indische Gott Ganesha. In der griechischen Mythologie gab es ein stetiges Motiv der Vereinigung zwischen Mensch und Tier, ausgedrückt im Zentaur (halb Mensch, halb Pferd), und der Medusa, mit ihren Locken aus Schlangen-Haaren. Tiere wurden sogar mit anderen Tieren vereinigt wie die Chimären.

Eine der ältesten Verschmelzungen von Tieren findet sich in einer Höhle im französischen Lascaux. Eine Zeichnung dort stellt eine Figur dar, die die Haut eines Tieres besitzt und einen Kopfschmuck aus Hörnern trägt. Dieses unheimliche Wesen erinnerte an die Beschreibung von Cernunnos, wie sie auf einem antiken Kessel, der in Dänemark gefunden wurde, dargestellt war. Das Interessante dabei ist, dass diese Illustrationen mit einem Zeitunterschied von mehr als zwanzigtausend Jahren angefertigt wurden!

In der Antike wurden Rituale durchgeführt, in welchen Männer und Frauen ein „Totem" oder ein spirituelles Tier als Führer suchten. Dieser Führer wurde als Quelle von Stärke und Erleuchtung gesehen. Das Individuum versuchte, die Eigenschaften ihres Tier-Führers auf sich zu nehmen, um von ihrer Weisheit und Stärke zu profitieren. Schamanen nutzten die spirituelle Energie von Tier-Totems, um ihre eigenen Fähigkeiten auf jede erdenkliche Weise zu intensivieren – für Prophezeiungen, Heilungen, das Umwerben einer Geliebten und das Gewinnen eines Kampfes.

Tier-Totems beinhalten auch mythologische Kreaturen wie Drachen und Einhörner und der Donnervogel der Uramerikaner. Ihnen wurden magische Fähigkeiten zugeschrieben.

Die Weisheit und Kraft eines Tier-Totems kann noch immer herbeigerufen werden, wenn sie gebraucht wird. Das „Kraft-Tier" wird durch Meditation, Gebet und Trommelzeremonien gefunden. Dann übernimmt die Person die innere Essenz des Tieres.

Einige Uramerikaner glauben, dass jeder mindestens ein Krafttier hat, einige andere Stämme wiederum, dass wir mindestens sieben bis neun haben.

Viele amerikanische Stämme glauben ebenfalls, dass alle Tiere eine Bestimmung haben und uns durch ihre körperliche und spirituelle Präsenz unterrichten. Ich habe die Erfahrung gemacht, dass wilde Tiere spirituelle Nachrichten in körperlicher Form schicken. Sie werden etwas Ungewöhnliches tun, um dir eine Botschaft zukommen zu lassen.

Shapeshifting – Gestaltenwandlung

Rund um die Welt beinhalten schamanische Praktiken die Gestaltenwandlung – Schamanen verändern entweder ihren Körper in die Form eines Tieres oder sie schicken ihr Bewusstsein in den Körper eines Tieres.

Die Anwendung, seine körperliche Form in die eines Tieres zu verwandeln, ist beim Navaho-Stamm bekannt sowie bei den mexikanischen und südamerikanischen Ur-Kulturen.

Bei der anderen Art der Gestaltenwandelung, bei der das Bewusstsein in den Körper eines Tieres geschickt wird, verbindet sich der Schamane oder die Medizin-Person durch die kollektive Seelenenergie der Spezies mit dem Tier. Die meisten Tiere haben eine individuelle Seele, um zu sehen, was sie dir beizubringen hat, ist es aber möglich, sich mit der kollektiven spirituellen Energie zu verbinden. Des Weiteren ist es möglich, dein Bewusstsein in ein wildes Tier zu schicken, um eine Zeit lang mit ihm zusammenzuleben. Der Geist des Tieres wird nicht hinausgedrängt, vielmehr ist es eine geteilte Erinnerung für Tier und Mensch.

Sind Gestaltenwandler real? Natürlich sind sie das! Warum ich das sage? Weil ich glaube, dass es möglich ist, unser Bewusstsein in ein Tier zu schicken und durch seine Augen zu sehen. Ich habe mein Bewusstsein in Wölfe geschickt, um während ihrer Jagd durch ihre Augen zu sehen. Ich glaube auch, dass es Menschen gibt, die die Fähigkeit besitzen, ihre äußere Erscheinung zu verändern. Andere wiederum können von der Energie eines anderen Menschen leben und daher kommen möglicherweise die Legenden von Vampiren.

Du kannst eine spirituelle Gestaltwandlung in ein Tier machen, indem du das Crystal Layout nutzt. Wenn du dies machst, sage immer: *„Ich stimme zu, dies auf die Art und Weise des Schöpfers zu machen, eine gute Art und Weise.“*

Spirituelle Gestaltenwandlung

In dieser Übung arbeiten zwei Personen zusammen. Eine ist der Praktizierende und die andere der Klient. Die Übung sollte immer zu zweit gemacht werden! Vermeide es, diese Übung allein zu machen. Mit einer anderen Person wirst du dich sicherer fühlen und du wirst geführt, um vorwärtszugehen.

Dies ist ein Crystal Layout, bei dem man einen Bergkristall nutzt, der auf dem dritten Auge platziert wird, und zwei kugelförmige Kristalle, Driver, die in jeder Hand gehalten werden.

1. Nutze die Meditation zur Siebten Ebene (siehe Seite 14 und 15), um die Steine von allen Erinnerungen, die sie halten, zu klären.
2. Der Praktizierende macht Downloads für den Bergkristall und die Driver mit der Fähigkeit, den Klienten in der Meditation zu führen, sie in der Theta-Gehirnwelle zu halten und alles zu behalten, was in dieser Erfahrung mit dem Tier passiert.
3. Der Klient legt sich mit dem Kopf Richtung Süden hin, da er so mit einer starken psychischen Energie verbunden ist.
4. Der Praktizierende sitzt hinter dem Kopf des Klienten, über seinem Kronenchakra, und hält sanft beide Hände an seinen Kopf.
5. Der Praktizierende führt den Klienten wie folgt durch die Meditation.

„Wir machen eine spirituelle Gestaltwandlung in einen Adler [oder ein Tier deiner Wahl]. Zentriere dich in deinem Herzen, nimm einen tiefen Atemzug und stelle dir vor, wie Energie durch deine Füße in deinen Körper und durch deine Chakren hochfließt. Gehe aus deinem Kronenchakra hinaus und projiziere dein Bewusstsein an den Sternen vorbei ins Universum.

Stelle dir vor, wie du hochgehst, am Universum vorbei, durch Schichten von Licht, durch ein goldenes Licht, durch eine dicke geleeartige Substanz in ein kribbelndes weißes Licht.

Mache die Anweisung zum Schöpfer von Allem was Ist: „Es ist angewiesen [oder erbittet], dass ich meine Gestalt in einen Adler wandle. Es ist vollbracht, es ist vollbracht, es ist vollbracht."

Jetzt stell dir vor, dass du in die Mitte von Raum und Zeit gehst und eine Türe siehst.

Eins, zwei, drei, gehe durch die Türe. Sieh dich um und finde dein Tier.

Nimm einen weiteren tiefen Atemzug. Du bist nun im Raum des Tieres. Wie fühlt es sich an? Wie fühlt es sich an, ein Adler zu sein, hochzusteigen und durch die Augen eines Adlers zu sehen? Fühle seinen Herzschlag, seine Stärke und seine Vitalität. Erlebe dies für einen Moment. Was siehst du?

Bist du bereit zurückzukommen?

Nun stelle dir vor, wie du wieder durch die Türe gehst.

Gehe ins Universum und zurück zum kribbelnden weißen Licht der Siebten-Ebene. Fühle wie bedingungslose Liebe durch jede Zelle deines Körpers fließt.

Komme zurück zu dieser Zeit und diesem Ort. Nimm einen tiefen Atemzug und öffne deine Augen."

Diese Verbindung zu einem Tier wird dir einen großen Einblick in seine Gesundheit, Stärke und spirituelle Essenz geben.

Das Universum ist immer in Kommunikation mit dir. Dein Krafttier wird oft in deinem Leben oder in deinen Träumen auftauchen, um dich zu leiten.

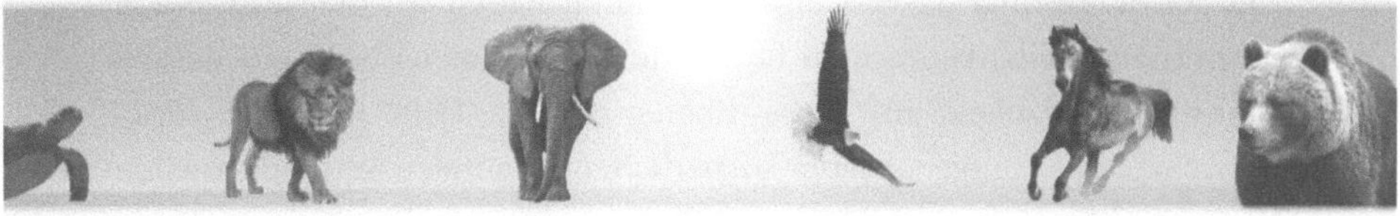

6

DIE DRITTE EBENE DER EXISTENZ

In der Dritten Ebene der Existenz existieren Tiere und Menschen in einer Symphonie des Lebens. Die Elemente der Sieben Ebenen – Mineralien, Photosynthese, spirituelle Energie und körperliche Energie – sie alle kommen auf dieser Ebene zusammen, um uns zu dem zu machen, was wir sind. Dies ist die Ebene der proteinbasierenden Moleküle, kohlenstoffbasierenden Strukturen und aminosäurebasierenden Ketten. Diese organischen Komponenten sind die Grundlage des Lebens.

Auf der Dritten Ebene lernen wir unseren Körper, unsere Gedanken und Gefühle zu kontrollieren. Dies ist die Ebene der Träume, Ideen und Entscheidungen. Komplexe Wesen der Dritten Ebene, wie Menschen und Tiere, besitzen Vorstellungskraft und großartige Fähigkeiten zur Problemlösung. Wir Menschen denken oft, wir seien weiterentwickelt als die Wesen der Ersten und Zweiten Ebene und die Tiere, mit denen wir auf dieser Ebene koexistieren. Vielleicht liegt dies daran, dass wir ein gut entwickeltes Ego haben, einen Instinkt, der uns zum Überleben und dafür, etwas zu erreichen, gegeben wurde. Da Egoismus auf der Dritten-Ebene gedeiht, müssen wir diesen Aspekt von uns selbst kontrollieren.

Tatsächlich ist es auf dieser Ebene, wo wir die Herausforderung durch Emotionen, instinktives Verlangen und Leidenschaft beherrscht zu werden, haben. Wie gut wir unsere Emotionen im Gleichgewicht halten, bestimmt, wie fähig wir sind, auf andere Ebenen zuzugreifen und uns frei durch sie bewegen können, um Gesundheit zu erschaffen.

In der Schöpfung unserer eigenen Realität haben wir die Illusion von Programmen, Gedankenformen und kollektivem Bewusstsein geschaffen, die unsere Gedanken auf diese Ebene binden. Dies bedeutet möglicherweise, dass einige unserer körperlichen, mentalen und spirituellen Fähigkeiten blockiert sind. Negative Glaubenssysteme können uns davon abhalten, unsere wahren Fähigkeiten zu erkennen. Um uns von diesen fesselnden Ketten zu befreien, müssen wir uns auf die Lebensfreude statt auf Angst, Groll und Hass konzentrieren.

Uns stellt sich die Herausforderung, in einer physischen Welt in einem menschlichen Körper zu sein. Unser physischer Körper ist eine Reflektion von allem, was wir glauben. Im gleichen Zusammenhang geht ebenfalls alles, was in uns vorgeht, auch in unserem Körper vor. Die Art, wie wir aussehen und wie wir uns fühlen, ist eine wahrgenommene Identität, die in der Illusion der Dritten Ebene erschaffen wurde. Wenn wir zu viele negative oder positive Glaubenssätze, die einen negativen erschaffen, haben, erzeugt dies einen Energiebruch in Allem was Ist, von dem, was wir sind. Um uns diesen Energiebruch aufzuzeigen, gibt uns der Schöpfer Krankheiten. Um Krankheiten jeglicher Art zu überwinden, müssen wir unsere Glaubenssätze verändern.

Um Veränderungen zu manifestieren, müssen wir uns von unserem einschränkenden Dritt-Ebenen-Bewusstsein befreien. Es ist wichtig, ein kosmisches Bewusstsein zu erschaffen, ein Verständnis, dass wir mehr als ein physischer Körper in einer physischen Welt sind. Dies ist einer der Gründe, weshalb wir in der Meditation zur Siebten Ebene so schnell durch die Ebenen der Existenz gehen –, sodass wir durch die negativen Glaubenssysteme, die im physischen Körper auf dieser physischen Erde sind, nicht beeinflusst werden, oder im physischen Universum, durch welches wir reisen, während wir in einer reinen Theta-Gehirnwelle sind. Auf diese Art vermeiden wir die schweren Gedanken, die auf dieser Ebene und außerhalb der Grenzen dieser Erde und des physischen Körpers sind.

Wir erschaffen unser Leben auf der Grundlage von Ängsten, Zweifel, Unglauben, Groll und Ärger, wie auch den positiven Gefühlen welche zu Tugenden werden. Während wir auf diesem Planeten sind, ist die Herausforderung, die positiven Gefühle gegenüber den negativen überwiegen zu lassen, nicht nur um Gesundheit, Glück und Freude zu haben, sondern auch, um ins Reich der Erleuchtung zu transzendieren.

Da die Dritte Ebene der Existenz die Schule für die Energien der Fünften Ebene der Existenz ist, sind wir in unserer Natur göttlich und können darum einfach unterrichtet und daran erinnert werden, wie wir die Essenz der Siebten Ebene nutzen können. Um aus der Dritten-Ebene der Existenz graduieren zu können, muss der menschliche „Student" dies lernen. Die Meister der Fünften Ebene sind hierhergekommen, um ihren menschlichen Dritt-Ebenen-Studenten/Kindern zu helfen, zurück zur Fünften Ebene der Existenz zu gelangen. Sie müssen aber ihr Wissen der Tugenden wiedererlangen.

KINDER DER FÜNFTEN EBENE

Wir glauben vielleicht, dass wir körperlich auf der Dritten Ebene sind, aber tatsächlich existieren wir auf allen Ebenen der Existenz. In Wirklichkeit, wie zuvor beschrieben, sind wir Kinder der Fünften Ebene.

Wir scheinen tatsächlich eine bewusste Erinnerung daran zu haben. Dies erklärt, warum viele Menschen glauben, dass sie „Kinder Gottes" sind, weil wir einen spirituellen Vater und eine spirituelle Mutter auf der Fünften Ebene haben. Diese spirituellen Eltern geben uns Unterstützung, Mitgefühl und Rat. Sie sind hohe Meister der Fünften Ebene der Existenz.

Am besten triffst du deine spirituellen Eltern durch den Schöpfer von Allem was Ist. Sobald du durch die Essenz von Allem was Ist gereinigt bist, wird es für dich leichter sein, mit ihnen zu kommunizieren. Sie werden dich führen, damit du selbst ein Meister werden kannst.

Wenn du oft das Gefühl hast, dass du nicht hier auf die Erde gehörst, dass es zu hart ist, dass die Menschen gemein sind und du das unglaubliche Gefühl von Heimweh hast und deine spirituelle Familie vermisst, dann bist du möglicherweise ein aufgestiegener Meister der Fünften Ebene. Wie du weißt, sind Meister der Fünften Ebene hierhergekommen, um ihren Kindern auf der Dritten Ebene zu helfen, zurück auf die Fünfte Ebene zu gelangen. Wenn du weißt, dass du unglaubliche Fähigkeiten und eine starke Verbindung zum Schöpfer hast, bist du möglicherweise ein Meister, der erwacht, um der Erde zu helfen.

Ob du ein aufgestiegener Meister bist oder ein Kind eines Meisters, lernst du, indem du dir positive Tugenden aneignest.

DER GÖTTLICHE MENSCHLICHE KÖRPER

Alles in der Existenz ist in seinem Ursprung göttlich, so auch der menschliche Körper. Auf diese Weise erlebt unser Geist diese Ebene. Die Zellen in unserem Körper arbeiten unermüdlich, um uns diese Lebenserfahrung zu geben. Unsere Lungen kichern und feiern jedes Mal, wenn wir einen Atemzug nehmen. Unsere Leber und unsere anderen Organe singen miteinander. Hören wir auf, dieses Feiern zu fühlen? Vergessen wir, dass wir hier sind, um zu atmen, zu lachen, in diesem wundervollen Körper zu leben. Wir sollten uns daran erinnern, dass dies eine wundervolle Ebene der Existenz ist. Aber wir sind hier, um als spirituelle Wesen zu lernen, doch einige von uns lernen noch immer durch Schmerz und Leid. Dies ist eine unserer spirituellen Herausforderungen auf dieser Ebene: zu lernen, ohne Leiden zu erschaffen und Freude zu erfahren.

Obschon wir alle mit Allem was Ist verbunden sind, sehen wir uns oft nicht auf diese Weise. Alles, was wir hier auf Erden essen und erfahren, ist dazu gestaltet, uns in unserem physischen Körper zu halten. Während unser Geist in diesem menschlichen Körper reift, wird die Welt unsere Wiege. Unser Geist mag es, in dieser Wiege zu sein, und wenn wir jemals mehrere Tage ohne ärgerliche Gedanken sind und anfangen, eine spirituelle Verbindung herzustellen, denken wir plötzlich: *Was passiert mit mir, wenn ich erleuchtet bin? Werde ich mich verändern? Werde ich mich weiterentwickeln? Werde ich sterben?* Oder noch schlimmer, *Werde ich alleingelassen? Werden sich meine Freunde und Verwandten mit mir verändern? Sobald diese Sorgen kommen, retten wir uns selbst vor spiritueller Erleuchtung.*

Als spirituelles Wesen innerhalb der einschränkenden Begrenzungen des physischen Körper sind wir mit der Herausforderung der Überwindung dieser illusionären Einschränkungen konfrontiert und tragen die Verantwortlichkeit für unseren menschlichen Körper und all seine Systeme, einschließlich der spiritueller Natur. Dies ist unsere Herausforderung: Diese wahrgenommenen illusionären Einschränkungen zu überwinden, um mit dem menschlichen Körper zu erblühen und so unsere Wahrnehmung der Existenz als solche zu verändern.

Sähen wir die Prozesse des menschlichen Körpers als heilig an, würde dies bedeuten, dass wir in einem biotechnischen Wunder Gottes herumlaufen. Es würde bedeuten, dass es keine Fehler im Universum gibt und alle Körperfunktionen einen göttlichen Zweck erfüllen. Es würde darüber hinaus bedeuten, dass es keine Trennung zwischen dem Körperlichen und dem Spirituellen gibt. Unsere Herausforderung besteht darin, zu beginnen, so zu denken.

Spirituelle und körperliche Integration

Wie bereits erwähnt, muss ein multidimensionaler Geist durch ein spirituelles Portal gehen, um in einen menschlichen Körper zu gelangen. Bei der Empfängnis, wenn das Spermium die Eizelle in der Gebärmutter befruchtet, gibt es einen Lichtblitz. In diesem Moment formt sich ein spirituelles Portal, welches die Dritte Ebene mit einer Dimension der Vierten oder Fünften Ebene vereint. Dieses Portal ist aus reiner Intelligenz (Gedanken) zusammengesetzt, die die Seele in den neu gebildeten Fötus bringt.

Ist die Schwingung des Fünfte-Ebene-Geistes, der in das Baby kommt, zu hoch, kann es zu Fehlgeburten kommen oder das Baby kann physisch geschwächt sein. Es ist auch möglich, dass die Schwingung für den Körper der Mutter zu hoch ist.

Überlebt das Baby diese Vereinigung der Dritt- und Fünft-Ebenen-Energien, ist es durch die Mischung von zwei sehr unterschiedlichen Schwingungen womöglich kränklich. Dies kann vorkommen, wenn ein aufgestiegener Meister in einen menschlichen Körper, und es kann der Grund dafür sein, weshalb intuitive Menschen zu Beginn manchmal etwas kränklich sind. Für einen aufgestiegenen Meister kann es eine Herausforderung sein, in einem menschlichen Körper zu funktionieren, ohne ihn zu zerstören.

Kinder mit frischer spiritueller Energie brauchen eine gewisse Zeit, um sich an den menschlichen Körper zu gewöhnen, trotzdem ist dies für sie noch immer eine unglaublich magische Erfahrung. Schon als kleines Kind wusste ich, dass unsere physische Form nur ein kleiner Teil von uns ist. Ich wusste, dass ich meine Haut trage und dass ich mehr als nur mein Körper war. Im Alter von etwa sieben Jahren entwischte das Nachbarbaby durch das Kellerfenster und tapste nackt im Garten herum. Als meine Mutter dies sah, wurde sie gegenüber den Eltern wertend und sagte, dass es dem Kind nicht erlaubt sein sollte, splitterfasernackt herumzurennen. Ich konnte kein Problem erkennen. Immerhin trug das Kind noch seine Haut und sein Geist war immer noch in seinem Körper. In diesem jungen Alter erkannte ich sogar, dass ich jetzt in einem menschlichen Körper lebte und es so viel mehr in Bezug auf meine Existenz gab.

Spirituelle Integration mit dem Körper ist sehr wichtig. Es kann die Übereinstimmung zwischen der Schwingung der Fünft-Ebene-Seele und der des Dritt-Ebene-Körpers bringen, ohne dass Fähigkeiten geopfert werden. Eine Möglichkeit, diesen Prozess zu unterstützen, ist, durch Glaubensarbeit die Negativität aus dem Körper zu entlassen.

Ich glaube, dass sich Babys allen Emotionen rund um sie herum bewusst sind. In der Vergangenheit glaubten Wissenschaftler, dass Babys, bis sie einen Monat alt sind, nicht sehen können. Die Mütter wussten allerdings, dass Babys sie von Anfang an sehen konnten. Diese wissenschaftliche Annahme gilt inzwischen als überholt. Darum nennen sie es Wissenschaft. Ein Wissenschaftler ist ein Sucher physikalischer Wahrheiten, mit dem Recht, seine Meinung ändern zu dürfen! Sucher wahrgenommener Wahrheit und – uups, das habe ich falsch verstanden. Betrachtet man aber alles, so war die Wissenschaft stets etwas Gutes, da sie die intellektuelle Entwicklung fördert.

Um auf diese Ebene zu kommen, muss jeder von uns durch ein spirituelles Portal gehen. Viele Kinder der Meister haben vergessen, wer sie waren, bevor sie hierhergekommen sind, und müssen erweckt werden. Meister, die hierhergekommen sind, können ihre Fähigkeiten auch natürlich wecken. Es ist ihre göttliche Mission, das Fünft-Ebene-Bewusstsein auf diese Ebene der Existenz zu bringen. Darum ist es wichtig, die physische und die seelische Essenz durch das Höhere Selbst zu integrieren.

GÖTTLICHES BEWUSSTSEIN: DAS HÖHERE SELBST

Das Höhere Selbst ist die höchste spirituelle Essenz, die in allen Lebewesen ist. Sie ist die göttliche Verbindung zum Unterbewusstsein. Sie hilft uns, unseren göttlichen Eigenschaften bewusst zu werden und leitet uns bei der

Veränderung unerwünschter Eigenschaften. Manche Menschen können dadurch mit Tieren, Kleinkindern und Menschen, die bewusstlos sind oder im Koma liegen, intuitiv zu sprechen.

Das Höhere Selbst hat intime Kenntnis der Funktionsweise der Seele. Es ist eng mit der mikrokosmischen Dimension in unserem Raum verbunden, in der der größte Teil der Seele wohnt. Es verfügt über Kenntnisse in Bezug auf das Divine Timing der Seele. Es ist unsere Verbindung zum Gott-Selbst, welches sich in allen von uns entwickelt. Es hat mehr von unserem Fünfte-Ebene-Selbst in sich. Diese Seelenenergie ist sehr mächtig, und es ist wichtig, das Bewusstsein jenseits dieser Grenzen zu schicken, um uns selbst von den Glaubenssystemen, die möglicherweise bei der Kommunikation mit dem Schöpfer störend sind, zu befreien.

Obschon das Höhere Selbst weiser als das mentale und physische Ego ist, hat es noch immer sein eigenes Ego, seine eigene Meinung, die womöglich nicht immer zum Höchsten und Besten von uns sind. Aus diesem Grund solltest du immer hoch zum Schöpfer von Allem was Ist gehen, der das vollständige Verständnis von allem hat. Dort residiert die höchste Wahrheit.

Mit deinem Höheren Selbst sprechen

Intuitiv gesehen, erscheint das Höhere Selbst wie eine königliche Essenz knapp außerhalb des Körpers, verbunden mit der pulsierenden Seelenenergie zwischen dem Kronenchakra und der Spitze des Kopfes. Durch die ätherische Verbindung zur Seele verfügt es über einen direkten Weg, der die Seele mit der Siebten Ebene der Existenz verbindet.

Das Höhere Selbst ist außerhalb des menschlichen Körpers und dennoch innerhalb der Aura, der Energieblase, die sich bei den meisten Menschen etwa drei Fuß rund um den Körper und sechs Fuß über den Körper erstreckt. Es ist wichtig, durch die Aura zu gehen, wenn wir Readings machen, da wir die Energie des Höheren Selbst leicht mit der Energie von Allem was Ist verwechseln.

Mache ich für mich selbst Readings, stelle ich sicher, dass ich mein Bewusstsein für eine Sekunde aus meinem Paradigma auf die Siebte Ebene schicke und dann zurückkomme und in meinen Körper schaue. Auf diese

Art und Weise habe ich die Perspektive des Schöpfers statt die meines Höheren Selbst. Dann frage ich den Schöpfer, was in meinem Körper gemacht werden muss.

Genauso gehe ich vor, wenn ich mit anderen arbeite: Ich gehe hoch, aus meinem Paradigma hinaus, sodass die Heilung vom Schöpfer kommt. Ginge ich nur aus meinem Körper bis zu meinem Höheren Selbst, wäre meine Wahrnehmung nur so göttlich wie mein Höheres Selbst.

Frage dich selbst: Erkennst du den Unterschied, ob du mit dem Höheren Selbst oder dem Schöpfer sprichst? Obschon dein Höheres Selbst ein höherer Aspekt deines Selbst ist, ist nicht alles durchdringend, so wie der Schöpfer. Der Schöpfer hat kein Ego und ist die reine Wahrheit.

Mit dem Höheren Selbst sprechen

Diese Übung ist dazu gestaltet, dir den Unterschied zwischen einer Unterhaltung mit deinem Höheren Selbst (oder dem eines Klienten) und einer Unterhaltung mit dem Schöpfer von Allem was Ist zu verdeutlichen.

1. Gehe hoch auf die Siebte Ebene (Siehe Seite 14 und 15) und gib die Anweisung: *„Schöpfer von Allem was Ist, es ist angewiesen, mit dem Höheren Selbst von [Name der Person] zu sprechen. Danke. Es ist vollbracht. Es ist vollbracht. Es ist vollbracht."*

2. Gehe ins Herzchakra der Person. Reise von dort nach oben Richtung Kronenchakra, durch es hinaus bis du das Höhere Selbst findest.

3. Rede mit dem Höheren Selbst und sage, was du hörst.

4. Reinige dich mit der Siebten-Ebenen-Energie und bleibe mit ihr verbunden

Ich habe Tausende Studenten unterrichtet und kann normalerweise sagen, ob jemand ein Reading von seinem höheren Selbst oder vom Schöpfer aus macht. Ich kann es anhand der Energie im Ton ihrer Stimme erkennen. Werden meine Studenten nervös, kann die Information von ihrem Höheren

Selbst statt vom Schöpfer kommen. Der Grund dafür ist, dass sie keine reine Theta-Gehirnwelle halten und sie das richtige Urteilsvermögen brauchen.

Wenn eine Frage gestellt wird, verbindet sich das Höhere Selbst schnell mit dem Gruppenbewusstsein oder sagt seine eigene Meinung, bevor es den Schöpfer fragt, es sei denn, es wird trainiert, es anders zu machen. Wenn ich zum Beispiel zum Höheren Selbst gehe und frage, wer der nächste Präsident der Vereinigten Staaten wird, würde mein Höheres Selbst vielleicht sagen: „Die Welt ist korrupt, die Regierung ist korrupt und du hast keinen Einfluss darauf, wer die Wahlen gewinnen wird, also warum fragst du?" Wenn du aber zu Allem was Ist gehst, bekommst du die reine Wahrheit als Antwort.

Als ich bei den Präsidentschaftswahlen im Jahr 2000 hochging und den Schöpfer fragte, ob George Bush oder Al Gore gewinnen wird, sagte mir der Schöpfer: „Vianna, fokussiere dich auf dein Leben. Sei aufmerksam darauf, wer du bist. Liebe die Menschen um dich herum, mache einen Unterschied in deinem Leben und arbeite an dir selbst. Wenn du dies machst, wirst du fähig sein, anderen zu helfen."

„Okay, Schöpfer, aber wer wird die Wahlen gewinnen?"

„Vianna, bleibe fokussiert auf dich selbst. Es spielt nicht wirklich eine Rolle. Es wird keinen klaren Gewinner der Wahlen geben und noch Wochen später wird niemand wissen, wer gewonnen hat und es wird nicht der sein, der die Volksabstimmung gewinnt."

Gott hatte recht. Es gab eine Nachzählung, die wochenlang andauerte.

Die Art, wie wir unser Höheres Selbst trainieren, sich mit dem Schöpfer zu verbinden, besteht darin, uns täglich bewusst mit der Siebten Ebene zu verbinden. Auf diese Art lernt das Unterbewusstsein, das Leben mit der göttlichen Energie des Schöpfers zu leben.

Glaubensarbeit und das Höhere Selbst

Wenn du anfängst, deine Glaubenssätze zu ändern, bringst du mehr von den Aspekten des Höheren Selbst in deinen Körper. Je mehr Tugenden du erlangst, desto mehr kommt dein Höheres Selbst in deinen Körper. Wenn du dich aber die ganze Zeit ärgerst und nachtragend bist, dann ist weniger von deinem Höheren Selbst in deinem Raum. Jemand wie beispielsweise der Dalai Lama hat viele Aspekte seines Höheren Selbst in seinem Raum.

Die einzige Methode, wie das Höhere Selbst im menschlichen Körper bleiben kann, ist, wenn negative Glaubenssätze geklärt werden. Glaubenssätze zu klären hilft dir, gesünder, stärker und mehr wie dein Gott-Selbst zu werden. Wenn du beginnst, dich seelisch auszudehnen, ist es unerlässlich, dass du gleichzeitig deine negativen Glaubenssätze auflöst, um deinen Körper auf der gleichen Schwingungsebene wie deinen Geist zu halten.

Es ist schwierig, die Schwingung des Höheren Selbst im Körper zu halten, da sie den Körper physisch auszehren kann. Um mehr von deinem Höheren Selbst zu haben, ohne deinen physischen Körper auszuzehren, gehe öfter hoch zu Allem was Ist. Dies wird deinen Körper ausgleichen.

Integriere das Höhere Selbst in den Körper

Erforderliche Tugenden: Hilfsbereitschaft, Ehrlichkeit, Freundlichkeit, Loyalität, Vornehmheit und Vertrauenswürdigkeit.

Das Höhere Selbst in den Körper zu integrieren, kann der Seelenessenz helfen, die körperliche Essenz zu verstehen, sodass die beiden zusammen in Richtung ihrer gemeinsamen Ziele arbeiten können.

Je mehr Glaubenssätze du klärst, umso mehr wird die Integration zwischen deinem Höheren Selbst und deinem Körper sein und umso gesünder wirst du werden.

1. Gehe hoch auf die Siebte Ebene der Existenz (Siehe Seite 14 und 15) und gib die Anweisung: *„Schöpfer von Allem was Ist, es ist angewiesen (oder erbittet), dass mein Höheres Selbst so weit es geht in meinem physischen Körper integriert wird, damit es meinen Körper stärkt und es jetzt in meinen Raum gebracht wird. Danke. Es ist vollbracht. Es ist vollbracht. Es ist vollbracht."*

2. Bezeuge, wie das Höhere Selbst durch das Kronenchakra in den Körper kommt und sich auf zellulärer Ebene in einer erstaunlichen Energie von Liebe, Behutsamkeit und Stärke integriert. Lasse nur so viel von deinem Höheren Selbst in deinen Körper, um ihn zu stärken.

3. Wählst du den Kontakt zu beenden, trenne die Verbindung, indem du dich mit der Siebten-Ebene-Energie reinigest und mit ihr verbunden bleibst.

Dein Höheres Selbst ist empfindlich gegenüber deinen Erfahrungen. Ob es gute oder schlechte Erfahrung sind, ist für es unwesentlich, da es im Grunde genommen nicht materiell ist. Aus der Perspektive der Seele kannst du genauso gut aus einer schlechten wie aus einer guten Erfahrung lernen und wachsen. Auf einer höheren spirituellen Ebene ist es so: Wenn wir etwas aus einer Erfahrung gelernt haben, ist es zu unserem Vorteil. Der Trick ist, daraus eine positive Erfahrung zu machen. Aus der Siebten Ebene ist es möglich, jegliche Erfahrungen zu erschaffen, die du auf dieser Erde haben möchtest.

Die göttliche Mission des Höheren Selbst

Eine der Funktionen des Höheren Selbst ist es, Tugenden zu erlangen, damit die Seele lernt, sich auszudehnen und zu wachsen. Es ist nützlich, mit dem Höheren Selbst zu reden, um festzustellen, was für Tugenden gebraucht werden.

Vianna: Habe ich die Erlaubnis, mit deinem Höheren Selbst zu sprechen und es zu fragen, was für Tugenden es erreichen möchte?

Rose: *Ja, ich gebe dir die Erlaubnis.*

Vianna: Als ich mich mit deinem Höheren Selbst verbunden habe, hat es mir eine Liste in Schreibschrift gegeben, die mit roter und schwarzer Tinte geschrieben war. Der erste Punkt war *„dienen"*. Der zweite war *„lernen, jemandem zu erlauben, dich vollständig zu lieben und jemanden vollständig zu lieben."*

Dies war in schwarzer Tinte geschrieben: „Du hast bereits gelernt, bescheiden zu sein. Du hast bereits gelernt, tapfer zu sein. Vor zwei Wochen hast du gelernt, alle guten Dinge, die du in deinem Leben gemacht hast, zu schätzen."

Rose, dein Höheres Selbst sagt, dass du dich über dumme Menschen ärgerst, aber du lernst, mit diesem Planeten Geduld zu haben und vor allem mit dir selbst. Dies sind die vorherrschenden Dinge, an denen du gerade arbeitest.

Was für Tugenden muss dein Höheres Selbst erreichen?

Entdecke die göttliche Mission deines Höheren Selbst

Unser Höheres Selbst hat sein eigenes Leitbild und weiß, welche Tugenden es bereits gelernt hat und welche es noch lernen muss.

1. Bilde mit einer anderen Person eine Zweiergruppe und rede mit dem Höheren Selbst von ihr, um die Tugenden, die sie bereits gelernt hat, zu finden und die, die sie noch lernen muss.
2. Dann gehe hoch, um die Perspektive des Schöpfers zu erhalten und um zu erkennen, was für Downloads die Person braucht.

Diese Übung sollte nur fünf Minuten dauern.

DRITTE-EBENE-INSTINKTE

Tier-Instinkt

Jedes Tier auf diesem Planeten ist mit einer Intelligenz ausgestattet, die wir Instinkt nennen. Aus irgendeinem Grund glauben wir, dass der Instinkt eine niedrigere Form der Intelligenz ist, als die bewussten Botschaften, die der Körper dem Gehirn schickt. Was die meisten von uns nicht wissen, ist, dass es unser Leben mehr beeinflusst, als wir ahnen.

Die Kunst dabei ist, dass wir uns unserer Instinkte bewusst sind und sie zu unserem Vorteil nutzen. Dies ist einer der Gründe dafür, weshalb wir lernen, bei einem Körperscan uns selbst durchzuführen, wie in meinem ersten Buch ThetaHealing: die Heilkraft der Schöpfung beschrieben.

Der Körperscan gibt uns unmittelbar Informationen darüber, was in unserem Körper vorgeht. Wer weiß, vielleicht rettest du einfach mal so dein eigenes Leben, wenn du deinen physischen Körper durch intuitive Wahrnehmung kennenlernst.

Unser Instinkt ist derselbe wie der von Tieren. Egal, wie verborgen oder vergessen er womöglich ist. Die Polizisten sagen beispielsweise Dinge wie „Ich hatte dieses Bauchgefühl“ oder „Ich wusste, dass er eine Waffe hat – Ich konnte es fühlen.“ Das ist in Ordnung, aber du überschreitest eine Grenze, wenn du sagst, „Ich nahm übersinnlich wahr, dass er eine Waffe hat.“ Beides ist dasselbe, aber viele Menschen verbinden das Wort „übersinnlich“ noch mit negativen Assoziationen. Diese Haltung führt dazu, dass wir die übersinnliche Seite des menschlichen Instinkts ausblenden, und sie ist womöglich auch der Grund dafür, warum wir nicht in Betracht ziehen, wie übersinnlich Tiere sind.

Um zu überleben, hat jede Tierart intuitive Sinne entwickelt, genau wie wir. Stillt eine Frau ihr Baby beispielsweise zum ersten Mal, entsteht eine augenblickliche Kommunikation ohne Worte. Im Körper der Frau werden dann Antikörper, die in der Muttermilch für jedes Bedürfnis des Kindes zur Verfügung gestellt werden, produziert. Für mich ist dies eine instinktive Intelligenz des menschlichen Körpers, die rationale Gedanken ersetzt. Tatsächlich sind in einigen Überlebenssituationen rationale Gedanken nutzlos.

Es gibt auch noch eine andere Form, wie der menschliche Körper mit anderen Menschen kommuniziert. Ohne es bewusst zu wissen, geschieht dies durch den reflexiven Prozess der Pheromone.

Tierische Anziehungskraft

Pheromone sind Chemikalien, die wir durch unseren Schweiß und andere Körperflüssigkeiten als Botenstoffe aussenden. Die meisten von uns verändern den Geruch, den wir abgeben, automatisch jedes Mal, wenn wir uns von jemandem sexuell angezogen fühlen, in der Hoffnung, dass derjenige sich von unserem Duft angezogen fühlt. Erstaunlich ist, dass sich in vielen Fällen diese Reaktionen ohne bewusste Gedanken ergeben. Das bedeutet, wir können von einer anderen Person durch ihren Geruch angezogen werden und aus diesem Geruch können wir ein instinktives Verständnis der Botschaft, die in der DNA ist, bekommen!

Einige Wissenschaftler meinen, dass wir uns mehr durch den Geruch als durch das Aussehen zu einer anderen Person hingezogen fühlen. Wir werden also durch eine *unterbewusste* Interpretation der Energie einer andern Person verzaubert. Wenn wir aber *bewusst* erkennen, was wir riechen, wären wir dazu in der Lage, diese Person auf eine tiefsinnige Weise zu verstehen. Wir könnten riechen, ob sie eine Krankheit oder einen genetischen Defekt hat, oder ob sie mental labil ist. Nähmen wir Gerüche wie Hunde wahr, könnten wir diese Ausdünstung psychisch identifizieren.

Was ist der Geruchssinn? Wenn du jemand anderen riechst, dann riechst du Partikel, Atome. DNA strömt in deine Nase, wodurch du stimuliert wirst, dass du instinktiv eine Antwort erschaffst. Dies ist an sich eine Kommunikationsform, da Informationen ausgetauscht werden. Wenn dein Körper auf diese Information zugreift, hat er eine gute Vorstellung davon, ob die Person sexuell passend für dich ist oder ob sie mit dir genug gemeinsam hat, um mit ihr auszugehen. Darum fühlst du dich womöglich von einem bestimmten Typ angezogen, um auf allen Ebenen passend zu sein – mental, spirituell, emotional und körperlich –, da deine DNA ihre liest und dies alles durch die chemischen Botschaften des Geruchs.

Ich glaube, dass der Fortpflanzungsprozess das Beste des vorhandenen DNA-Materials nimmt. Das bedeutet, dass gewisse körperliche und emotionale Eigenschaften in der Verschmelzung des genetischen Materials zum Vorteil der Menschheit weitergegeben werden.

Einige Menschen, mit denen ich gesprochen habe, erklärten mir, dass sie sich nicht nur sexuell vom Körper einer anderen Person angezogen fühlen, sondern auch von einer unbeschreiblichen und unerklärlichen Essenz. Ich glaube, einige Menschen werden von einer etwas höheren Schwingung als ihre eigene angezogen. Dies geht über die Anziehungskraft durch den Geruch hinaus und hinein in die Welt der geistigen Anziehung.

Wenn du jemanden triffst und von ihm angezogen bist, verändert sich etwas auf allen Ebenen in dir, von deinem Geruch bis zu deiner Einstellung. Hast du dich jemals gefragt, woher Verheiratete wissen, dass sich ihr Ehepartner sexuell von jemand anderem angezogen fühl? Dies liegt daran, weil sich ihr Duft sowie ihre Energie und Körpersprache verändern. Dies alles geschieht auf einer genetischen Ebene.

Frauen werden plötzlich netter, weil Männer Frauen mögen, die nett sind. Männer produzieren augenblicklich mehr Spermien, um die Spermien anderer Männer zurückzuschlagen. Alle diese Dinge passieren instinktiv.

Das vegetative Nervensystem

Ein weiteres gutes Beispiel einer instinktiven Reaktion, die in unserem Körper arbeitet, ist das vegetative Nervensystem, ein Netzwerk von Nervenfasern, das die Iris des Auges, die sanfte Muskelbewegung des Herzens, die Blutzellen, die Drüsen, die Lungen, den Bauch, den Darm, die Blase und andere inneren Organe reguliert und zwar ohne die bewusste Einmischung höherer Gehirnzentren. Da es jedoch mit den anderen Körpersystemen verbunden ist, wird das vegetative Nervensystem durch Emotionen beeinflusst. Ärger zum Beispiel kann den Herzschlag erhöhen, Angst kann ein Flattern im Bauch auslösen und Zufriedenheit kann den Blutdruck senken. Woher weiß man, wie es das geschieht?

Nachforschungen zeigen, dass der menschliche Geist zusammen mit dem physischen Körper ein elektromagnetisches Energiefeld erzeugt. Wir wissen, dass das menschliche Nervensystem etwas nutzt, das man als Elektrizität bezeichnen könnte, um lebenswichtige Informationen durch den Körper zu schicken. Dies nutzt er für eine Vielfalt von Lebensfunktionen, von sensorischen Informationen bis hin zur Organisation der Zellchemie und dem Schießen von Elektronen durch die neuronalen Synapsen. Der Körper an sich ist offensichtlich elektromagnetisch, bestehend aus aufgeladenen Partikeln wie Atomen, Elektronen, Protonen und Ionen.

Alle Lebensformen auf diesem Planeten beruhen auf subatomaren Partikeln, die unterschiedlich schwingen. Alle Lebensformen schwingen unterschiedlich und wir alle setzen uns aus Partikeln zusammen. Letztlich sind wir alle nur Partikel, die sich in langsamerem oder schnellerem Tempo bewegen. Diese Bewegung resultiert in Energiesignaturen, die sich in Form von Licht, Klang und elektromagnetischen Feldern zeigen, welche eine Form der Kommunikation sind. Ich glaube, dass alle Tiere, die Menschen eingeschlossen, ihre eigene besondere Art der Kommunikation haben, die über die normalen Sinne hinausgehen und ohne bewusste Gedanken funktionieren.

DNA-Intuition

Ein anderes System, welches im Körper ohne bewusste Gedanken arbeitet, ist die DNA. Das ist das Programm, welches heimlich alles in unserem Körper steuert, obwohl wir uns dessen nicht bewusst sind.

Jedem Tier auf diesem Planeten war es möglich, seine Intuition anzupassen, um sein Überleben zu sichern, und das Gleiche gilt auch für uns. Wir möchten uns selbst gern von dieser Tierwelt abheben, nichtsdestotrotz sind wir Tiere. Wir sind Säugetiere und haben Kinder, die wir aufs Schärfste beschützen. Warum kümmern wir uns um sie und schützen sie? Wir wissen instinktiv, dass sie die Zukunft sind. Dieser Instinkt wurde uns von unseren Vorfahren vererbt. Können wir diese Eigenschaft körperlich feststellen? Woher kommt sie? Wo ist sie im Körper? Sie ist in unserer DNA.

Unsere DNA erschafft ständig intuitiv Überlebensmechanismen und sie arbeitet mehr für als gegen uns. Wenn du beispielsweise noch nie eine Schlange gesehen hast, ist es sehr wahrscheinlich, dass du bei ihrem Anblick instinktiv Angst empfinden wirst. Dieser reflexartige Instinkt stammt aus unserem DNA-Wissen.

Unsere DNA kann Daten in ein Netzwerk schicken, genau wie wir es im Internet können. Wenn ich Daten aus diesem Netzwerk abrufen und einen Kontakt mit den Teilnehmern dieses Netzwerks aufbauen kann, dann haben wir möglicherweise auch eine unbekannte Verbindung mit den Menschen, die unsere direkte DNA teilen, wie zum Beispiel unsere Verwandten.

Dieser Gedankengang erklärt teilweise die Fähigkeit der Fernheilung, Telepathie und des Fernreadings. Dies könnte auch der Grund dafür sein, warum einige Menschen fühlen, wenn ihre Verwandten Schmerzen haben, auch wenn diese meilenweit entfernt sind.

Wenn wir dieses Konzept einen Schritt weiterverfolgen, können wir sagen, dass wir DNA mit jedem anderen Menschen auf diesem Planeten teilen und in gewissem Maß auch mit anderen Tieren. Dies bedeutet, dass es deshalb auch möglich ist, sich mit der DNA anderer zu verbinden. Dies würde das Gruppenbewusstsein und die Hyperkommunikation erklären und wie wir die Erinnerungen der Vorfahren zurückholen können sowie die Erinnerung an vergangene Leben anderer.

Erinnere dich an das vergangene Leben einer anderen Person

In dieser Übung machst du ein Reading einer Person und erinnerst dich an ihr vergangenes Leben oder an die Erinnerungen der Vorfahren. Es gibt keine Trennung zwischen Vergangenheit, Gegenwart und Zukunft, da alle drei gleichzeitig geschehen. Gedanke und Bewusstsein bewegen sich schneller als die Lichtgeschwindigkeit und sind somit außerhalb vom Gesetz der Zeit. Durch die Nutzung einer verdichteten, leichten Gedankenform ist es möglich, die Gesetze der Sechsten Ebene zu biegen und in der Zeit vorwärts- und zurückzugehen, um das vergangene Leben einer anderen Person zu erfahren, indem du dich daran erinnerst, wie wenn du dich an die Zukunft erinnerst. Dies lehrt uns, dass es in einem dreidimensionalen Universum so etwas wie lineare Zeit nicht gibt.

Wenn du das vergangene Leben einer Person bezeugst, fokussiere dich auf die positiven, nicht auf die negativen Aspekte.

1. Gehe hoch auf die Siebte Ebene (Siehe Seite 14 und 15) und gib die Anweisung: *„Schöpfer von Allem was Ist, es ist angewiesen (oder erbittet), dass ich das vergangene Leben von [Name der Person] jetzt sehe und mich daran erinnere. Danke. Es ist vollbracht. Es ist vollbracht. Es ist vollbracht."*

2. Bezeuge, wie du in der Zeit vorwärtsgehst und dann zurück in das vergangene Leben der Person. Beobachte im Stillen und erinnere dich. Frage „Als dies das letzte Mal passiert ist, was hätte sie machen können, um es besser zu machen?"

3. Erzähle der Person alle guten Dinge in Bezug auf die Erfahrungen des Lebens und fokussiere dich auf die positiven Dinge, die sie dadurch gelernt hat.

4. Reinige dich mit der Siebten-Ebenen-Energie und bleibe mit ihr verbunden.

TIERE DER DRITTEN EBENE

Wenn du dich durch die DNA mit anderen Menschen verbinden kannst, wie sieht es dann mit den Tieren aus, mit denen wir die Dritte Ebene teilen?

In der Antike war die Verbindung zu Tieren wie die Symbiose zwischen Jäger und Sammler. Dies verwandelte sich in einen Großhandel der Domestizierung ausgewählter Arten, die für unser Überleben offensichtlich vorteilhaft waren. Jäger und Sammler entwickelten sich schließlich zu Hirten mit Tierhaltung, wodurch die Landwirtschaft geboren wurde. Dies war der Beginn der Domestizierung, eine andere Art der Symbiose, die bis heute existiert. Menschen begannen sowohl andere Menschen als auch Tiere zu versklaven. In den vergangenen zehntausend Jahren haben wir die domestizierten Tiere genetisch verändert, um unsere Bedürfnisse zu erfüllen. Unglücklicherweise sind einige nun vom Aussterben bedroht.

Vor Kurzem gab es jedoch im Konzept der Vernetzung aller Dinge einen Durchbruch, welcher die Tiere mitbeinhaltete. Die relativ neue Wissenschaft der DNA hat uns gezeigt, dass wir viel von unserer biologischen Struktur mit anderen Tieren dieser kostbaren Welt teilen. Die Art, wie die DNA strukturiert ist, mag bei allen Spezies unterschiedlich sein, die Grundlage ist aber überall die gleiche, auch bei uns Menschen. Dies legt nahe, dass wir eine gemeinsame Herkunft haben, unabhängig davon, wo und inwiefern dies zu unserem Sein beitrug. Ob wir Menschen uns auf dieser Welt zusammen mit unseren Brüdern und Schwestern, den Tieren, weiterentwickeln oder ob wir als Sternensaat von einem anderen Planeten kommen, ist darum letztlich irrelevant, wenn wir in Betracht ziehen, dass wir äußerlich anders sind, innerlich ähneln wir uns doch.

Es ist falsch, wenn Menschen glauben, dass ein Tier weniger intelligent oder weniger intuitiv ist, weil sein Gehirn kleiner ist. Wir haben ein riesiges Gehirn und nutzen nur einen kleinen Teil davon. Tiere haben das kleinere Gehirn, nutzen aber ihr Gehirngewebe auf eine Weise, sodass die Größe keine Rolle mehr spielt.

Haben Tiere eine Seele? Natürlich haben sie eine. Schreiten sie in den Ebenen durch die Wanderung der Seelenenergie voran? Natürlich schreiten sie voran, so wie wir es machen.

Diese ‚neue' Philosophie der Vernetzung aller Lebewesen ist eigentlich überhaupt nicht neu. In Indien wurde sie über Tausende von Jahren unterrichtet und hat sich hin zu einer vegetarischen Lebensweise entwickelt. Auf der anderen Seite der Welt vertraten die Uramerikaner die Auffassung, dass alles Leben Teil eines großen Ganzen ist und die

Tiere den Menschen gleichgestellt sind. Einige Uramerikaner waren Jäger und Sammler, die Tiere gejagt und getötet haben, ihnen wurde jedoch beigebracht, den Geist des Tieres, welches sie getötet haben, zu respektieren und dankbar zu sein. Tatsächlich schienen die ersten ‚Götter' vieler Stämme ein Rat von Tieren zu sein.

In vielen Gegenden der Welt wurde früher geglaubt, dass die Menschen ein Teil vom großen Ganzen und in keiner Weise einer anderen Spezies überlegen sind. Für Ureinwohner ist alles auf diesem Planeten verbunden, vom kleinsten Kristall bis zum größten Wal im Ozean. Um aber zu verstehen, wie alles miteinander verbunden ist, müssen wir auf Entdeckungsreise gehen, wie wir mit anderen Tieren interagieren.

Tiere heilen (die nicht menschliche Art)

Die besten Freunde, die einige von uns haben, sind unsere Tiere. Sie sind die Essenz bedingungsloser Liebe.

Vermutlich wählen wir unsere Tiere auf dieselbe Art und Weise wie unsere Partner aus. Wenn wir davor uns, fürchten geliebt zu werden, wählen wir ein Tier, das ein wenig reserviert und distanziert ist. Wenn wir sehr nervös sind, ist das unser Haustier wahrscheinlich auch. Das Tier spiegelt unsere Energie zu uns zurück.

Irgendwann, inmitten von Tausenden von Readings mit Klienten, die Haustiere hatten, gelangte ich zu der Erkenntnis, dass, wenn das Haustier krank ist, auch der Besitzer krank wurde und umgekehrt. Wenn ich eine Heilung für den Besitzer durchführte, taten wir dies auch für sein Haustier. War das Haustier erkrankt, war es zwingend erforderlich für seinen Besitzer eine durchzuführen. Ich wusste, dass ich dieses Phänomen untersuchen musste.

Die am schwersten erkrankte Person, die ich in meinem Leben jemals gesehen habe, hatte die Lyme-Krankheit, Histoplasmose (Pilze in den Lungen), Krebs und Enzephalitis, und das war nur der Anfang. Mir erschien es seltsam, dass ihre Katze genauso krank war wie sie.

Zu Beginn unserer Zusammenarbeit glaubte ich, dass ihre Katze ihr tatsächlich einige Krankheiten übertragen hatte, die sich im Laufe der Zeit entwickelten. Aber als ich hochging, um die Situation aus der Perspektive der Siebten Ebene zu betrachten, stellte ich fest, dass es anders herum war.

Die meisten Hauskatzen glauben, dass sie Menschen sind, und sie gewähren ihrem Besitzer das Privileg, sie als Haustier halten zu dürfen. Diese Katze war allerdings anders. Sie war mitfühlend und liebte meine Klientin. Sie versuchte, sie zu heilen, und wurde dadurch selbst krank.

Es gab seltsamerweise viele Momente, in welchen meine Klientin dem Tod nahe war, damit die Katze die Krankheit übernehmen konnte. Jedes Mal ging es meiner Klientin etwas besser, aber die Katze starb letztlich in diesem Katz und Mausspiel der Heilung.

In diesem Moment erkannte ich ein wiederkehrendes Verhaltensmuster bei Tieren. Immer, wenn Menschen zu mir kamen und mich baten, ihren Hund zu heilen, überprüfte ich, was der Hund von ihrem körperlichen oder emotionalen Stress übernahm. Mit Gewissheit würde der Hund an Diabetes sterben, wenn der Klient Diabetes hatte.

Ich erkannte, dass Hunde und Katzen mit gewissen Charakterzügen und Aufgaben gezüchtet werden. Über Jahrhunderte hinweg haben einige von ihnen die Fähigkeit, ihren Besitzer zu heilen, entwickelt. Dies wurde ihnen durch die DNA weitervererbt.

Als ich dieses Phänomen untersuchte, erkannte ich, dass diese Haustiere nicht die Fähigkeit besaßen, die Krankheit wieder loszuwerden, die sie übernommen haben. Sie behielten sie, bis ich diese bei ihrem Besitzer verändert hatte. Die besten Resultate erzielte ich, wenn ich zuerst am Besitzer und dann am Tier arbeiten konnte.

Sich mit Tieren verbinden

Ich stellte fest, dass die Heilungen besser funktionierten, wenn ich das Höhere Selbst des Tieres um Erlaubnis für die Heilung bat, da Tiere nicht mit Worten kommunizieren können.

Wenn das Höhere Selbst zu einer Heilung Nein sagt, können wir dies mit ihm diskutieren, allerdings sollten wir dann die Entscheidung auch respektieren.

In vielen Fällen möchte der Besitzer, dass das Tier lebt, auch wenn es sterben möchte. Der Besitzer macht psychisch Haken beim Tier, um es am Leben zu halten. Die Tiere lieben ihre Besitzer so sehr, dass sie versuchen zu überleben. Wir sollten aber hochgehen und das Höhere Selbst des Tieres fragen, was es tun möchte, genauso wie wir es bei den

Menschen machen würden. Wir sollten den Geist fragen, ob er bleiben oder gehen möchte.

Ich stellte ebenfalls fest, dass Tiere manchmal Kernglaubenssätze haben, die entfernt und ersetzt werden müssen, und dass sie sogar Downloads von Gefühlen benötigen, wie ‚Ich weiß, wie es sich anfühlt, Liebe zu empfangen und anzunehmen.'

All diese Komponenten zusammengenommen ergaben das Heilprotokoll für Tierheilungen.

Zuerst solltest du dich dem Tier vorstellen. Wenn du dies tust, solltest du dich in das Tier ausdehnen, sowohl in den physischen als auch in den psychischen Körper, und du solltest dich mit deinem heiligen Namen vorstellen. Das Tier hat nun einen DNA-Abdruck von dir und dadurch weiß das Tier, ob du gefährlich bist oder nicht. Auch wenn wir aus der Ferne an einem Tier arbeiten, stelle ich mich immer zuerst vor.

Frage das Tier nach seinem heiligen Namen. Jedes Tier hat einen heiligen Namen. Es kann ein Ton sein, eine energetische Signatur oder ein Name. Das Tier wird dir dies als Abdruck geben, als Schwingung, die du möglicherweise als leichtes Lied wahrnimmst.

Mit dem höheren Selbst eines Tieres sprechen und nach seinem heiligen Namen fragen

1. Gehe hoch auf die Siebte Ebene (Siehe Seite 14 und 15) und gib die Anweisung: *„Schöpfer von Allem was Ist, es ist angewiesen (oder erbittet), jetzt das höhere Selbst dieses Tieres zu treffen. Danke. Es ist vollbracht. Es ist vollbracht. Es ist vollbracht."*

2. Das Höhere Selbst findest du oft über dem Körper des Tieres schwebend. Gehe zum Höheren Selbst des Tieres und frage nach seinem heiligen Namen.

3. Warte auf die Schwingung des heiligen Namens.

4. Sobald der Prozess abgeschlossen ist, reinige dich mit der Siebten-Ebenen-Energie und bleibe mit ihr verbunden.

Wenn du ‚hineingehst', um mit dem Tier zu sprechen, solltest du erkennen, dass die meisten Tiere das gesprochene Wort nicht verstehen. Ein besserer Weg der Kommunikation mit einem Tier ist es, ein Bild zu formen und es telepathisch in den Geist des Tieres zu übermitteln. Die meisten Tiere kommunizieren, indem sie Bilder und Schwingungen schicken. Sie senden nicht intuitiv Worte, sondern nutzen Gefühle, Emotionen und Bilder.

Es ist auch sehr wichtig zu verstehen, dass es ein großer Unterschied ist, Gefühle statt Worte zu schicken. Du schickst dem Tier eine Emotion. Wenn du dich also in einer Situation befindest, in der du dich von einem Tier bedroht fühlst, projiziere nicht den Gedanken Beiße mich nicht. Das Schicken jeglicher Art von Bildern in Bezug auf Beißen kann falsch verstanden werden und einen solchen Umstand verursachen. Stattdessen solltest du dem Tier reine Liebe projizieren und ihm, sobald du kannst, aus dem Weg gehen. In einigen Situationen ist es am besten standhaft zu sein, aber das ist nicht immer so. Behalte auch in deinen Gedanken, dass das Projizieren von Liebe nicht bei allen Tieren funktioniert. Vorsicht ist besser als Nachsicht, wenn es um den Umgang mit Tieren geht.

Schicke einem Tier eine Projektion eines Bildes oder einer Emotion

1. Gehe hoch auf die Siebte Ebene (Siehe Seite 14 und 15) und gib die Anweisung: *„Schöpfer von Allem was Ist, es ist angewiesen (oder erbittet), diesem Tier eine Projizierung oder Emotion zu schicken. Danke. Es ist vollbracht. Es ist vollbracht. Es ist vollbracht."*
2. Sobald der Prozess abgeschlossen ist, reinige dich mit der Siebten-Ebenen-Energie und bleibe mit ihr verbunden.

Tiere können genau wie Menschen chronisch depressiv werden. Wenn du ein Tier hast, das deprimiert oder lethargisch ist, solltest du ihm ein geistiges Bild schicken, in dem es in einer glücklichen Situation mit seinem Besitzer als sein Freund ist, der ihm Liebe schickt.

Eine andere Art, sich mit Tieren zu verbinden, ist, deine Hände auf sie zu legen und seelische Informationen von ihnen zurückzuholen. Höchstwahrscheinlich wird dies in Form von Bildern sein, von dem, was das Tier erfahren hat. Ich empfehle, dies einige Male zu üben, damit du dich bei der Arbeit mit Tieren wohlfühlst.

Körperscan eines Tieres

Habe jeden Augenblick Vertrauen und Stärke, während du geistig dieselben Gefühle projizierst.

1. Gehe hoch auf die Siebte Ebene (Siehe Seite 14 und 15) und gib die Anweisung: *„Schöpfer von Allem was Ist, es ist angewiesen (oder erbittet), jetzt das Höhere Selbst dieses Tieres zu treffen. Danke. Es ist vollbracht. Es ist vollbracht. Es ist vollbracht."*
2. Bitte das Höhere Selbst des Tieres um Erlaubnis, ein Reading machen zu dürfen.
3. Dann frage das Tier nach seinem heiligen Namen und warte auf die Schwingung des heiligen Namens.
4. Scanne das Tier und, falls nötig, bezeuge eine Heilung oder schicke alle negativen Energien ins göttliche Licht (siehe Seite 191).
5. Um dem Tier ein Bild von Liebe und Glück zu schicken, gib die Anweisung, dass ihm eine Projektion von Glück und Liebe geschickt wird.
6. Bringe dich selbst hoch aus dem Raum des Tieres hinaus.
7. Reinige dich mit der Siebten-Ebenen-Energie und bleibe mit ihr verbunden.

Tiere fühlen Schmerz in unglaublicher Intensität, was es schwierig machen kann, mit ihnen zu arbeiten. Möglicherweise ist es nötig, ihren Schmerz zu entlassen, bevor du die Heilung bezeugst. Eine andere Möglichkeit ist es, hineinzugehen und dem Tier das Gefühl zu projizieren, dass es stark und gesund ist.

Glaubens- und Gefühlsarbeit bei Tieren

Tiere sprechen sehr schnell auf Heilungen an, wenn nicht, brauchen sie möglicherweise Glaubens- oder Gefühlsarbeit. Sie profitieren von Glaubensarbeit, die genetische Programme und Grundglaubenssätze verändert. Gehe hoch und bitte ihr Höheres Selbst um Erlaubnis, eine Heilung und Glaubensarbeit mit ihnen zu machen.

Einige der Gefühle, die Tiere möglicherweise brauchen, sind:

‚Ich verstehe, wie es sich anfühlt Liebe zu empfangen und anzunehmen.'

‚Ich weiß, wie es sich anfühlt, geliebt zu sein.'

‚Ich weiß, wie es sich anfühlt, wichtig zu sein.'

‚Ich weiß, wie ich lebe, ohne mich verlassen zu fühlen.'

Glaubens- und Gefühlsarbeit mit einem Tier

Erforderliche Tugenden: Akzeptanz, Mitgefühl, Tapferkeit, Glaube, Vergebung, Dankbarkeit, Hoffnung, Freundlichkeit, Zurückhaltung, Dienen und Wunder.

1. Gehe hoch auf die Siebte Ebene (Siehe Seite 14 und 15) und gib die Anweisung: *„Schöpfer von Allem was Ist, es ist angewiesen (oder erbittet), jetzt das Höhere Selbst dieses Tieres zu treffen. Danke. Es ist vollbracht. Es ist vollbracht. Es ist vollbracht."*

2. Bitte das Höhere Selbst des Tieres um Erlaubnis, Glaubensarbeit machen zu dürfen.

3. Wenn du die Erlaubnis hast, frage das Tier nach seinem heiligen Namen. Warte auf die Schwingung des heiligen Namens.

4. Hole dir die Erlaubnis für jeden Glaubenssatz, den du verändern möchtest, und für jedes Gefühl, das du herunterlädst.

5. Bezeuge, wie die Glaubenssätze verändert und die Gefühle heruntergeladen werden.

6. Bringe dich selbst hoch, aus dem Raum des Tieres hinaus. Sobald der Prozess abgeschlossen ist, reinige dich mit der Siebten-Ebene-Energie und bleibe mit ihr verbunden.

Negative Energien reinigen

Tiere sprechen schnell auf Heilungen an, jedoch solltest du, wenn möglich, auch am Besitzer arbeiten, da Tiere oft die Krankheiten ihrer Besitzer übernehmen. Darum ist es sehr wichtig, deine Tiere regelmäßig von negativen Energien zu reinigen.

Ein Tier von negativen Einflüssen reinigen

Um ein Tier von negativen Energien zu reinigen, bitte es um Erlaubnis, dann gehe hoch auf die Siebte Ebene und gib die Anweisung, dass die Energie weggeschickt wird. Wie bei der Arbeit mit Menschen möchtest du vielleicht, wenn du mit einem Tier arbeitest, die DNA von einem sehr starken Vorfahren ins Jetzt bringen. Bezeuge, wie die Krankheiten oder Emotionen beim Tier entlassen und ins göttliche Licht geschickt werden.

1. Gehe hoch auf die Siebte Ebene (Siehe Seite 14 und 15) und gib die Anweisung: *„Schöpfer von Allem was Ist, es ist angewiesen (oder erbittet), jetzt das Höhere Selbst dieses Tieres mit dem Namen [Name des Tieres] zu sprechen. Danke. Es ist vollbracht. Es ist vollbracht. Es ist vollbracht."*

2. Frage das Höhere Selbst des Tieres nach seinem heiligen Namen und warte auf die Schwingung des heiligen Namens.

3. Frage das Tier dann, ob es von den negativen Energien, die es vom Besitzer übernommen hat, gereinigt werden möchte.

4. Sobald du die Erlaubnis hast, bezeuge, wie der Schöpfer das Tier von der Negativität reinigt.

5. Sobald der Prozess abgeschlossen ist, reinige dich mit der Siebten-Ebene-Energie und bleibe mit ihr verbunden.

Tiere sind so sensibel, dass du sie nie in einen Raum mit erkrankten Menschen stecken solltest. Sie werden die Negativität aufnehmen, weshalb du sie im Anschluss reinigen solltest. Dies sollte auch uns ein Beispiel sein. Es gibt Zeiten, in denen wir negative Einflüsse aufnehmen, ohne zu wissen, dass wir es tun.

Emotionale Traumen bei Tieren

Es ist offensichtlich, dass Tiere mit einem gelassenen Besitzer leben, ebenfalls entspannt sind. Dies ist insbesondere mit Hunden so. Es ist wichtig, dass Tierhalter erkennen, dass die Tiere ihre Gefühle fühlen. Wenn der Besitzer gestresst ist, übernimmt das Tier diese Gefühle, um damit den Besitzer zu reinigen.

Wurde ein Tier in der Vergangenheit missbraucht, wird die Energie dieses Missbrauchs durch diese emotionale Prägung maßgebend für sein Verhalten sein. Wenn du ein ausgesetztes Tier findest, stellst du womöglich fest, dass dieses Trauma aufgelöst werden muss. Nutze in beiden Fällen Glaubensarbeit, wie du es bei einem Menschen machen würdest. Du kannst entweder über das Höhere Selbst des Tieres arbeiten, wie du es mit einem menschlichen Kleinkind machen würdest, oder du kannst dich mit dem Tier verbinden und bei dir als Stellvertreter für das Tier den Muskeltest durchführen. Sobald du negative Erinnerungen oder Glaubenssätze findest, durch die sich das Tier anders verhält, solltest du sie entfernen und durch positive ersetzen.

Die Welt der Hunde

Wie schnell wirkt ThetaHealing bei Tieren? Unglaublich schnell! Dies liegt daran, dass einige von ihnen besonders fein auf mediale Schwingungen eingestellt sind und auch eine erweiterte Auswahl an Sinnen haben. Hunde sind hierfür ein gutes Beispiel.

Ich habe einen Malteser. Die Malteser sind eine der ältesten Züchtungen mit einer bestätigten Zeitspanne von zweitausendachthundert Jahren und einer vermuteten von über achttausend Jahren. Es gibt Hinweise, dass sie aus Asien auf die Insel Malta gelangten und sich dann im Rest der bekannten Welt verbreiteten. Ursprünglich wurden sie zum Jagen genutzt, dann wurden sie darauf trainiert, Essen für die Aristokratie zum Schutz vor Vergiftungen vorzukosten und Trost zu spenden. In Europa wurden sie Ärmelhunde genannt, da sie in den Ärmeln der Leute getragen wurden. Du kannst diese Hunde intuitiv berühren und die Generationen von Königinnen und Königen sehen, die ihre Besitzer waren, und du kannst den Hund selbst als eine Art Medizin bei Bluthochdruck sehen.

Intuitiv gesehen hat mein Hund Jasmine eine weiße Energie, die wie Schnee aussieht. Sie hat zudem einen leichten Duft um sich herum, weshalb wir sie nach der weißen Jasminblüte benannt haben. Als wir uns berührt haben, war da ein Austausch von DNA-Wissen, der uns auf instinktiver Ebene verbunden hat.

Wie tief geht dein Bewusstsein in den Raum einer Person, wenn du ihre Hand schüttelst? Was kannst du alles aufnehmen? Kannst du mit den intuitiven Fähigkeiten eines Hundes übereinstimmen?

Die meisten Hunde, die in Kontakt mit dir kommen und deine Hand lecken, können lesen, was in deinem Körper und in deinem Leben vor sich geht. Sie können sehen, ob du verängstigt oder ruhig bist, ob du gestresst bist oder Liebe brauchst. Um dich zu heilen und dir Trost zu spenden, beginnen sie Pheromone auszustoßen.

Wenn dein Hund deine DNA durch seinen Geschmacksinn liest, stelle dir vor, was für ein Wissen er durchs Riechen erlangt! Der Geruchssinn eines Hundes ist etwa hundertmal besser als der eines Menschen. Hast du schon beobachtet, wie sich Hunde an ihrem Hinterteil beschnüffeln? Sie bekommen so einen DNA-Abdruck, der ihnen eine vollständige Aufzeichnung des anderen Hundes gibt. Die stärksten DNA-Abdrücke kommen von den Lippen, dem Mund und anderen, weniger schmackhaften Körperöffnungen.

Ich weiß, jedes Mal, wenn Jasmin mich ableckt oder riecht, wechselt sie ihre Energie, damit ich mich wohler fühle. Sie verändert ihren Herzschlag, ihre Pheromone und ihre Heilenergie, um meine Stimmung anzuheben.

Hunde haben einen solch verstärkten Wahrnehmungssinn, dass sie von Menschen mit besonderen Bedürfnissen genutzt werden – sie werden trainiert, blinden Menschen zu helfen, Menschen mit Diabetes und Menschen, die unter Krampfanfällen leiden. Sie reagieren empfindsam auf jede Bewegung ihres Besitzers, sowohl mental als auch körperlich.

Sie können Veränderungen in deren Herzschlag hören. Wir sind gesegnet, dass wir diese besonderen Tiere haben, die unser Leben mit uns Teilen.

Pferde

Die modernen gezähmten Pferde haben ihre Beziehung mit Menschen seit etwa sechstausend Jahren. In der modernen Zeit gibt es eine Vielzahl verschiedener Tiere mit unterschiedlichem Temperament – einige gut, einige nicht so gut. Einige Pferde hängen stark an ihrem Besitzer, ähnlich wie Hunde. Genau wie Hunde spüren sie die Verunsicherung ihrer Besitzer.

Wenn ihr mit Pferden arbeitet, behalte im Hinterkopf, dass sie rund um ihrer Ohren sensibel sind und es nicht mögen, wenn diese angegriffen werden. Sobald sie dir jedoch vertrauen, wollen sie gern an den Ohren gekrault werden. Wenn du um ein Pferd gehst, musst du eine Hand an seinem Rücken behalten, während du hinten an ihm vorbeigehst, sodass es weiß, dass du dort bist. Mit dieser Handlung stellst du sicher, dass dich das Pferd nicht tritt, wie es das bei einem Feind machen würde.

Alles, was Pferde machen, geht auf die Tatsache zurück, dass ihre Feinde sie Millionen von Jahren gejagt haben. Darum sind sie stets wachsam und können sogar durch die Schwingung der Erde fühlen, wenn du auf sie zugehst. Ein Pferd kann dich fühlen, lange bevor du bei ihm bist. Wenn du zu ihm gehst, solltest du dich auf eine Art bewegen, die ihm sagt, dass du da bist, aber keine Bedrohung darstellst. Ein Pferd kann durch die Schwingung deiner Bewegungen fühlen, ob du hinterhältig, ängstlich oder räuberisch bist. Auch wenn es trainiert wurde, nicht auf den Geruch von Angst, den du ausströmst, zu reagieren, wird es bereit sein zu rennen.

Pferde nutzen ihre Beine, um mit der Welt zu kommunizieren. Dies nutzt du dazu, sie kennenzulernen. Die meisten Pferde werden ruhig, wenn du an ihren Beinen arbeitest. Je mehr du in der Lage bist, die Beine eines Pferdes zu berühren, umso mehr wird es dir vertrauen. Wenn du also ein Pferd besitzt, ist es am besten, wenn du selbst seine Hufe reinigst.

Lass uns jetzt ein Pferd seelisch direkt erfahren.

Mit einem Pferd verbinden

1. Gehe auf ein Pferd zu und strahle Vertrauen und Stärke aus, nicht Unterwürfigkeit. Es gibt ein gutes Mittelmaß zwischen Überheblichkeit und Unterwürfigkeit.

   Gehst du zum Pferd und besteigst es, ohne dich selbst vorzustellen, wird es dich nicht auf die richtige Weise kennenlernen. Wenn du zu ihm gehst und es auf die Art begrüßt, die es gewohnt ist, wird es sich für immer an dich erinnern und dich respektieren. Stelle dich immer zuerst bei ihm vor, auch wenn du aus der Ferne an ihm arbeitest.

2. Stelle dich selbst sowohl körperlich als auch physisch bei dem Pferd vor, indem du in seine Nüstern pustest (auf beiden Seiten, dies tun auch Pferde untereinander). Dies sagt dem Pferd, dass du seinem Respekt würdig bist, indem du deine Stärke und Sicherheit durch die Pheromone, die du mit deinem Atem aussendest, projizierst. Es ist wichtig, dass du bezeugst, wie diese Gefühle und Emotionen dem Pferd durch deine Pheromone und auch psychisch geschickt werden.

   Innerhalb von nur einer oder zwei Sekunden wird dieser DNA-Austausch dem Pferd gesagt haben, ob du sicher und stark oder schwach und ängstlich bist. Ein Pferd weiß sehr schnell, ob du sein Freund sein wirst oder nicht.

3. Sage dem Pferd deinen heiligen Namen und frage nach seinem. Was wird es dir antworten? Es wird dir in dein Gesicht pusten und dir seinen Namen sagen!

4. Gehe mit Vertrauen um das Pferd, während du psychisch dasselbe ausstrahlst. Jede Schwingung, die deine Füße verursachen, fühlt das Pferd. Wenn du angespannt bist, wird das Pferd dies spüren. Sei entspannt und ruhig.

   Wenn du beim Annähern an ein Pferd etwas nervös und unsicher bist, dann sind das möglicherweise seine Gefühle und nicht deine. Sobald du dir dessen bewusst bist, kannst du das Pferd beruhigen.

Während du um das Pferd herumgehst, halte deine Hand an seinen Rücken, sodass es die ganze Zeit über weiß, wo du bist, und sich so sicher fühlt.

Der Schlüssel ist, sich mit dem Pferd zu identifizieren. Mit seiner Erlaubnis, kannst du dich in das Pferd ausdehnen, um zu spüren, wie es ist, ein Pferd zu sein.

In ein Tier ausdehnen

Mit der Erlaubnis des Höheren Selbst des Tieres dehnst du dich in es aus, um zu spüren, wie es ist, dieses Tier zu sein. Du wirst seine Beine fühlen, seinen Körper und du wirst fühlen, wie es sich bewegt. Auf diese Art bekommst du einen DNA-Abdruck, wie es sich anfühlt, dieses Tier zu sein.

1. Gehe hoch zur Siebten Ebene (siehe Seite 14 und 15), mache es dir bequem und nimm einen tiefen Atemzug.
2. Stelle dir vor, dass du und das Tier auf molekularer Ebene eins geworden seid. Fühle, wie es sich anfühlt, dieses Tier zu sein. Bewege dich wie das Tier, denke wie das Tier, bekomme einen DNA-Abdruck des Tieres. Deine Moleküle und die des Tieres wechseln vor und zurück. Ihr beide verbindet euch, ihr werdet eins.
3. Wenn du fertig bist, reinige dich mit der Siebte-Ebene-Energie und bleibe mit ihr verbunden.

Die Aura eines Pferdes

Die Aurafarbe eines Pferdes wird dir viel über das Pferd erzählen.

Erkenne die Aurafarbe eines Tieres

1. Gehe hoch auf die Siebte Ebene (Siehe Seite 14 und 15) und gib die Anweisung: *„Schöpfer von Allem was Ist, es ist angewiesen (oder erbittet), dass ich die Aurafarbe dieses Tieres sehe. Danke. Es ist vollbracht. Es ist vollbracht. Es ist vollbracht."*
2. Bezeuge die Aurafarbe des Tieres.
3. Sobald du fertig bist, reinige dich mit der Siebte-Ebene-Energie und bleibe mit ihr verbunden.

Was bedeuten die Farben?

- Weiß bedeutet ein perfektes Benehmen und großartige Heilfähigkeiten.
- Weißes oder grünes Funkeln bedeutet Heilenergie.
- Blau bedeutet, dass das Pferd sehr sensibel ist und nicht auf Zwang reagiert. Ebenfalls bedeutet es, dass es vorhat, dich zu lesen. Eine sanfte Stimme kann es beruhigen.
- Rot bedeutet, dass das Pferd sich fürchtet und dass es überall Gefahr wahrnimmt. Es ist ängstlich und trotzig auf einmal und reagiert darauf, wenn du bezeugst, wie weißes Licht sich in ihm ausdehnt.
- Grau bedeutet, dass das Pferd Würmer hat oder krank ist.
- Violett bedeutet, dass das Pferd schreckhaft ist und nur wenigen Menschen vertraut. Es wird auf die Energie der Siebten Ebene reagieren.

Die Aura eines Pferdes sehen

1. Wenn du um ein Pferd herum gehst, erkenne die Farbe seiner Aura. Sie wird sich in den verschiedenen Bereichen seines Körpers verändern. Wenn es erschrickt, wird die Farbe für eine Sekunde flimmern und dann wieder normal werden.

2. Wenn du das Pferd anfangs berührst, gehe hoch auf die Siebte Ebene der Existenz und stelle dir vor, wie es zu reinem Licht wird ... Was für eine Farbe ist es? Stelle dir vor, wie du mit ihm verschmilzt.

Als ich den Film *Der Tag des Falken (Originaltitel: Ladyhawke)* sah, war ich fasziniert von dem schwarzen Pferd, das sie geritten haben. Ich fand heraus, dass es ein Friese war, und es wurde zu einem meiner Träume, ein solches zu besitzen. Die Linie der Friesen stammt aus den Niederlanden und wurde ursprünglich gezüchtet, um Ritter in den Krieg zu geleiten. Später wurden die Friesen Dressurpferde, Kutschenpferde und Zugpferde.

Kürzlich bekam ich die Möglichkeit, eines dieser majestätischen Pferde zu besitzen. Ich bekam Feja. Sie ist eine Stute, deren Blutlinie aus den Niederlanden stammt. Als ich sie zum ersten Mal berührte, ging ich in ihren Raum und ihre Aura erschien als funkelnde weiße Energie. Ich glaube, dass es so war, weil ich, als ich sie berührte, auf die Siebte Ebene ging und sie sich instinktiv der Farbe und Energie anpasste.

Ich habe von Feja etwas Neues gelernt, als ich sie zum ThetaHealing Institute of Knowledge brachte, damit meine Studenten erfahren konnten, wie es sich anfühlt, in den Raum eines großen Tieres zu gehen.

Ich stellte fest, dass sich jedes Mal, wenn ein Student Feja berührte, ihre Aurafarbe veränderte, und zwar in die, die der Student in diesem Moment ausstrahlte. Ihr emotionaler Zustand veränderte sich ebenfalls. Wenn die Person nervös war, war es Feja auch. Wenn die Person ruhig war, war Feja ruhig.

Ich glaube, dass dies eine besondere Form der Kommunikation ist, die nur besondere Tiere haben: Sie geben uns die Energie zurück, die wir aussenden und verstärken sie.

Die mystische Katze

Es gibt zwei Arten von Katzen: Katzen, die an ihrer Umgebung anhaften, und Katzen, die glauben, sie wären ein Mensch und an ihren Besitzern anhaften. Die, die sich für einen Menschen halten, besitzen magische Fähigkeiten. Sie handeln als natürliche mediale Energieverstärker ihrer Besitzer.

Unsere Tiere sind ein Spiegel dessen, wer wir sind. Sie sind ein Spiegel unserer Seele und das trifft besonders auf Katzen zu. Sie verstärken alle Energien, die der Besitzer ausstrahlt, ob gut oder schlecht. Eine Katze kann Energie geben, Energie verstärken oder Energie entziehen.

Mystiker nutzen bei ihrer Arbeit mit dem Göttlichen Katzen als Energieverstärker. Katzen fördern viele verschiedene intuitive Fähigkeiten wie Telepathie und Hellhören, Hellsehen, Empathie und den prophetischen Sinn, den wir alle bis zu einem gewissen Maße nutzen.

Katzen heilen ihre Besitzer, wenn sie krank sind, und können als Energieverstärker fungieren, wenn der Besitzer Heilungen bei anderen bezeugt.

Tiere, die ähnlich wie Katzen Energieverstärker sind, sind Krähen, Raben, die meisten Greifvögel und einige kleinere Hunde, obschon die meisten Hunde mehr eine Geben- und Nehmen-Freundschaft mit ihrem Besitzer haben. Die meisten Mensch- und Katzen-Beziehungen sind so, dass die Katze dem Menschen erlaubt, sie als Haustier zu halten.

Die meisten Katzen wählen ihren Besitzer. Sie wählen jemanden, mit dem sie telepathisch kommunizieren können, wenn sie es sich aussuchen können. Die meisten Besitzer erkennen nicht, dass sie telepathisch mit ihrer Katze kommunizieren.

Allerdings gibt es auch Katzen, die nicht wirklich Katzen sind, sondern etwas anderes. Einige sind spirituelle Energien (die in einer Katze leben), die als Führer arbeiten, um Menschen zu helfen, ihren Lebensweg zu finden.

Wenn du intuitiv mit einer Katze redest, ist es eine gute Idee, dies über ihr Höheres Selbst zu tun. Sie wird unruhig, wenn du in ihren Raum gehst, ohne zuerst mit ihrem Höheren Selbst zu reden.

Tiere in der Wildnis

Das ‚Tier-Problem'

Ich hatte immer etwas, das ich das ‚Tier-Problem' nannte, welches von großen bis zu sehr kleinen Tieren reicht: Tiere bemerken mich häufig nicht und auch, wenn ich in ihrer unmittelbaren Nähe bin, sehen sie mich nicht. Dies passiert meist bei wilden Tieren, denn Hunde, Katzen und Pferde konnten mich immer gut sehen und die meisten liebten mich. Aber für wilde Tiere, wie ich in anderen Büchern bereits beschrieben habe, ist es so, als wäre ich unsichtbar für sie.

Nachdem ich über den Grund dafür nachdachte, erkannte ich, dass meine DNA-Schwingung keine Bedrohung aussendet und mich Tiere daher entweder als Pflanze oder kleines Tier wahrnehmen. Dies ist zu meinem Vorteil, da es mir möglich ist, nahe bei wilden Tieren zu sein.

Dies zeigte sich bei meinem ersten Australienaufenthalt.

Australiens Tierwelt

Bevor ich nach Australien ging, wollte ich einen Koala in der Wildnis sehen, weil ich wusste, dass etwas Besonderes an ihnen ist. Eine Woche vor meiner Reise teilte ich Gott meine Bitte mit, weshalb genug Zeit dafür war, dass es bearbeitet werden konnte. Bei meiner Ankunft in Australien wurde mir gesagt, dass Koalas selten in der Wildnis gesehen werden und nie von ihren Bäumen absteigen.

Unser Seminar fand in einem großen Haus in den Bergen statt, über Coolangatta an der Goldküste. Der Seminarraum hatte keine Klimaanlage und während der Mittagspause machten Guy und ich einen Spaziergang im Wald, um vor der Hitze zu fliehen. Dort beobachteten wir, wie ein Koala den Baum hinunterkletterte vor ein Auto. Er bewegte sich sehr langsam und präzise voran, und während wir zuschauten, kletterte er auf einen anderen Baum wieder hinauf. Ich habe mich sehr über dieses Naturerlebnis in der Wildnis gefreut.

Als ich zum Seminar zurückkehrte, erzählten mir die Studenten, wie unglaublich selten es sei, Koalas in dieser Gegend anzutreffen. Ich habe fest an die Erfüllung meiner Bitte geglaubt und im Leben dreht sich eben alles um den Glauben.

In Idaho lebte ich an einem Ort, an dem ich von Häusern umgeben war, und immer wieder zog ich Elchfamilien in meinen Garten an. Ich wusste, dass sie da waren, wenn ich ihre leichte ballerinaartige Energie fühlte.

Ich zog sogar einen grauen Wolf an, der an meiner Hintertür auftauchte. Eines Nachts fühlte ich mich verpflichtet, aus dem Glassauschnitt meiner Türe zu schauen, und dabei sah ich die Augen eines Wolfes, der mich direkt anstarrte.

Der Punkt ist, wenn Tiere wissen, dass sie sicher sind, dann werden sie sich dir zeigen. Natürlich weiß ich, dass du gewisse Tiere womöglich nicht anziehen möchtest. Du solltest also die Manifestation ins Universum schicken, dass du die Tiere anziehst, die du sehen möchtest, und nicht die, die du vermeiden möchtest.

Sich mit wilden Tieren verbinden

Bevor du in Kontakt mit wilden Tieren trittst, solltest du womöglich etwas Glaubensarbeit in Bezug darauf, wie du dich ihnen gegenüber fühlst, machen. Mache den Muskeltest für ‚Ich fürchte mich vor wilden Tieren.'

Wenn du mit einer Angst vor einem Tier geboren wurdest, nutze das Graben in Bezug auf Angst und finde den Grundglaubenssatz, der diese Angst auslöst. Dies funktionierte bei einigen Menschen in Indien, die mit Angst vor Tigern geboren wurden. Ich musste in die Energien verschiedener Leben gehen, um diese zu klären.

Am besten ist es, im Umgang mit Tieren aller Art deinen gesunden Menschenverstand einzusetzen und die Sicherheitsrichtlinien, die von Rangern und anderen sachkundigen Naturforschern aufgestellt werden, zu befolgen. Wilde Tiere (im Besonderen große Landraubtiere) sollten am besten aus der Distanz beobachtet werden. Darum half uns Gott, Ferngläser und Weitwinkelkameras zu erschaffen.

In der Wildnis solltest du das Signal aussenden, dass es sicher ist, dort zu sein, und dass alles um dich herum sicher ist. Auf diese Weise wirst du viel mehr Tiere sehen, ohne von ihnen verletzt zu werden. Es ist insbesondere wichtig, dass dieses Signal der Sicherheit ausgesendet wird, wenn du zufällig auf ein Tier triffst. Anstatt das Signal der Angst, solltest du ‚Ich bin sicher' ausschicken. Es ist am besten, wenn deine Forschungen den Richtlinien der Tierexperten folgen.

Ich schlage vor, dass du dein Bewusstsein in ein Tier ausdehnst, um sich mit dem Wildtierreich zu verbinden (siehe Seite 196). Versuche es zuerst mit einer Spinne. Spinnen sind sehr intuitive Kreaturen und wenn du ihnen den Gedanken schickst, dass sie dein Haus verlassen sollen, verlassen sie es häufig. Sie werden nicht so viel darüber diskutieren, wie du denkst.

Wenn du diese Technik mit Tieren in den großen Nationalparks anwendest, wirst du feststellen, dass wilde Tiere viel mehr auf dich eingestellt sind, als du vielleicht denkst. Wenn ich in den Yellowstone-Nationalpark gehe, gehe ich üblicherweise hoch und frage den Schöpfer nach einem bestimmten Tier.

Viel Glück auf deiner Tier-Heilungsreise.

DUALITÄT UND DRAMA

Es ist einfach, von der Dualität und dem Drama der Dritten Ebene heimgesucht zu werden, insbesondere wenn man Aliens, UFOs, Metaphysik und Konspirationstheorien in Betracht zieht. Es ist schwierig, klare Antworten zu erhalten, obschon es sicherlich Aliens im Universum gibt, die unserer technischen Entwicklung Tausende von Jahren voraus sind. Wir müssen noch viel aufholen, um auf Augenhöhe mit einigen dieser Rassen zu sein.

Es ist interessant, dass die technologische Entwicklung hier auf der Erde einst sehr langsam voranschritt. Die Eisenzeit begann zum Beispiel rund tausendzweihundert vor unserer Zeitrechnung, erreichte jedoch ihr ganzes Potential nicht bis zum Aufkommen des Hochofens im 17. Jahrhundert. Es brauchte mehr als zweitausend Jahre, um einen verlässlichen Weg zu finden, um Gusseisen und Stahl herzustellen. Nach dem zweiten Weltkrieg entwickelten wir uns schneller als jemals zuvor in der Geschichtsschreibung. Warum geschah dies? Bekamen wir Informationen, die wir noch nie zuvor bekommen haben? Ich möchte hierauf jetzt nicht eingehen, allerdings hatte ich einige sehr merkwürdige Erfahrungen …

In Idaho Falls passierte 1996 und 1997 etwas sehr Bizarres, etwas, das über alles hinausging, das ich zuvor erlebt hatte. Das Erste, was geschah, waren bizarre Alien-Phänomene mit psychisch instabilen Frauen, die zu einem Reading kamen. Ich arbeitete mit diesen Frauen und im

Allgemeinen ging es ihnen dann besser. Dies sprach sich herum und es dauerte nicht lange, bis eine ziemlich große Anzahl Menschen in mein Büro kamen und über Alien-Implantate in ihrem Körper oder Besuche von Aliens klagten. Da ich keine Angst vor diesen Dingen hatte, entfernte ich einfach diese Implantate und schickte sie ins göttliche Licht. Einige dieser Personen wurden gute Freunde von mir.

Dann stellte ich in Zusammenhang mit diesen seltsamen Vorkommnissen ein Muster fest: Viele von diesen Menschen arbeiteten im Nationalen Technischen Labor, dem Atomkraftwerk außerhalb von Idaho Falls.

Ein Mann, der mir sagte, dass er für die NASA arbeite, hatte etwas in seinem Körper, das wie sieben fremde Objekte aussah. Dies war das Höchste, was ich je gesehen hatte. Ich fragte mich selbst, ‚Sind dies wirklich Alien-Implantate oder hat er sie mit seinem Geist erschaffen? Glaubt er so stark an die Existenz solcher Implantate, dass er sie tatsächlich erschaffen hat?'

Ich schob meine Glaubenssysteme und Zweifel beiseite und fokussierte mich auf das, was meinem Klienten nützen würde. Ich ging hoch und bat Gott, die Implantate zu beseitigen, und schaute zu, wie sie in Sequenzen entfernt wurden: zuerst vom Nacken, dann von der Wirbelsäule, dann von den Knöcheln. Der Mann dankte mir und ging.

Danach kamen Klientinnen zu mir, die im fünften Monat schwanger waren. Den Müttern und ihren ungeborenen Kindern ging es gut, aber einige Wochen später kehrten sie verzweifelt zurück: Die Babys waren einfach verschwunden. Mir wurde gesagt, dass es keine Abbrüche gegeben hatte, und ich wusste, dass die Körper die Babys nicht einfach absorbiert hatten, da sich die Schwangerschaften in einem fortgeschrittenen Zustand befunden hatten. Jede dieser Frauen hatte einen Ultraschall als Beweis, dass es keine Scheinschwangerschaft gewesen war. Die Babys sind einfach über Nacht verschwunden.

Als ich den Schöpfer fragte, was passiert war, wurde mir etwas sehr Seltsames gezeigt: Jemand aus der Zukunft hatte diese Babys mitgenommen. Sie waren sicher, aber sie wurden irgendwo in die Zukunft gebracht, wo die menschliche Rasse steril wurde. Ich sah, dass auf einer Ebene das zukünftige Selbst der Frauen mit dem vergangenen Selbst in dieser Zeit eine Vereinbarung getroffen hat. Ich weiß nicht, wie das passiert ist, aber ich konnte fühlen, dass es den Babys gut ging und die Frauen bald wieder schwanger sein würden.

Ich verbuchte diese Vorkommnisse als ‚unerklärlich' und legte sie in meinem entsprechenden Aktenschrank dafür ab. Ich wusste, dass das Atomkraftwerk einige geheime Experimente durchführte und möglicherweise hatten einige Leute in dieser Gegend darum UFO-Erfahrungen.

Ich fragte den Schöpfer: ‚Warum sehen Menschen UFOs und behaupten, sie seien entführt worden? Gibt es Aliens unter uns?' Dies ist die Information, die ich bekam.

Erstens, jedes Sandkorn auf diesem Planeten hat Erinnerungen von allem, was hier passiert ist. Alle Ereignisse sind in der Erde selbst aufgezeichnet. Unsere Körper sind aus derselben Essenz geschaffen, die in der Erde ist. Unsere Knochen sind aus Mineralien des Periodensystems gemacht. Dies macht den menschlichen Körper ebenfalls zu einem Erinnerungshüter.

Mir wurde zweitens gezeigt, dass in einer weit entfernten Vergangenheit eine fortgeschrittene Rasse von den Sternen gekommen ist und Menschen auf dieser Erde gesät hat. Wir sind Samen der Sterne und gesäte Menschen auf diesem Planeten. Wir sind Samen der Sterne und der DNA-Sternensamen, die in uns sind haben Zugehörigkeiten zu vielen Planeten in diesem Universum. Dieser Planet selbst hatte viele Zivilisationen.

Mir wurde drittens gezeigt, dass es Erinnerungen im Licht, das auf die Erde scheint, gibt. Dies bedeutet, dass das gesamte Universum Erinnerungen von allem, was je passiert ist, in sich hat. Diese Erinnerungen sind möglicherweise der Grund dafür, warum intuitive Menschen manchmal das Gefühl haben, dass sie von anderen Planeten stammen.

Dann sah ich die aufgestiegenen Meister auf diesen Planeten zurückkehren, um menschliche Körper zu bewohnen und ihre Erfahrungen von anderen Orten und Planeten des Universums hierherzubringen.

Mir wurde ebenfalls gezeigt, wie Menschen Aliens von anderen Planeten durch die Kraft ihrer Gedanken kontaktieren. Mir wurde gesagt, dass es im Universum viele Welten mit Leben gibt.

Als ich das erste Mal nach England ging, fuhren Guy und ich durch Glastonbury. Als ich über die Straße sah, blickte ich in die Augen eines Wesens, von dem ich sicher war, dass es ein Gray (kleiner Grauer) war.

Bei einem bin ich mir sicher: Nicht alle Menschen, die sagen, dass sie eine ‚Alien-Erfahrung' gemacht haben, wurden auch wirklich entführt oder durch Aliens kontaktiert. Einige von ihnen nutzen die Alien-Erfahrung, um sexuelle Belästigungen zu verdecken. Dennoch gab es einige Alien-Erfahrungen, die völlig unerklärlich waren und rationalen Wissenschaftlern in hochbezahlten Bundesjobs widerfahren sind.

Es gibt viele Theorien über Reptiloiden und Greys und möglicherweise gibt es Aliens, die durch das Weltall reisen, indem sie ein Zeitkontinuum schaffen. Ich habe Erinnerungen von einer Zeit im alten Ägypten, als Menschen durch Türen kamen, die die Zeit falteten. Ich war einer von ihnen. Wir befanden uns auf einer Mission von Arkturus aus, um Heilung, Landwirtschaft und andere Anwendungen zu unterrichten. Ich bin mir nicht sicher, woher diese Erinnerung kommt, und das ist auch nicht wirklich wichtig. Alles, was zählt ist, dass ich dieses Heilwissen in dieses Leben mitgenommen habe.

Es gibt Dinge da draußen, die nur schwer zu erklären sind. Die Hauptsache ist aber, dass wir uns von der Angst vor diesen merkwürdigen Vorkommnissen nicht überwältigen und uns von unserem Divine Timing nicht abhalten lassen. Die Energie des reinen Gedanken und der Liebe sind daher wichtig.

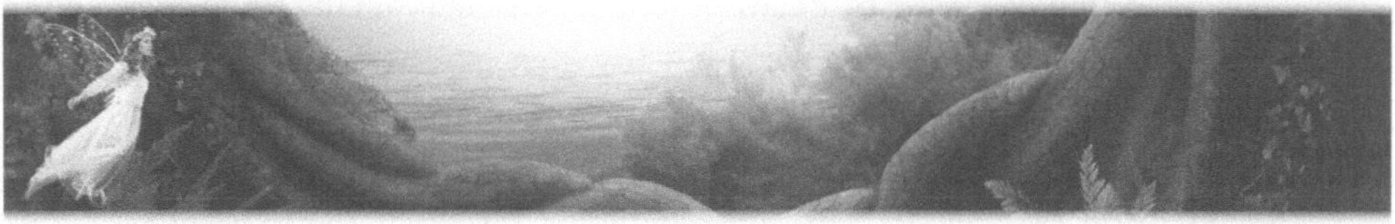

7

DIE ZWEITE EBENE DER EXISTENZ

Die molekulare Struktur der Zweiten Ebene der Existenz enthält ein Kohlenstoffmolekül und ist daher organische Substanz. Diese Ebene besteht aus Pflanzen, Bäume und Elementarwesen und lehrt uns, wie wir mit ihnen in Harmonie leben. In dieser Harmonie lernen wir die erste Lektion, wie wir Lichtenergie zur Heilung verwenden.

Dieses Kapitel ist der geheimen intuitiven Welt der Pflanzen und Bäume gewidmet und wie sie mit unserer Existenz auf der Dritten Ebene in Beziehung stehen. Wir schauen tief hinein, wie wir mit dem Pflanzenreich kommunizieren und geben eine Erklärung der häufig missverstandenen Elementarwesen, die einige Menschen Feen nennen. Viele dieser Informationen in diesem Kapitel wurden vor einiger Zeit geschrieben und sind über meine bereits veröffentlichten Bücher verteilt. Als ich mit diesem Buch begann, kamen neue Informationen hinzu. Es gab so viele davon über Bäume, Pflanzen und Tiere, dass ich mich dazu entschied, ein separates Seminar über die Geheimnisse des Lebens der Pflanzen zu erschaffen

SYMBIOSE MIT DER ZWEITEN EBENE DER EXISTENZ

Vor Tausenden von Jahren haben Bäume, Pflanzen und Menschen eine wechselseitige Beziehung entwickelt. Pflanzen nutzen Menschen, um sich zu vermehren und auszubreiten, und im Gegenzug sind sie unverzichtbar für das menschliche Überleben und den Grundstein der zivilisierten Welt.

Diese Symbiose ist für Pflanzen und Menschen nicht einzigartig. Die Beziehung zwischen Pflanzen und Insekten ist zweifellos viel älter als die, die wir jetzt genießen. Bienen sind die Freunde der Pflanzen, Grashüpfer und Heuschrecken eher nicht. Darum haben Pflanzen Abwehrstoffe entwickelt, um unfreundliche Insekten abzuschrecken, und Duftstoffe, um freundliche für die Bestäubung anzulocken. Wie die Wissenschaft behauptet, sind diese Strategien womöglich Prozesse der Evolution, durch den Prozess der Selektion war es uns jedoch möglich dies zu beschleunigen.

Archäologen glauben, dass die Getreidepflanzen, die wir jetzt Weizen und Gerste nennen, im fruchtbaren Halbmond im mittleren Osten vor circa zehntausend Jahren entwickelt wurden. Sie waren einst einfache wild wachsende Graspflanzen, die aufgrund ihrer Qualität als Lebensmittel aus einer Vielzahl von Pflanzen ausgewählt wurden. Diese selektive Züchtung dauerte zweifellos eine lange Zeit, aber jetzt sind diese Pflanzen ein Grundnahrungsmittel, welches uns unser tägliches Brot gibt. Andere Getreide- und Gemüsesorten wurden ebenfalls über tausende von Jahren der Entwicklung genetischen Veränderungen unterzogen, zumindest bis vor Kurzem.

Reben, Sträucher und Bäume, die in der Wildnis kleine unbedeutende Früchte hatten, wurden durch selektive Züchtung ebenfalls weiterentwickelt, bis sie mit der Fülle an Trauben, Äpfel, Birnen, Kirschen, Bananen und Pflaumen, wie wir es heuten kennen, aufwarteten.

Zu lernen, wie man Nutzpflanzen anbaut und die Kulturen abwechselt, dürfte ein schwieriges Unterfangen gewesen sein, welches sich wahrscheinlich über mehrere Generationen hinweg zog. Als dieser einfache Prozess dann erlernt war, gab es uns ein Überlebenswerkzeug an die Hand, welches effektiver als jedes vorangehende war: Eine verlässliche, erneuerbare Quelle der Nahrung. Dies war der Beginn unserer heutigen Zivilisation.

Durch die Verbreitung der Landwirtschaft fingen wir an, die Landschaft zu verändern, sodass sie zu unseren Überlebensbedürfnisse passte. Drei einfache Pflanzen erlaubten uns das Gesicht der Welt zu verändern: Weizen, Hafer und Gerste. Wo einst die großen Wälder die Landschaft bedeckten, befinden sich nun Ackerland und Städte. Dieser Prozess dauert bis heute an Orten wie Südamerika an.

Die meisten Nahrungsmittel, die wir heutzutage konsumieren, haben eine lange Geschichte der selektiven Symbiose. Die Frage ist, wer benutzt wen? Nutzen die Pflanzen uns als Teil eines großen ökologischen Überlebensplans oder sind wir die Meister?

Die Zeit wird zeigen, wie effektiv dieses Überlebenswerkzeug, die relativ junge Technologie der Landwirtschaft, in den nächsten zwanzig Jahren angesichts des Bevölkerungswachstums und der genetischen Veränderungen sein wird.

ERLEUCHTETE WESEN

Eines Tages bat ich den Schöpfer, mich dem erleuchtetsten Wesen auf Erden vorzustellen. Ich war überrascht, dass ich zu einem Baum gebracht wurde. Ich schaute ihm zu, wie er durch seine Lebensprozesse ging: Er nutzte Wasser und Mineralien aus der Erde und das Licht der Sonne im Prozess der Photosynthese, der heiligen Transformation vom gesegneten Sonnenlicht in reine Energie. So erkannte ich, dass Bäume und Pflanzen, die am meisten entwickelten Wesen von Gottes Schöpfung sind, und den heiligen Tanz der Verbindung zwischen der Zweiten und Dritten Ebene der Existenz ausführen.

Bäume und Pflanzen verwandeln die heilige Lebensenergie, sodass Tiere sie benutzen können. Sie sammeln Nährstoffe von Mutter Erde durch ihre Wurzeln und noch lange, nachdem sie gestorben sind, geben sie diese Nährstoffe zurück. Sie befolgen den heiligen Kreislauf der Natur und konkurrieren, um zu leben, nicht um zu zerstören. Während sie nur Sonnenlicht und Luft konsumieren und den Boden nutzen, um sich selbst zu stärken, stellen sie Nahrung und Schutz für alle anderen Lebewesen zur Verfügung.

Die eigentliche Lebenskraft, das Licht, das in den Bäumen oder Pflanzen ist, ist für den menschlichen Körper wichtig. Durch die Nutzung des Lichts bleiben wir mit all den Ebenen der Existenz verbunden. Die meisten Wesen der Erde brauchen zum Überleben Sonnenlicht. Es ist die Essenz des Lebens selbst. Alles auf diesem Planeten basiert auf dem Schein des Lichts.

Ein gutes Beispiel dafür, wie Pflanzen das Licht verwenden, ist die

Photosynthese, welche ein Prozess ist, bei dem die Energie vom Sonnenlicht durch die Pflanze absorbiert, in Glukose umgewandelt und von der Pflanze zum späteren Gebrauch gespeichert wird.

BEZEUGE DIE PHOTOSYNTHESE BEI EINER PFLANZE ODER EINEM BAUM

1. Gehe hoch auf die Siebte Ebene (Siehe Seite 14 und 15) und gib die Anweisung: *„Schöpfer von Allem was Ist, es ist angewiesen (oder erbittet), dass ich die Photosynthese bei dieser Pflanze oder diesem Baum sehe. Danke. Es ist vollbracht. Es ist vollbracht. Es ist vollbracht."*
2. Gehe so sanft wie eine Feder auf einer Sommerbrise zu der Pflanze oder dem Baum. Stelle dir vor, wie das Licht durch die Pflanze oder den Baum verarbeitet und in Zucker umgewandelt wird.
3. Reinige dich mit der Siebte-Ebene-Energie und bleibe mit ihr verbunden.

Im Prozess der Photosynthese *absorbieren* Pflanzen Licht, um Energie zu erzeugen. Ich glaube aber, dass sie Licht auch auf eine andere Weise *verwenden*. Ich glaube, sie können es auf eine raffinierte Weise ausstrahlen, um miteinander zu kommunizieren.

PFLANZEN-KOMMUNIKATION

Sanft, leise

Vor einiger Zeit habe ich mir alte Tonbandaufnahmen angehört, welche ich vor einigen Jahren für meine früheren Handbücher aufgenommen hatte. Es waren wunderschöne, interessante Informationen. Was mich jedoch wirklich faszinierte, war, dass die Schwingungsessenz, in der ich damals war, ganz anders ist als meine heutige. Die Art, wie ich meine Essenz der Welt mitgeteile, hat sich über die Jahre verändert, genau wie meine Schwingung. Jetzt ist meine Essenz viel sanfter und passt besser zu meiner Umgebung. Auch die Art, wie ich psychisch mit der Welt kommunizierte, hat sich verändert. Ich kommuniziere auf eine sehr sanfte Art mit dem menschlichen Körper.

Bei der Durchführung eines Körperscans ist es wichtig, sanft zu sein, damit das Immunsystem nicht denkt, dass du ein Eindringling bist. Ebenfalls ist es wichtig, eine Heilung mit Sanftmut zu bezeugen.

Viel von diesem Vorgehen bei der Energieheilung wurde durch die psychischen Erfahrungen mit Bäumen und Pflanzen gelernt. Ich habe festgestellt, dass ich sehr sanft sein muss, wenn ich mit meinem Bewusstsein in sie hineingehe.

Scanne eine Pflanze

Diese Übung ist dazu gestaltet, dich der Zweiten Ebene vorzustellen, um dir zu zeigen, wie sensibel Pflanzen sind, um dich zu lehren, wie du in ihren Raum hinein- und wieder hinausgehst und um dir zu erlauben, deine Reading-Fähigkeiten zu üben. Dies wird deine Fähigkeiten sowie dein Urteilsvermögen erhöhen.

Um eine Pflanze oder einen Baum zu scannen, stelle dich selbst vor und gehe dann in sie hinein, sei dort für fünf Sekunden oder weniger und komme wieder aus dem Raum hinaus. So erlangt die Pflanze einen Abdruck deiner Gedankenformen und du erlangst einen Abdruck der Gedanken der Pflanze. Dies ist der Beginn eurer Kommunikation.

Sei sanft in diesem Prozess: Pflanzen und Bäume sind sehr sensibel und wenn du deine Gedanken zu stark gegen die Pflanze drückst, stirbt sie möglicherweise.

Erforderliche Tugenden: Mitgefühl, Kreativität, Vergebung, Sanftmut, Sicherheit und Verständnis.

1. Gehe hoch auf die Siebte Ebene (Siehe Seite 14 und 15) und gib die Anweisung: *„Schöpfer von Allem was Ist, es ist angewiesen (oder erbittet), jetzt diese Pflanze zu scannen. Danke. Es ist vollbracht. Es ist vollbracht. Es ist vollbracht."*

2. Gehe zu der Pflanze oder dem Baum so sanft wie eine Feder auf einer Sommerbrise. Stelle dir vor, wie du sanft in die Pflanze gehst, dich schnell

umschaust und wie du wieder hinausgehst. Erinnere dich, wenn du mit zu viel Kraft in die Pflanze gehst, kannst du sie verletzen.

3. Reinige dich mit der Siebte-Ebene-Energie und bleibe mit ihr verbunden.

Mit Pflanzen und Bäumen reden

Als ich Pflanzen und Bäume scannte und anfing, Informationen zu erhalten, erkannte ich, dass es viel gab, was ich nicht über sie wusste. Erst wusste ich nicht, wie ich mit ihnen reden kann. Pflanzen kommunizieren auf unterschiedliche Arten:

- *Durch Licht.* Die wichtigste Art, wie Bäume und Pflanzen kommunizieren, ist die Verwendung von Licht.
- *Durch die Wurzeln und die Erde.* Pflanzen und Bäume kommunizieren durch ihre Wurzeln indem sie Botschaften über feine Schwingungen verschicken, wofür sie die Mineralien in der Erde verwenden. Bei großen Bäumen sind die Wurzeln mit anderen Bäumen verbunden und kommunizieren direkt.
- *Durch Chemikalien.* Eine Pflanze oder ein Baum verströmt solche chemischen Botschaften mit der Absicht, andere Pflanzen in der Umgebung zu erreichen sowie Insekten abzustoßen oder anzulocken.

Dies sind Sprachen, die wir uns selbst antrainieren können, damit wir sie verstehen. Wir können sie in Töne oder Bilder umwandeln, um diese dann in Worte umzusetzen.

Warum lernen wir, mit Pflanzen zu sprechen? Dualismus ist eine durchdringende Essenz auf der Zweiten Ebene der Existenz. Von ihm lernen wir, dass es für jede giftige Pflanze auch eine Pflanze mit dem Gegengift gibt. Darum sprechen wir mit ihnen. Alle Pflanzen haben eine bedeutende Aufgabe im großen Plan der Dinge.

Eine höfliche Art, einen Baum oder eine Pflanze anzusprechen, ist nach seinem Namen oder Ton zu fragen. Alles in der Natur hat seine eigene besondere Art der Begrüßung und jede Pflanze hat einen heiligen Namen.

Viele von uns sind zu beschäftigt und zu laut mit unseren Gedanken, um Pflanzen und Bäume zu hören. Erneut ist Sanftmut die beste Weise, sich mit ihnen zu verbinden.

Lerne die Sprache der Pflanzen und Bäume

1. Gehe hoch auf die Siebte Ebene (Siehe Seite 14 und 15) und gib die Anweisung: *„Schöpfer von Allem was Ist, es ist angewiesen (oder erbittet), dass ich die Sprache dieser Pflanze oder dieses Baumes lerne. Lade mir das Gefühl und das Verständnis dieser Sprache herunter und zeige es mir. Danke. Es ist vollbracht. Es ist vollbracht. Es ist vollbracht."*
2. Bezeuge, wie das Gefühl und Wissen der Sprache der Pflanze oder des Baumes auf allen Ebenen in dich gebracht wird.
3. Reinige dich mit der Siebte-Ebene-Energie und bleibe mit ihr verbunden.

Wenn du das Reden mit den Pflanzen gemeistert hast, kann dir jede einzelne Pflanze sagen, ob sie heilsam oder giftig ist.

Für einen Baum ist es nicht ungewöhnlich zu versuchen, deine Motivation zur Kommunikation zu ergründen, bevor er es erlaubt. Er wird dich zuerst auskundschaften. Ich bin zum Beispiel einmal in den Sequoia-Nationalpark gegangen, um mit den dort wachsenden, gigantischen Bäumen zu sprechen. Ich stellte fest, dass die Mammutbäume offen mit mir sprachen, als ich aber in den Raum eines Sequoias ging, behandelte er mich fast so, als wäre ich eine Ameise. Er sagte: „Was willst du?"

„Ich bin ein Mensch," sagte ich ihm. „Ich möchte mit dir reden."

„Das glaube ich nicht."

Ich versuchte es noch mal: „Nein, wirklich, ich möchte mit dir reden."

Nachdem ich es bei sechs verschiedenen Sequoias versucht hatte, fand ich schließlich einen, der mit mir sprechen wollte. Er erzählte mir von seinem langen Leben und seinem Heranwachsen im Wald. Dies half mir zu verstehen, dass jeder Baum seine eigene Persönlichkeit hat.

Bei einer anderen Begegnung mit Bäumen ging ich in den Wald hinter meinem früheren Zuhause, um den Pappeln zuzuhören. Ich stellte fest, dass jede von ihnen auf eine freundliche Art mit mir sprach.

Kommuniziere mit einer Pflanze oder einem Baum

1. Gehe hoch auf die Siebte Ebene (Siehe Seite 14 und 15) und gib die Anweisung: *„Schöpfer von Allem was Ist, es ist angewiesen (oder erbittet), dass ich mit dieser Pflanze oder diesem Baum kommuniziere. Zeig es mir. Danke. Es ist vollbracht. Es ist vollbracht. Es ist vollbracht."*

2. Gehe zu der Pflanze oder dem Baum so sanft wie eine Feder auf einer Sommerbrise. Stelle dir vor, wie du sanft in die Pflanze gehst und nach ihrem heiligen Namen fragst.

3. Gib der Pflanze das Gefühl von sanfter Liebe und sage ihren Namen [im Stillen], während du mit ihr kommunizierst. Sage ihr deinen heiligen Namen, sodass sie sich bei dir wohlfühlt.

4. Reinige dich mit der Siebte-Ebene-Energie und bleibe mit ihr verbunden.

Als ich Pflanzen und Bäume untersuchte, sah ich, dass sie in einem erstaunlichen Ausmaß miteinander kommunizieren. Ein Baum, der angegriffen wird, ist dazu in der Lage, eine Warnung an andere Bäume in der Umgebung zu übermitteln. Wenn es zu einem Angriff von Insekten oder Pilzen kommt, gibt dies den anderen Bäumen Zeit, Chemikalien gegen den Angreifer zu gestalten. Wenn ein Baum oder eine Pflanze gesund ist, kann sie Insekten, Pilze, Bakterien und Viren bekämpfen.

Pflanzen und Bäume haben Gedankenprozesse und Seelenenergie, die für sie eigen sind. Sie können Lichtsignale auf eine Art wahrnehmen, wie wir es nicht können. Tiere und Menschen geben Lichtsignale und erkennen nicht, dass Pflanzen und Bäume mit diesen Ausstrahlungen vertraut sind. Sie wissen, wenn wir an ihnen vorbeigehen.

Bäume sind hochentwickelte Organismen. Einige Baumgruppen sind sogar ein gigantischer Organismus. Ein gutes Beispiel dafür ist der Pando, auch bekannt als der Zitternde Riese. Dies ist eine massive, ineinandergreifende Gruppe von amerikanischen Espen in Utah. Diese Kolonie – ein riesiger Nachbau – umfasst 106 Acker (43 Hektaren) und hat rund 47.000 Stämme, die fortwährend sterben und durch die Wurzeln erneuert werden. Das Wurzelsystem zählt zu den ältesten bekannten Organismen – es ist schätzungsweise 80.000 Jahre alt – und die Espen-Kolonie kommuniziert durch es hindurch.

Während einige Bäume mittels des Wurzelsystems kommunizieren, nutzen andere mit oberflächlicheren Wurzelsystemen andere Formen der Kommunikation. Die Drehkiefern im Yellowstone-Nationalpark beispielsweise kommunizieren mit Licht und schicken chemische Botschaften durch die Luft. Nadelhölzer kommunizieren ebenfalls über ihre Wurzeln, sind jedoch nicht so effektiv wie andere Arten.

Viele Arten von Pflanzen und Bäumen sind hochintelligent und greifen die Essenz unserer Gedanken auf. Gedanken bewegen sich schneller als Lichtgeschwindigkeit und wir sind mit unseren Gedanken sehr laut. Bäume müssen sich vor unseren lauten Gedanken schützen, um zentriert zu bleiben. Wenn wir durch den Wald gehen, sind sie sich dessen bewusst und können wahrnehmen, ob wir Freund oder Feind sind.

Wenn sie das Gefühl haben, dass ein Feind in der Nähe ist, können Pflanzen und Bäume ihre chemische Struktur verändern. So können die verschiedenen Pflanzenarten in unserem Garten einander warnen. Wenn eine Nachricht von Gefahr ausgesendet wird, handeln sie als eine Einheit.

Bäume und Pflanzen, die Früchte tragen, erwarten, dass die Frucht gegessen wird. So pflanzen sie sich fort. Dies ist der Grund, warum es in unseren Früchten und in unserem Gemüsen Samen gibt. Wenn Wurzelfrüchte aus der Erde gezogen und gegessen werden, bereitet dies der Pflanze Kummer. Darum ist es wichtig, die Pflanzen zu segnen, wenn du sie erntest, damit ihre spirituelle Essenz sanft zurück ins Licht geht. Dies ist ein wichtiger Zyklus, der auch eine Art spiritueller Symbiose ist.

Heutzutage sind wir bei den Pflanzen und Bäumen sehr wählerisch, ob wir sie als wertvoll betrachten oder nicht. In der Vergangenheit waren andere Pflanzen und Bäume unsere Wahl. Es ist sonderbar, intuitiv zu sehen, wie einige von ihnen auf unsere Anwesenheit reagieren, sowohl negativ als auch positiv, indem sie miteinander besprechen, ob wir eine Gefahr sind oder nicht.

Gräser

Gräser kommunizieren nicht auf eine so komplizierte Weise wie Bäume, erkennen aber, wenn ein Tier auf ihnen grast, und nutzen ihr flaches Wurzelsystem, um diese Informationen an andere Gräser weiterzugeben. Sie können auch andere Gräser beschützen, indem sie sich selbst ungenießbar für den Feind machen.

Auch wenn sie gegessen werden, können die meisten Gräser sehr schnell nachwachsen, da ihre Wurzeln in der Erde sehr weit bebaut sind. Sie haben ebenfalls gelernt, Tiere in einer symbiotischen Beziehung zu nutzen. Die Pflanzen wissen, dass die Tiere ihre Samen und Pollen verteilen, sodass sie eine bessere Überlebenschance haben. Wenn sie voller Blüte sind, signalisieren sie den Tieren: „Komm und friss mich!“, damit ihr Samen gesät wird. Scheidet das Tier die Samen intakt aus, fungiert der Kot als Dünger für neues Wachstum. Diese Symbiose geht höchstwahrscheinlich schon Millionen von Jahren so vonstatten.

BEZEUGE, WIE PFLANZEN UND BÄUME MITEINANDER KOMMUNIZIEREN

1. Gehe hoch auf die Siebte Ebene (Siehe Seite 14 und 15) und gib die Anweisung: *„Schöpfer von Allem was Ist, es ist angewiesen (oder erbittet), dass ich bezeuge, wie diese Pflanze oder dieser Baum mit anderen durch seine Wurzeln, durch chemische Botenstoffe oder durch Licht kommuniziert. Zeig es mir. Danke. Es ist vollbracht. Es ist vollbracht. Es ist vollbracht."*
2. Gehe zu der Pflanze oder dem Baum so sanft wie eine Feder auf einer Sommerbrise.
3. Bezeuge, wie sie mit anderen Pflanzen oder Bäumen kommuniziert.
4. Reinige dich mit der Siebte-Ebene-Energie und bleibe mit ihr verbunden.

Vater- und Mutter-Bäume

Für jede Gruppe von Bäumen gibt es einen Vater- und einen Mutter-Baum. Der Mutterbaum ist üblicherweise viel größer als die anderen Bäume. Sie beurteilen den Tratsch, der in der Gruppe vor sich geht, und stellen sicher, dass die Informationen Bestand haben. Sie schicken aufbauende Botschaften zu den anderen Bäumen und teilen Bäumen aller Arten mit, was für Chemikalien sie aussenden sollten, um Angriffe von Insekten, Pilzen, Bakterien und Viren zu stoppen. Sie spenden ebenfalls all ihren Bäumen Trost und geben ihnen Ratschläge.

Der Vater-Baum hat eine beschützende Energie. Er sammelt Informationen aller Art von anderen Bäumen und Pflanzen (von verschiedenen Arten) für das Allgemeinwohl der Gruppe. Dies beinhaltet Informationen über die sich verändernden Bedingungen im Boden und im Wetter. Ebenfalls eignet er sich das Wissen über die Umgebung an und lernt, mit den verschiedenen Bedrohungen in der Gegend umzugehen.

Auch wenn Hunderte von Menschen und Tieren in den Bergen sind, wissen die Bäume, wo jedes Individuum ist, und der Vater- oder Mutter-Baum prüft das Benehmen jedes Einzelnen.

Wenn der Vater- oder Mutter-Baum getötet wird, wird ein anderer Baum dazu bestimmt, den Platz einzunehmen. Wenn ein Teil eines Vater- oder Mutter-Baumes beschädigt wurde, wird er zu einem Großvater- respektive Großmutter-Baum. Ein stärkerer Baum wird gewählt, um anzuführen, und das alte Wissen wird auf ihn übertragen. Das Gleiche gilt, wenn ein Vater- oder Mutter-Baum zu alt wird, um seine Rolle weiter auszuüben. Er überträgt sein Wissen einem jüngeren Baum, welcher die Rolle des Anführers der Bäume übernimmt.

Das Problem bei unseren Förstern ist, dass sie Bäume willkürlich fällen, so töten sie die alten Bäume, die die Bäume einst angeführt haben. Dies verursacht für die ganze Spezies ein Problem, da sie so schwächer wird und angreifbarer für Krankheiten und Feinde. Wenn so viele alte Bäume gefällt werden, geht ein unschätzbares Wissen verloren.

Es ist eine gute Idee, das übermäßige Fällen alter Bäume zu stoppen.

Triff den Vater- und Mutter-Baum

Für diese Übung ist es am besten, wenn du die Sprache der Baumart, die du treffen möchtest, lernst, dich dann vorstellst und dem Vater- und Mutter-Baum erlaubst, dich zu scannen. Danach kannst du mit ihnen sprechen. Bäume sind in allen Belangen sehr weise und können dir gute Ratschläge geben. Sie brauchen möglicherweise auf gewisse Weise auch von dir Hilfe.

1. Gehe hoch auf die Siebte Ebene (Siehe Seite 14 und 15) und gib die Anweisung: *„Schöpfer von Allem was Ist, es ist angewiesen (oder erbittet), dass ich den Vater- oder Mutter-Baum der Region sehe. Zeige mir, was ich sehen soll. Danke. Es ist vollbracht. Es ist vollbracht. Es ist vollbracht."*
2. Gehe zu der Pflanze oder dem Baum so sanft wie eine Feder auf einer Sommerbrise und stelle dich mit deinem heiligen Namen vor.
3. Erlaube ihnen, sich mit ihrem heiligen Namen vorzustellen.
4. Stelle dir nun vor, wie du sanft entweder in den Vater- oder den Mutter-Baum gehst, dich kurz umschaust und den Raum wieder verlässt. Wenn du mit zu viel Kraft hineingehst, wird dich der Baum zurückweisen und nicht mit dir sprechen.
5. Reinige dich mit der Siebte-Ebene-Energie und bleibe mit ihr verbunden.

PFLANZEN-HEILUNG

Pflanzen und Schwingungen

Pflanzen und Bäume sind dazu erschaffen, Licht, Wasser und Nährstoffe sowie die Mineralien aus der Erde zu absorbieren. All dies hat einen vorteilhaften Effekt für sie, aber wie sieht es mit Substanzen aus, die unvorteilhaft für sie sind?

Pflanzen absorbieren auch Verschmutzungen der Luft, des Wassers und der Erde. Eine Pflanze kann Strychnin, Quecksilber, Blei und andere negative Chemikalien aufnehmen und trotzdem wachsen, wenn jedoch ihre Früchte geerntet und gegessen werden, gelangen diese Chemikalien direkt in unser System. Darum ist es wichtig, unser Gemüse zu entsaften, da viele dieser Chemikalien im Fruchtfleisch bleiben und nicht im Saft. Karotten, rote Beete und Sellerie sind eine gut Wahl.

Ein weiteres gutes Beispiel für die Fähigkeit von Pflanzen, negative Substanzen aufzunehmen, ist, wenn Herbizide benutzt werden, um sie zu vernichten. Herbizide sind dazu gestaltet, ganzheitlich zu arbeiten, was bedeutet, dass die Chemikalien von der ganzen Pflanze absorbiert werden, sogar von den Wurzeln. Aber auch hier können diese Schwermetalle den Weg in unser System finden.

Zusätzlich absorbieren Pflanzen und Bäume elektromagnetische Energie und Strahlungen aller Art. Heutzutage schicken wir Radiowellen durch die Luft und wir kommunizieren mit Mobiltelefonen. Mobiltelefone geben Radio-Frequenzwellen (RF) ab, was eine Form der nicht ionisierenden Strahlung ist. In den meisten wissenschaftlichen Studien in Bezug auf Mobiltelefone gab es keinen überzeugenden Beweis, dass sie ein Gesundheitsrisiko darstellen. Eine Studie stellte jedoch fest, dass der Körper bei der Nutzung eines Mobiltelefons für mehr als 50 Minuten mehr Glukose verbrauchte als normalerweise. Dies ist möglicherweise einer der Gründe dafür, warum ich das Gefühl habe, dass sich Radiofrequenzen negativ auf Pflanzen auswirken, da sie Glukose zum Überleben brauchen.

Wir haben Türme mit Antennen für Mobiltelefone gebaut, die Energie nutzen, und es versäumt zu erkennen, dass diese Emissionen Pflanzen und Bäumen schaden können. Ich glaube, dass Pflanzen und Bäume so sensibel auf diese Energien sind, dass sie durch sie geschwächt werden und so, als Ergebnis, Infektionen und parasitären Krankheiten zum Opfer fallen. Dies liegt daran, dass diese Energien sie daran hindern, durch das Licht zu kommunizieren.

Diejenigen, die meinen, dass die Gedanken anderer Menschen keinen Einfluss auf unseren Körper und Geist haben, sollten all die elektrischen Wellen in Betracht ziehen – Radiowellen, Mikrowellen und andere Formen von Strahlung, denen wir ausgesetzt sind und deren Auswirkungen auf uns und auf die Welt um uns herum. Bedenkt man, dass das Gehirn ein elektrischer Generator ist, ist es offensichtlich, dass die vereinten Gedanken von einer Million von Menschen einen Effekt haben. Da es schwierig ist, die elektrische Energie von Millionen von Menschen zu messen, gibt es keine wissenschaftliche Studie dazu. Das bedeutet aber nicht, dass diese Art der elektrischen Energie nicht existiert oder keinen Effekt jeglicher Art hat. Ist die große Mehrheit dieser Gedanken negativ, was für eine Art Effekt werden sie haben, insbesondere auf hochsensible Pflanzen und Bäume?

Darum sollten wir den Pflanzen und Tieren positive Energien schicken. Sie sind auf ihre eigene Weise hochintelligent und werden sich irgendwann, mit etwas Zeit und Unterstützung, den neuen Radiowellen anpassen.

Wir sollten ebenfalls erkennen, dass, wenn diese Wellen Pflanzen beeinflussen, sie auch einen Einfluss auf uns haben. Es wäre klug, Mobiltelefonstrahlung aus unseren Häusern fernzuhalten. Natürlich wollen wir unsere Mobiltelefone trotzdem nutzen, darum ist es eine gute Idee, anzuweisen und zu bezeugen, dass alle überschüssige Strahlung, die unser Mobiltelefon ausstrahlt, von uns weggeschickt wird. Wir können die Siebte Ebene nutzen, um anzuweisen, dass wir unantastbar für Strahlung sind, nutze aber den gesunden Menschenverstand und halte Mobiltelefone weg von deinem Schlafplatz und gib die Anweisung, dass die überschüssige Strahlung ins Licht geschickt wird. Wir können dies auch für unsere eigenen Pflanzen, Gärten und Bäume tun. Da wir Teil der Fünft-Ebene-Präsenz sind, sind wir unglaublich mächtig und können diese übermäßige Strahlung durch ein Portal hochschicken und als reine Energie nutzen.

Anzuweisen und den Download zu machen, dass die Pflanzen wissen, wie sie sich Radio-Frequenzwellen anpassen, ist ebenfalls gut. Wenn einer Pflanze gute Erde, viel Sonnenlicht und die richtigen Nährstoffe gegeben werden und ihr beigebracht wird, wie sie sich Radiowellen anpasst, wird sie gesund und stark werden und dazu in der Lage sein, alle Angreifer abzuwehren.

Zeige einer Pflanze oder einem Baum die Anpassung an Radiowellen

1. Gehe hoch auf die Siebte Ebene (Siehe Seite 14 und 15) und gib die Anweisung: *„Schöpfer von Allem was Ist, es ist angewiesen (oder erbittet), dass diese Pflanze [oder dieser Baum] weiß, wie sie [oder er] sich an*

Radiowellen, die durch Menschen erschaffen wurden, anpasst. Zeig mir die Pflanze. Danke. Es ist vollbracht. Es ist vollbracht. Es ist vollbracht."

2. Gehe zu der Pflanze oder dem Baum so sanft wie eine Feder auf einer Sommerbrise und bezeuge, wie sich die Schwingung an die Radiowellen anpasst.
3. Sobald du fertig bist, reinige dich mit der Siebte-Ebene-Energie und bleibe mit ihr verbunden.

Heile eine Pflanze

Wenn eine Pflanze krank ist, können wir sie mithilfe ihres heiligen Namens und bedingungsloser Liebe heilen. Den Namen zu nutzen, hilft bei der Heilung, da es uns einen Anhaltspunkt gibt, von dem aus wir arbeiten können.

Bezeuge eine Heilung einer Pflanze

1. Gehe hoch auf die Siebte Ebene (Siehe Seite 14 und 15) und gib die Anweisung: *„Schöpfer von Allem was Ist, es ist angewiesen (oder erbittet), dass diese Pflanze [oder dieser Baum] namens [nenne den Namen] geheilt wird. Danke. Es ist vollbracht. Es ist vollbracht. Es ist vollbracht."*
2. Gehe in die Pflanze oder dem Baum so sanft wie eine Feder auf einer Sommerbrise und bezeuge, wie der Schöpfer sie heilt.
3. Sobald du fertig bist, reinige dich mit der Siebte-Ebene-Energie und bleibe mit ihr verbunden.

Bezeuge Bedingungslose Liebe rund um eine Pflanze oder einen Baum

1. Gehe hoch auf die Siebte Ebene (Siehe Seite 14 und 15) und gib die Anweisung: *„Schöpfer von Allem was Ist, es ist angewiesen (oder erbittet), diese Pflanze [oder diesen Baum] mit bedingungsloser Liebe zu umhüllen. Danke. Es ist vollbracht. Es ist vollbracht. Es ist vollbracht."*

2. Gehe zu der Pflanze oder dem Baum so sanft wie eine Feder auf einer Sommerbrise. Bezeuge, wie die Liebe des Schöpfers sie umgibt.

3. Reinige dich mit der Siebte-Ebene-Energie und bleibe mit ihr verbunden.

Heilungen von Pflanzen

‚Die Menschen legten ihre Kranken unter die Äste der Eiche, nahe an den Stamm, und hofften auf die Hilfe der Götter. Ehefrauen bildeten in ihrem Schatten einen Kreis, um den Stamm herum und reichten sich die Hände in der Hoffnung auf hübsche Kinder. Oben in der Blätterkrone des Baumes lagen die Neugeborenen, bevor die Geschwister sie in der Wiege entdeckten. Um sicherzustellen, dass kleine Kinder groß, gesund und stark werden, wurden sie von den Müttern durch einen gespaltenen Schössling oder jungen Baum gezogen. Und die Eiche hatte, was noch wunderbarer war, sogar die Macht, das Land selbst zu heilen. Das neue Land litt manchmal unter einer Krankheit namens Val. War das Land von Val befallen, sank der Boden. Dann gingen Menschen, Häuser, Kirchen, Scheunen und Vieh unter, verschwanden aus dem Blick und waren in den Fluten des Wassers für immer verloren.'

Aus den Niederländischen Volksmärchen für Junge Leute
von William Elliot Griffis

Hast du dich jemals gefragt, warum es die Bewegung in industrialisierten

Nationen gibt, die Natur zurück in die Städte zu bringen? Natürlich gibt es hierbei die offensichtlichen Vorteile der Luftreinigung. Jeden Tag heilen uns Pflanzen und Bäume mit dem Sauerstoff, den sie freisetzen. Sie heilen uns aber auch durch ihre Schwingungen. Das Rascheln der Blätter im Wind, der Schatten, den Bäume zur Verfügung stellen, und die Liebe, die sie geben, sind unmessbare Geschenke, wenn wir uns einmal Zeit nehmen, diese zu bemerken.

Heilung einer Pflanze annehmen

1. Gehe hoch auf die Siebte Ebene (Siehe Seite 14 und 15) und gib die Anweisung: *„Schöpfer von Allem was Ist, es ist angewiesen (oder erbittet), dass ich eine Heilung von dieser Pflanze oder diesem Baum erlaube. Danke. Es ist vollbracht. Es ist vollbracht. Es ist vollbracht."*

2. Gehe in die Pflanze oder den Baum so sanft wie eine Feder auf einer Sommerbrise und bezeuge, wie sie dich durch den Schöpfer heilt.

3. Sobald der Prozess fertig ist, reinige dich mit der Siebte-Ebene-Energie und bleibe mit ihr verbunden.

Den Erdboden heilen und den Garten vorbereiten

Jeder sollte einen Garten haben, damit sie wissen, woher unser Essen stammt. Das ultimative Ziel ist es, die reine Nahrung der Alles was Ist Essenz zu nutzen und deine Nahrung aus dem Göttlichen zu erschaffen. In der Zwischenzeit ist es aber besser, je mehr organisches Essen du isst. Der Titel ‚organisch' bedeutet nicht nur, dass der Produzent bei der Herstellung seines Produktes, das rein ist, sein Bestes gibt, sondern auch, dass die Pestizide der naheliegenden Felder den Erdboden, in dem es wächst, nicht kontaminiert haben.

Beim Anlegen eines Gartens ist es sehr wichtig, einen guten Boden vorzubereiten. In den modernen Zeiten wurden viele natürliche Nährstoffe aus den Böden gewaschen und die moderne Landwirtschaft gibt den

Pflanzen beim Düngungsprozess nur drei Nährstoffe. Früher hatten sie viel mehr.

Ein anderes Anliegen, das wir haben sollten, ist, dass alle Autos und Flugzeuge, die an unserer Ernte vorbeifahren oder -fliegen, einen Treibstoffrückstand zurücklassen, welcher in den Boden sickert. Wie bereits erwähnt, besitzen die Pflanzen die Eigenschaft, Licht, Wasser und Düngemittel aufzunehmen und Chemikalien jeglicher Art absorbieren sie genauso leicht.

Die einzige Methode, um den Boden zu reinigen, funktioniert auf dieselbe Art und Weise, die wir auch beim menschlichen Körper anwenden: Gib ihm die richtigen Vitamine und Mineralien, um die Giftstoffe herauszuziehen. Durch Dünger und ein Gleichgewicht an Mineralien wird dies meist gelingen. Es ist wichtig, dass du die Erde als lebendiges Wesen wahrnimmst, das du heilst.

Du möchtest möglicherweise ionisierte kolloidale Mineralien (Spurenelemente) in den Boden geben. Es gibt Rezepturen, welche aus Pflanzenquellen hergestellt werden. Diese können im Garten und für alle Pflanzen oder früchtetragende Bäume genutzt werden. Naturjoghurt gibt dem Boden die nötigen Bakterien und fügt guten Humus hinzu. Extranatürliche Dünger sind daher ein Muss. Asche ist ein ausgezeichneter Zusatz zu deiner Düngermischung, wenn du welche finden kannst. Es ist am besten, diese Mischung im Herbst anzuwenden. Die Erde muss sich über den Winter mithilfe dieser Mischung erholen, bevor du ihn im Frühjahr (wenn möglich) wieder bepflanzt.

Pflanzen, die auf diese Art von Garten wachsen, werden stark und dazu fähig sein, zusätzlichen Radiowellen standzuhalten sowie den meisten anderen Bedrohungen.

Es ist am besten, chemische Gifte in Form von Pestiziden in jedem Garten zu vermeiden. Wenn du diese Substanzen nutzt, stelle sicher, dass die Rückstände aus den Pflanzen herausgewaschen wurden, bevor sie gegessen werden.

Pflanzen konkurrieren um ihren Platz, aber auch wenn du Unkraut ausreißt, solltest du sicherstellen, dass ihre Energie ins Licht geschickt wird. Schaffe um die Pflanze herum das Gefühl von Liebe. Dies hilft ihr, viel besser zu wachsen. Dies kannst du auch mit dem Erdboden machen.

BEZEUGE, WIE BEDINGUNGSLOSE LIEBE IN DEN ERDBODEN GESCHICKT WIRD

1. Gehe hoch auf die Siebte Ebene (Siehe Seite 14 und 15) und gib die Anweisung: *„Schöpfer von Allem was Ist, es ist angewiesen (oder erbittet), dass bedingungslose Liebe in den Erdboden, der die Pflanzen und Bäume nährt, geschickt wird. Danke. Es ist vollbracht. Es ist vollbracht. Es ist vollbracht."*
2. Bezeuge, wie die Liebe der Schöpfung in den Erdboden hineinfließt. Bezeuge, wie die Erde zum Leben erwacht.
3. Reinige dich mit der Siebte-Ebene-Energie und bleibe mit ihr verbunden.

Segne deinen Garten immer und arbeite auf eine positive Art und Weise in ihm, mit Begeisterung und Liebe anstelle des Gefühls eines Schuftens. Sowohl negative als auch positive Gedanken beeinflussen die Art, wie Pflanzen wachsen. Es gibt viele Dünger, die du in einem Garten nutzen kannst, aber ohne die grundliegenden Mineralien und Gedanken der Liebe werden die Pflanzen nicht dieselbe Essenz des Lichtes von dir aufnehmen, und das Licht, das du isst, wenn die Pflanze geerntet wird, wird nicht die höchste Form sein.

PFLANZEN ERNTEN

Liebe, Freude, Glück und Respekt sind der Schlüssel dazu, Pflanzen und Bäume wahrhaftig zu verstehen. Wenn du eine Pflanze erntest, sei mit dem Schöpfer verbunden, gehe zurück zu der Zeit, als die Pflanze gesät wurde, lasse Liebe und Segnungen durchfließen und schaue, wie sie zu ihrer aktuellen Form wächst. Dies wird ihr mehr Wirkstoffgehalt geben.

Ernten einer Pflanze oder eines Baumes

1. Gehe hoch auf die Siebte Ebene (Siehe Seite 14 und 15) und bitte: *„Schöpfer von Allem was Ist, ich bitte diese Pflanze um die Erlaubnis, sie zu ernten. Danke. Es ist vollbracht. Es ist vollbracht. Es ist vollbracht."*
2. Gehe in die Pflanze oder den Baum so sanft wie eine Feder auf einer Sommerbrise. Sprich zu ihr in ihrer Sprache. Bezeuge, wie du zurückgehst zu der Zeit, als sie gesät wurde, und lasse sie mit Liebe und Segnungen durchfließen, während du zuschaust, wie sie zu ihrer aktuellen Form heranwächst.
3. Reinige dich mit der Siebte-Ebene-Energie und bleibe mit ihr verbunden.

Die Energie der Nahrung

Das Essen, das wir konsumieren, ist ein Zusammenführen der Mineralien der Ersten Ebene, dem Pflanzenleben der Zweiten Ebene und der Proteine der Dritten Ebene. Diese Zusammenführung der Ebenen ist unser tägliches Brot, eine unglaubliche Fusion von Energien, die dem Körper Nahrung bringen. Darum ist es wichtig, dass wir Essen zu uns nehmen, das Leben in sich trägt wie beispielsweise frische Früchte, Gemüse und Vollkornprodukte, ohne die Proteine, die so wichtig für unseren Körper sind, zu verlieren. Wenn wir darüber nachdenken, dass die DNA aus Proteinen gemacht wird, was brauchen wir dann also, um die DNA zu reparieren? Proteine!

Einige Pflanzen besitzen sehr viele Proteine. Weizen, Avocados und Soja sind Beispiele hierfür, jedoch habe ich das Gefühl, dass wir vorsichtig mit dem Verzehr von Soja sein sollten, da viel davon genetisch verändert ist und vielleicht Krebs verursacht. Am besten ist das genetisch unveränderte Soja. Wenn du Soja nutzt, stelle sicher, es zu segnen. Da alles ein Bewusstsein hat und wir diese Essenz absorbieren, wenn wir sie konsumieren, sollten wir alles Essen, das wir zu uns nehmen, segnen. Genetisch verändertes Essen, insbesondere Mais, hat ein Bewusstsein, das möglicherweise nicht zu unserem Besten ist. Wenn die Essenz des Essens fraglich ist, gehe zurück und segne es von seinem Ursprung an.

Wenn du Kräuter, Vitamine oder Essen in einem Laden kaufst, frage den Schöpfer, ob es zu deinem Höchsten und Besten ist. Du kannst dies feststellen, indem du dich mit dem Schöpfer verbindest, während du das Produkt festhältst und einfach fragst, ob der Wirkstoffgehalt richtig ist. Sobald das Produkt den Test bestanden hat, sollte es vor der Nutzung gesegnet werden, um sicherzustellen, dass es maximale Wirkstoffe hat, zweckdienlich ist und Qualität hat.

Auch wenn du nur einen Blumenkasten hast, solltest du in Betracht ziehen, Kräuter anzupflanzen. Sie liefern nicht nur Nährstoffe für den Körper, sondern auch für die Seele, da sie Negativität absorbieren und in positive Energie umwandeln.

Vitamine geben uns symbolisch das Gefühl, geliebt zu sein. Wenn sie in unserem Essen fehlen oder der Körper sie nicht absorbiert, resultiert dies in einem Gefühl von Mangel an Liebe. Hefepilze und Bakterien, die ebenfalls auf der Zweiten Ebene residieren, kommen natürlich im Körper vor und sind weder gut noch schlecht. Es ist jedoch wichtig, dass sie sich im Körper im Gleichgewicht befinden. Um Harmonie mit der Zweiten Ebene der Existenz zu erfahren, muss der Körper in Balance sein.

Obschon ich an die Möglichkeit glaube, dass einige der Vitamine und Mineralien, die wir aus dem Essen gewinnen, ‚psychisch' herstellbar sind, ist es ebenfalls wichtig, zu erkennen, dass uns unser Essen viele Vorteile gibt, die auf den ersten Blick nicht offensichtlich sind. Die Handlung des Essens und Verdauens gibt uns ein unterbewusstes Verständnis der ersten drei Ebenen der Existenz und einen flüchtigen Blick auf die anderen. Wichtig ist, dass wir der Geschichte, die uns unsere Essen erzählen möchte, bewusst sind.

Es steckt in unserem Essen eine unglaubliche Vielzahl an medialen Informationen. Durch Essen verbinden wir uns mit der Energie um uns herum und sind so in ständiger Kommunikation mit allem, das jemals auf den ersten drei Ebenen existiert hat. Sobald wir uns für diese Möglichkeiten geöffnet haben, stecken in einem einfachen Laib Brot nahezu grenzenlose Informationen.

Wir können auf die Informationen im Essen zugreifen, indem wir uns mit dem Schöpfer verbinden, und dann in die DNA gehen, um nachzufragen, was das Essen uns lehrt, um es in uns auf eine bewusste Verständnisebene zu bringen. Diese einfache Handlung des Verstehens des DNA-Standpunktes könnte uns vieles erzählen, wie beispielsweise, warum wir Lust auf ein gewisses Lebensmittel haben. Wir haben keine Lust auf etwas, das wir nicht brauchen. Wenn du als Lust auf Essen mit viel Zucker oder vielen Konservierungsstoffen hast, hast du einen Mangel an etwas, das in diesem Essen steckt.

Durch ein tieferes Verständnis vom Essen würden wir die Art verändern, wie wir essen, und wenn genügend Menschen dieses Verständnis hätten, könnten wir unsere ganze Landwirtschaftsstruktur verändern.

Vegetarier

Heutzutage werden viele Menschen zu Vegetariern. Ein Grund dafür ist die Sorge um die Lebewesen. Das ist gut, aber auch Pflanzen sind fühlende Wesen. Eine Karotte wird nicht glücklich sein, wenn du in sie hineinbeißt.

Es ist wichtig zu verstehen, dass alles, was einem Tier widerfährt, in ihm gespeichert ist. Einige dieser Erinnerungen, Gefühle und Emotionen werden auf die Person, die es isst, übertragen. Das Gleiche gilt auch für Karotten.

Darum ist es am besten, alles Gemüse und alle tierischen Proteine, die du zu dir nimmst, zu segnen und zu bezeugen, wie der Geist der Pflanze oder des Tieres ins Licht geschickt wird. Allem, was wir essen, sollten wir für sein Opfer danken.

PFLANZENHEILKUNDE

Die höhere Nahrung: Pflanzenheilkunde

Seit Anbeginn der Zeit haben Menschen Pflanzen auf verschiedene Arten genutzt. Kräuter waren die erste Medizin und bis zum heutigen Tage werden 40 Prozent unserer Arzneimittel aus Pflanzenkomponenten hergestellt.

Kräuter werden die höhere Nahrung genannt. Sie haben ihre Existenz dem medizinischen Zweck gewidmet. Kräuterkunde kann studiert werden, pflückst du aber die Pflanzen für deine Hausmittel in der Natur, ist es möglich zu lernen, mit den Pflanzen zu kommunizieren, sodass sie dir sagt, ob sie Freund oder Feind ist. Du kannst dich selbst darin trainieren zu erkennen, ob eine Pflanze zu deinem Nutzen ist, indem du sie berührst und mit ihr kommunizierst. Es gibt viele Bücher mit Bildern mit den richtigen Pflanzenzuordnungen und mit etwas Übung wirst du in der Lage sein, die Pflanzen mit heilender Wirkung zu erkennen.

Wenn du Pflanzen zur Heilung verwendest, seien es selbst gezüchtete oder wild gepflückte aus der Natur, sollten wir uns daran erinnern, sie mit Respekt zu ernten. Sprich mit der Pflanze durch den Schöpfer von Allem was Ist in seiner eigenen Sprache, drücke dein Bedürfnis aus und bitte um Erlaubnis, sie ernten zu dürfen. Sie sollten dann zu dir sprechen und dich zu den Pflanzen verweisen, die deinem Vorhaben am besten nützen.

Es gibt für jede Krankheit eine organische Kombination von Pflanzen. Heiler, die die Zweite Ebene auf diese Weise nutzen, benötigen ein breites Wissen über Pflanzenheilmittel und wie sie sich mit anderen Medikamenten verhalten. Ohne dieses Wissen besteht womöglich ein Risiko für die Klienten. Heilungen aus dieser Ebene brauchen Zeit und Beharrlichkeit.

Pflanzliche Heilmittel sollten nicht die ganze Zeit genommen werden. Beachte, dass sie in ihrer Wirkungsweise ganzheitlich sind.

‚Gib ihnen Licht'

Wir brauchen, genauso wie Pflanzen, Sonnenlicht für Vitamin D. Konsumieren wir Pflanzen, essen wir in gewissem Sinne transformiertes Licht.

Ich glaube, dass die Pflanzen, die die höchste Lichtnahrung bilden, die blau-grünen Algen, Chlorella und Spirulina, sind. Diese können den ganzen Körper auffrischen. Jedes Mal, wenn du die Botschaft bekommst ‚Gib ihnen Licht,' wird dir gesagt, dass du die Verwendung dieser Pflanzen vorschlagen sollst.

Blau-grüne Algen

Sie enthalten biologisch aktive Enzyme, Glykoproteine, Lipide, Mineralien, einfache Kohlenhydrate und Vitamine. Algen sind sehr effektiv in der

Photosynthese und von blau-grünen Algen wird behauptet, dass sie einen großen Nutzen für deine Gesundheit haben. Sie sind Antioxidantien und Energiespender, können zur Entgiftung genutzt werden, helfen Essensgelüste auszugleichen, verbessern deine Erinnerung und deinen mentalen Fokus, steigern deine Konzentration und ziehen Giftstoffe aus dem Körper.

Chlorella

Eine ausgezeichnete Quelle von Chlorophyll, Kohlehydrate, Vitamin C, Vitamin E und Proteinen. Sie wird für Asthma, Zahnfleischbluten, Verbrennungen und Infektionen genutzt. Sie ist eine der besten Arten, um Quecksilber aus dem Körper zu ziehen (sollte mit kleinen Dosen angefangen werden und langsam erhöht werden).

Spirulina

Eine konzentrierte Quelle von Aminosäuren, Chlorophyll, Eisen und Proteinen. Sie wird dazu genutzt, um das Immunsystem anzukurbeln und Krankheiten und Giftstoffe herauszuziehen.

Schlechte Strahlung aus dem Körper ziehen

Die meisten Leute glauben, dass alle Strahlung schlecht ist. Aber Strahlung ist einfach nur der Ausstoß von Energie in Form von Wellen, die Licht beinhalten. Wir brauchen zum Leben Strahlung. In unserer industriellen Gesellschaft werden wir jedoch einer unglaublichen Menge an Strahlung ausgesetzt, angefangen von den Wundern der modernen Technologie, und ich stellte fest, dass die Ursache einiger Krebserkrankungen die Strahlung war. Also fing ich an, die tägliche Strahlung von Mobiltelefonen, Computern, fluoreszierendem Licht und anderen elektrischen Geräten zu entlassen.

Nutze den folgenden Prozess, um den Auswirkungen der Strahlung dieser und anderer Quellen entgegenzuwirken. Am besten ist es zu bezeugen, wie schlechte Strahlung den Körper verlässt und Gottes Licht an seiner Stelle bleibt.

Strahlung entlassen

1. Gehe hoch auf die Siebte Ebene (Siehe Seite 14 und 15) und gib die Anweisung: *„Schöpfer von Allem was Ist, es ist angewiesen, dass alle Strahlung, die der Person [Name der Person] undienlich ist, herausgezogen, verändert und in Gottes Licht geschickt wird. Danke. Es ist vollbracht. Es ist vollbracht. Es ist vollbracht. Es ist vollbracht."*
2. Bezeuge, wie die Strahlung herausgezogen und in Gottes Licht geschickt wird.
3. Sobald der Prozess beendet ist, reinige dich mit der Siebte-Ebene-Energie und bleibe mit ihr verbunden.

Da schlechte Strahlung keine Substanz ist, die im Körper sein sollte, ist es unnötig, sie mit etwas zu ersetzen.

DIE ELEMENTARWESEN

‚Vor langer Zeit, lange vor den Erzählungen des Almanach, oder der Zeitmessung, kamen Millionen guter Feen von der Sonne herunter und gingen in die Erde. Dort veränderten sie sich selbst in Wurzeln und Blätter und wurden zu Bäumen. Es gab viele von ihnen, sie bedeckten die Erde, aber die Föhre und Birke, Esche und Eiche waren die Oberhäupter, die Holland ausmachten. Die Feen, die in den Bäumen lebten, trugen den Namen die Moss-Mädchen oder Baum „Trintjes," was der niederländische Kosename für Kate oder Katherine ist.'

Aus den Niederländischen Volksmärchen für Junge Leute
von William Elliot Griffis

Einer der interessantesten Aspekte der Zweiten Ebene der Existenz sind die Elementarwesen, die Geister, die das Pflanzenreich bewachen, schützen und pflegen. Während du das Pflanzenreich erlebst, öffnest du dich, es zu erfahren, ob du daran glaubst oder nicht.

Durch die spirituelle Entwicklung und den Aufstieg der Menschheit wird der Schleier zwischen den Ebenen dünner und es ist für uns viel leichter als jemals zuvor hindurchzusehen. Der Schleier zwischen der Zweiten und Dritten Ebene wird besonders dünn. Dadurch kann eine größere Zahl an Menschen das bezeugen, was Feen genannt wird.

Ich nenne sie gern ‚Elementarwesen', um keinen Fehler zu machen, da sie in keiner Weise menschlich sind. Elementarwesen können ihre molekulare Schwingung anpassen, um sich mit einer Pflanze zu verbinden, um Wesen aus Wasser oder Luft zu werden oder eine feste Form anzunehmen, wenn sie das wollen. Wählen sie Letztes, können wir sie in ihren vielen verschiedenen Formen und Größen als Feen sehen, da dies die einzige Form ist, in der unser Geist sie akzeptiert.

Die Zweite Ebene ist die erste, die die Fähigkeit demonstriert, das Leben zu genießen und lachen ausdrückt. Hier beginnen wir die Vielfalt von Emotionen und Gefühlen zu entwickeln. Dies wird auch von den Elementarwesen gelernt. Sie befinden sich auch im Lernprozess, wie sie interdimensionale Verschiebungen machen und die Zeit biegen können. Sie sind mit den Pflanzen, der reinen Essenz von Licht, und dem Prozess der Photosynthese verflochten.

Als ich zum ersten Mal eine Fee sah, wie sie in anderen Büchern beschrieben wird, war ich mit Guy in meiner Hütte in den Bergen in Sandpoint, Idaho. Guy wusste bereits, was sie waren. Er hatte mit der Erde gearbeitet und wusste, dass es Geister rund um die Pflanzen und Bäume gibt. Er kannte ebenfalls die alten Überlieferungen, die sich um dieses Thema drehten.

Als ich Guy zum ersten Mal traf, bemerkte ich, wenn ich um ihn herum war, dass er ein wandelndes Feenportal war. Ich glaube, dies läge daran, weil er verstand, dass das Land eine eigene Energie hat und die Feen die Übermittler dieser Energie sind.

Diese erste Erfahrung mit Feen eröffnete mir ein neues Reich und ich erkannte, dass sich Feen-Energie auf Pflanzen und Bäume zentriert. Die Ureinwohner nannten diese lebende Essenz – ‚die Grünen'. In europäischen Traditionen werden sie der Grüne Mann und Muttererde genannt, und manchmal gibt es auch eine Verschmelzung dieser zwei Aspekte. Beide können bis zur Feen-Königin und dem Eichen-König zurückverfolgt werden.

Junge Kinder der Meister

Alles im Universum nutzt Energie in der höchsten Form, die möglich ist, sei es Sonnenlicht oder transformiertes Licht, erschaffen durch etwas anderes. Wie wir gesehen haben, nutzen die Pflanzen die Lichtpartikel, die sie absorbieren, um ihr eigenes Licht als Kommunikationsform auszustrahlen. Dieses Licht zieht die Feen an.

Richtige Feen/Elementarwesen sollten nicht mit modernen Interpretationen von ihnen verwechselt werden. Sie sehen nicht immer unfassbar schön aus und handeln nicht immer mit Wohlwollen in Bezug auf uns. Obwohl sie nicht gerade niedlich sind, sind sie bizarrer Weise interessant. Sie bewegen sich schneller als Lichtgeschwindigkeit und können normalerweise nicht mit dem bloßen Auge gesehen werden, bis sie selbst bestimmen, gesehen zu werden. Wir nehmen sie wahr, als ob sie eine menschenähnliche Form hätten, aber das bedeutet nicht, dass das ihre wahre Form ist. Ihre wahre Form ist eine geistige Licht-Energie.

Elementarwesen haben sich womöglich auf dieselbe Reise durch die Ebenen der Existenz begeben wie wir. Wir verlassen die Fünfte Ebene, um auf die Vierte Ebene geboren werden, der Geisterwelt. Hier werden wir unterrichtet, genährt und geliebt und bekommen anhand unserer Fähigkeiten verschiedene Aufgaben. Zuerst werden wir auf die Erste Ebene geschickt, um die molekulare Struktur des Mineralreichs und die Bausteine von anorganischer Materie kennenzulernen. Sobald wir dieses Wissen integriert haben, kehren wir auf die Vierte Ebene zurück, um zu berichten. Es könnte sein, dass junge Geister auf diesem frühen Teil ihres Weges das sind, was wir als Feen wahrnehmen.

Feen-Portale

Elementarwesen werden vom Licht angezogen, welches von den Pflanzen und Bäumen verströmt wird. Sie helfen, ihnen zu wachsen, und schicken Licht, um mit anderen Pflanzen zu kommunizieren. Sie nehmen die Befehle vom Vater- und Mutter-Baum entgegen und geben sie an alle anderen Bäume weiter wie eine Sirene. Sie nutzen die Energie, die Bäume und Pflanzen erschaffen, als Portale in andere Dimensionen.

Zwischen Vater- und Mutter-Baum befinden sich in der Regel große Portalbäume, die Eingänge für Feen sind. Ebenfalls gibt es Legenden von Eingängen in Steinringen und Pilzkreisen. Unsere Vorfahren haben diese Dinge beobachtet, aber nicht vollständig verstanden, wussten jedoch, dass sie existieren. Ich glaube, dass das, was viele Menschen als Besuch Außerirdischer wahrnehmen, in Wirklichkeit Feen sind, die ein dimensionales Portal nutzen.

Wenn du einen Mutter-Baum in einem Wald findest, schau dich um. Irgendwo in der Nähe ist ein Portalbaum. Du kannst deine Kamera nehmen und Bilder von ihm machen, um die Energien, die durch das Portal kommen, festzuhalten. Dies kannst du auch bei einer Pflanze machen.

Bezeuge ein Pflanzen oder Baumportal

Erforderliche Tugenden: Wagemut, Hoffnung, Freundlichkeit, Moral und die Fähigkeit, Träume und Magie zu manifestieren.

Blockaden: Angst.

1. Gehe hoch auf die Siebte Ebene der Existenz (Siehe Seite 14 und 15) und gib die Anweisung: *„Schöpfer von Allem was Ist, es angewiesen (oder erbittet), dass ich das Portal dieser Pflanze oder dieses Baumes sehe. Danke. Es ist vollbracht. Es ist vollbracht. Es ist vollbracht."*

2. Stelle dich der Pflanze oder dem Baum vor und gehe in sie hinein und finde die dimensionalen Portale.

3. Stelle dir vor, dass die Portale offen sind und dass sie für einige Minuten offen bleiben.

4. Mache ein Foto.

5. Weise an (oder erbitte), die Feen zu sehen, und beobachte, wie die Pflanze oder der Baum lebhafter wird.

6. Sobald du mit dem Prozess fertig bist, reinige dich mit der Siebte-Ebene-Energie und bleibe mit ihr verbunden.

Wenn du dein Bild anschaust, wirst du dazu in der Lage sein, kleine Kugeln rund um die Pflanze oder den Baum zu sehen. Dies ist die Gedankenform oder das Energiefeld von einem Portal oder den engelhaften Feen, die um sie herum sind.

Richtiges Urteilsvermögen

Elementarwesen fürchten sich manchmal vor uns und weil sie uns als Gefahr wahrnehmen, zeigen sie sich uns nicht. Aber auch wenn sie nicht teil deines Glaubenssystem sind, je mehr du im Theta-Zustand bist, desto höher ist die Wahrscheinlichkeit, sie mit bloßem Auge sehen zu können. Nutze ein gesundes Urteilsvermögen, wenn du mit ihnen arbeitest, da sie wirklich mächtige Wesen sind und Gedanken nicht auf dieselbe Weise verarbeiten wie wir. Sie sind uns ähnlich, aber dennoch anders als wir.

Feen sind schelmisch und sehr neugierig. Sie lieben es, uns zu ärgern genauso wie uns zu helfen. Es sind freudige Geister mit ihren eigenen Widersprüchlichkeiten und Leidenschaft. Sie reagieren auf die Emotionen der Menschen so sensibel, dass sie an übermäßiger Traurigkeit sterben können. Sie mögen es nicht, wenn man sie rumkommandiert, können aber hilfreich sein, wenn wir uns ihnen auf die richtige Weise annähern.

In einem meiner Seminare in Australien kam jemand mit einem interessanten Punkt zu mir. Diese Person stellte fest, dass immer, wenn man ein Elementarwesen um Hilfe bittet, dieses dafür im Austausch ein Geschenk verlangt. Solltest du also deine Schlüssel nicht mehr in deiner Handtasche finden oder sollte sonst ein glänzender Gegenstand fehlen, könnten das die Feen sein, die ihre Ansprüche geltend machen.

Aufgrund des Brechungsindexes des Lichts lieben Elementarwesen glänzende Dinge ziemlich auf dieselbe Weise, wie wir glitzernde Diamanten schätzen. Energie wird geschaffen, wenn Licht eine Kristallformation trifft und diese Lumineszenz ist für Elementarwesen eine göttliche Essenz. Darum werden sie von Kristallen angezogen. Wenn sie sich bei dir wohlfühlen, leben sie in den Kristallen bei dir zu Hause.

Wenn du dich dazu entschließt, dein Zuhause für Feen zu öffnen oder mit ihnen auf andere Weise zu arbeiten, solltest du dies aus der Siebten

Ebene machen. Auf diese Weise arbeitet die Energie der Zweiten und Dritten Ebene zusammen und Menschen und Elementarwesen werden einander ohne Austausch unterstützen. Wenn du mit Elementarwesen nur aus der Perspektive der Zweiten Ebene arbeitest, wird ein Energieaustausch fällig, und es ist möglich, dass die Feen dich in eine andere Dimension mitnehmen. Es gibt viele Legenden von Menschen, die von ihnen mitgenommen wurden.

Wenn du dich öffnest, um Elementarwesen zu erleben, findest du hier eine Liste von Dingen, an die du dich erinnern solltest:

- Gehe immer zuerst auf die Siebte Ebene, bevor du mit Elementarwesen sprichst oder irgendwo mit ihnen hingehst.
- Bitte ein Elementarwesen niemals um einen Gefallen, da sie einen Energieaustausch erwarten, sie glitzernde Objekte ohne Erlaubnis mitnehmen werden und sich dazu absolut berechtigt fühlen.
- Elementarwesen zeigen sich nur jenen, die reinen Herzens sind.
- Du musst nicht an Elementarwesen glauben, um sie zu sehen.
- Sie werden sich selbst nur zeigen, wenn sie wissen, dass keine Gefahr besteht.
- Elementarwesen respektieren dich mehr, wenn du dich selbst respektierst.
- Elementarwesen sind keine Götter.
- Elementarwesen lieben es zu lachen und werden durch Gesang (in der richtigen Tonlage) angezogen.
- Elementarwesen lieben Kunst. Sie lieben es, wenn wir Bilder malen.

Ein Elementarwesen bezeugen

1. Gehe hoch auf die Siebte Ebene der Existenz (Siehe Seite 14 und 15) und gib die Anweisung: *„Schöpfer von Allem was Ist, es angewiesen (oder erbittet), dass ich die Elementarwesen dieser Pflanze oder dieses Baumes sehe. Danke. Es ist vollbracht. Es ist vollbracht. Es ist vollbracht."*
2. Gehe in die Pflanze oder den Baum und finde das Elementarwesen.
3. Reinige dich mit der Siebten-Ebenen-Energie und bleibe mit ihr verbunden.
4. Mache ein Foto (Elementarwesen können vielfach Fotografiert werden).

Da sich der Schleier zwischen den Ebenen der Existenz anfängt zu lichten, glaube ich, dass einige Elementarwesen gekommen sind, um in menschlicher Form hier zu wohnen. Wir haben alle bereits Menschen gesehen, die handeln, als wären sie Elfen oder Feen. Es ist fast so, als ob sie sich zu Feen entwickeln oder umgekehrt. Ich glaube, dass viele Elementarwesen dies tun, um die Erfahrung der Dritten Ebene zu machen.

Viele dieser ‚Feen-Menschen' sind hier, um die Elementarwesen und ihren Lebensraum zu beschützen. Sie sind Umweltschützer oder Naturforscher.

Die isländischen Elfen

Im frühen vorchristlichen Nordeuropa war der Glaube an Feen vorherrschend. Seine Wurzeln reichen zurück in die Zeit, als wir mit der Natur und den innewohnenden spirituellen Energien mehr im Einklang waren. An Orten wie Irland und Island hat dieser Glaube noch heute Bestand.

In Island gibt es eine sehr alte Tradition von Leuten, die Elfen genannt werden, von denen behauptet wurde, sie lebten an besonderen Plätzen in der Natur. Die neueste Umfrage stellte fest, dass nur zehn Prozent der Isländer stark an Elfen und andere übernatürliche Wesen glauben, aber Strassen wurden so gebaut, dass sie um gewisse Steine, in denen angeblich fantastische Kreaturen wohnen sollen, herum gebaut wurden.

Etwa drei Stunden nördlich von Reykjavik, in Ljarskogar, wurde eine neue Straße gebaut, bei welcher mysteriöse Unfälle vor einem Stein geschahen, von dem es hieß, er werde von Elfen heimgesucht. Die Arbeiten wurden eingestellt und ein Medium wurde hinzugezogen, um festzustellen, ob die Elfen Schuld an den Störungen waren. Das Medium sprach mit den Elfen und berichtete den Arbeitern, dass die Kreaturen die Zuständigen baten, ihren Stein nicht in die Luft zu sprengen, sondern einen Weg um ihn herum zu finden, damit der Elfengesellschaft kein Leid zugefügt würde.

Touristen können in Island eine richtige Elfenschule mit einem Lehrplan, einem Klassenzimmer, Lehrbüchern, Diplomen und laufenden Nachforschungen besuchen. Es gibt bestimmte Lehrmittel über Elfen, Lichtfeen, versteckte Menschen, Zwerge, Gnome und Berggeister. Das Lehrmittel beschreibt 13 Arten von Elfen, drei Arten versteckter Menschen, vier Sorten von Gnomen, zwei Arten von Trollen und drei Feenarten.

8

DER KOLOSSALE GEDANKENHÜTER – DAS UNIVERSUM

Die Erste Ebene der Existenz beinhaltet alle anorganischen Materialien in der Dreidimensionalität, alle Elemente, die das Universum in seiner rohen Form ausmachen, alle Feststoffe und nahezu alle Atome des Periodensystems, bevor sie sich mit Kohlenstoff verbinden. Wenn sich ein Kohlenstoffmolekül mit gewissen Elementen verbindet, formen sie auf der Zweiten Ebene der Existenz ein Pflanzenleben. Dann wird eine komplexere Gruppierung von Molekülen geformt, die Bewegung und Mobilität geben. Diese Kombinationen werden zu Proteinen, dem Baustein der Dritten Ebene der Existenz, dem Ort, wo die Menschen und die Tiere leben. Dies ist eine starke Vereinfachung des unglaublichen Lebensprozesses.

Dieses Material – die lebenden Mineralien, die Kristalle, die Erde und die Steine, vom kleinsten Kristall bis hin zum größten Berg – formen die Bausteine des organischen Lebens. Da das Leben mit diesen Bausteinen beginnt, bestärkt die Schlussfolgerung, dass diese Essenzen eine spirituelle Komponente in sich tragen. Die Erste Ebene der Existenz bringt uns die Erkenntnis, dass anorganisches Leben ein eigenes Leben und Bewusstsein hat.

ERINNERUNGEN IM UNIVERSUM

Jede Sonne im Universum strahlt Licht aus, das nach außen reist. Bei seiner Reise durch die großen Weiten des Raumes nimmt es Wissen von allem, was es erfährt, und von jedem Ort, an dem es vorbeikommt, auf. Wenn es dann schließlich die Erde trifft, trägt es eine Ansammlung von Wissen in sich. Jedes Tier, jede Pflanze und jedes Sandkorn auf Erden hat die Möglichkeit, alle Erinnerungen, die dieses Licht anzubieten hat, wahrzunehmen.

Intuitive Menschen sind dazu in der Lage, einiges von diesem Wissen wahrzunehmen. Dies könnte der Grund sein, warum Menschen dazu fähig sind, über andere Sternensysteme und ihre alten Kulturen zu schreiben, ohne dies jemals direkt erfahren zu haben. Es könnte auch der Grund dafür sein, warum Menschen Erfahrungen von ‚außerirdischen Besuchen' beschreiben, die in Wirklichkeit gar keine waren – es sind Erinnerungen, die durch die Solarwinde getragen werden, durch das Sternenlicht selbst. Diese beiden Faktoren könnten erklären, warum so viele Menschen glauben, sie hätten viele vergangene Leben gehabt. Indem wir die Erde berühren, uns mit ihr verbinden oder indem wir das Sternenlicht absorbieren, nehmen wir die Erinnerungen, die im Universum innewohnen, auf.

ERINNERUNGEN IM LAND

Wesen der Dritten Ebene hingegen hinterlassen einen Eindruck auf allem, was sie berühren, und diese Eindrücke werden als Erinnerungen von den Mineralien, der Erde und anderen Festkörpern absorbiert. Möglicherweise leben sie in der Landschaft. Die Erinnerungen jeder Person, jedes Tieres und jeder Pflanze, die jemals auf Erden gelebt haben, sind in jedem Staub und Sandkorn der Erde aufgezeichnet. Wenn du innehältst und zuhörst, kannst du die Erinnerungen, die der Erde innewohnen, fühlen. Die jüngsten sind an der Oberfläche und einfacher zu lesen. Auf eine Art hat die Erde ihre eigenen Akasha-Aufzeichnungen.

Guy wuchs auf einer Farm in Idaho und einer Ranch in Montana auf. Sein Urgroßvater William Stibal bewirtschaftete die Farm in Idaho in den 1890er-Jahren. Zu der Zeit war das Land wild und er musste sesshaft werden. William machte die ersten Spatenstiche zur Bewässerung, indem er den Sternen folgte. Er pflanzte Bäume, grub einen Brunnen, baute ein Nebengebäude und ein großes Haus im Jahr 1914.

Als Guy den Bauernhof der Stibals siebzig Jahre nach William's Tod erbte, war das Erste, was wir machten, das Haus zu renovieren, welches William und sein Sohn William (Bill) gebaut hatten. Es war ein entmutigender Prozess und es wäre einfacher (und günstiger) gewesen, ein neues Haus zu errichten. Aber gegen alle Logik haben wir das alte Haus vor der Zerstörung bewahrt. Während der Renovationsarbeiten sah ich mich gezwungen, eine Buntglasscheibe einzubauen. Später fand ich heraus, dass dies William und seine Frau Bessie damals gewollt hatten. Sie hatten es auf den Originalplänen des Hauses so eingeplant.

Dann haben wir einen weißen Zaun um das Haus gebaut, genau wie zu Williams Zeiten.

Dann haben wir einen neuen Pferdestall gebaut, um Friesen, leichte Zugpferde, aufzuziehen. Später fanden wir heraus, dass William Stibal senior seine Zugpferde liebte und mit ihnen seinen Traktor herauszog, wenn er irgendwo feststeckte. Er hatte einen Stall, der speziell für diese Pferde gestaltet wurde, vollständig mit Schiebefenstern, um sie von außen füttern zu können.

Dann haben wir eines der Felder geebnet, genau wie er es gewollt hätte.

All diese Wünsche wurden energetisch dort zurückgelassen. Williams Träume waren im Boden eingeprägt.

Heilige Plätze

Im Verlaufe der Zeit haben einige Orte ihre eigene besondere Energie aufgebaut und wurden für rituelle Zwecke genutzt. Beispiele dafür sind die Steinkreise in Stonehenge und Avebury in England. Ebenfalls gibt es in ganz Europa viele christliche Kirchen, welche auf alten rituellen Zentren errichtet wurden.

Als ich das erste Mal nach Rom reiste, übernachtete ich in einem Hotel in der Nähe vom Kolosseum. Als ich meinen intuitiven Freunden erzählte, wo ich übernachtete, machten sie sich Sorgen um mich. Sie dachten, dass es schrecklich sein müsste, so nahe bei den Energien dieses schrecklichen Ortes zu sein! So viele Menschen sind dort gestorben! Aber ich fand das Kolosseum erstaunlich. Natürlich, viele Menschen sind dort gestorben.

Es gab eine starke Prägung vom Tod, aber ebenso stark war die Prägung des Lebens, der Geschichte und der Ereignisse, die dort geschehen sind. Ich fokussierte mich nicht auf die Traurigkeit, sondern auf die Vitalität des Ortes.

Dann besuchten wir den Petersdom. Dies ist eine der wundervollsten Kirchen der Welt. Die Person die mich dort hinbrachte, erzählte mir jedoch, wie böse einige der Päpste dort waren. Er fragte mich, ‚Kannst du das Böse, das diesen Platz durchdringt, nicht spüren?'

Das war jedoch nicht das, was ich mitnahm. Es war nicht so, dass ich dieses Gefühl nicht hatte, als ich jedoch die majestätische Kunst dort sah, rückten all diese Informationen in den Hintergrund. Wenn du die Römische Pietà von Michelangelo anschaust, kannst du sehen, wie er den melancholischen Blick von Marias Gesicht eingefangen hat, als sie ihren gekreuzigten Sohn in den Armen hielt. Michelangelo weigerte sich, die Abdrücke der Nägel in Jesus Händen der Skulptur hinzuzufügen, sodass der Sohn Gottes durch die Zeichen der Kreuzigungsnägel nicht unrein wird. Dies geschah wegen der Liebe, die er Christus gegenüber fühlte, und seine Liebe spiegelt sich in jedem Millimeter seiner Skulptur wider. Beim Anblick des Freskos, das er in der Sixtinischen Kapelle gemalt hat, kannst du die Liebe, die er für seine Arbeit empfand, spüren. Du kannst auch seine Schadenfreude sehen – auf der Wand portraitierte er einen der Bischöfe, der seine Arbeit als dämonisch bezeichnet hatte.

Wenn du die anderen Kunstwerke betrachtest, kannst du den Konkurrenzkampf, der zwischen den Künstlern herrschte, fühlen, als sie versuchten, ihr Kunstwerk vor dem anderen Künstler fertig zu bekommen. Du kannst die Herausforderung, die alles mit spiritueller Energie durchdringt, in jeder Zeichnung und Skulptur an diesem Platz fühlen. Aber allen voran kannst du die Lebensfreude in jedem dieser Meisterwerke spüren.

Ich habe das Gefühl, dass der Heilige Peter auf diesem Hügel in Rom beerdigt wurde und dass der Ort heilig blieb, trotz den Launen der bösen Päpste, der Traurigkeit und des Hasses. Diese Heiligkeit durchdringt den Ort noch immer mit einer atemberaubenden Schwingung.

Einige Jahre später besuchte ich einen heiligen Ort in Mexiko. Mein Repräsentant Antonio nahm mich zum Schrein der Jungfrau von

Guadalupe in Mexiko-Stadt mit, um das Bild der Jungfrau anzuschauen, welches wie durch ein Wunder auf einer Tilma, einer Art Umhang der Ureinwohner Mexikos, aufgetaucht ist. Ich stellte fest, dass Mexikaner zu diesem Heiligtum gingen, um geheilt zu werden und ihren Glauben zu erneuern. Ihr Glaube durchdringt den Platz, allerdings gab es in der Kirche auch Energien von Korruption und andere seltsame Energien.

Als ich die Tilma sah, wusste ich, dass es nicht das Original war und das Original war hinter ihr, weggesperrt in einem Raum. Als ich meinem Führer dies sagte, war er erstaunt und frage mich, ‚Woher weißt du das? Ich kenne die Sicherheitsleute, die den Schrein bewachen und das Original ist in einem Tresorraum weggesperrt.'

Der Punkt ist: Wenn du nach dem Bösen suchst, findest du es immer. Es gibt Böses auf der Welt. Wenn Menschen heilige Orte besuchen, sollten sie die Heiligkeit genießen, die den Ort durchdringt, und sich nicht auf die negativen Aspekte, die dort existieren, konzentrieren. Wenn wir uns auf das Negative fokussieren, stärken wir es auf eine gewisse Weise.

Emotionen sind sehr mächtig. Wenn viele Menschen Emotionen über einen längeren Zeitraum an einen Ort projizieren, schaffen sie Energiefelder, die dort gehalten werden. Einige heilige Orte haben schon so viel Energie gesammelt, dass sie Zeitkrümmungen geschaffen haben.

Zeitkrümmungen

Wenn wir sterben, hinterlässt dies einen tiefen Abdruck auf dem Platz, an dem es passiert ist. Dieser Abdruck im Land ist der Grund, weshalb Intuitive manchmal das Gefühl haben, sie müssen in die weite Welt gehen, um ihre Seelenfragmente einzusammeln. Die Idee ist, dass, sobald der Intuitive seine Seelenfragmente aus vergangenen Leben gesammelt hat, er ebenfalls die Kraft seiner vergangenen Leben sammelt und somit vollständig ist. Dies alles basiert auf Erinnerungen im Land.

Das Land behält die eingeprägten Erinnerungen von Ereignissen aller Art. Je jünger das Ereignis, desto stärker sind die damit verbundenen Energien und Emotionen. Dies macht es einfacher, es intuitiv zu sehen. Der Bürgerkrieg in Amerika in den 1860er-Jahren verursachte beispielswiese über fünf Millionen Tote. Auf einigen der Schlachtfelder dieses Krieges sind die Echos sehr stark, weil es an diesen Orten zu ein und derselben Zeit so viele Tote gegeben hat.

Die plötzliche Freisetzung von Lebensenergie aus dem Körper ist ein unglaublich mächtiges Ereignis. Wenn viele Menschen auf einmal sterben, bildet sich ein Energiewirbel, eine große Krümmung in der Zeit, und ein Portal wird erschaffen. Dies ist einer der Gründe, warum einige Menschen sehen, wie eine Schlacht stattfindet, auch wenn dies schon vor hundert Jahren passiert ist.

Dies ist nur eine Art von einer Zeitkrümmung. Es gibt verschiedene Arten, alle mit unterschiedlichen Ursachen, wie die eine, die ich vor vielen Jahren im Yellowstone-Nationalpark gefunden habe.

Der Yellowstone-Nationalpark ist einer meiner Lieblingsplätze. Einer der Gründe, warum ich so lange im südöstlichen Teil von Idaho gelebt habe, war, in seiner Nähe sein zu können. Es ist einer meiner ‚Kraftorte', ein besonderer Ort, an den ich gehe, um durch die vulkanische Energie wieder aufgeladen zu werden. Vulkanische Energie erschafft ebenfalls eine Zeitkrümmung.

Ich habe vor vielen Jahren zum ersten Mal im Yellowstone-Nationalpark eine Zeitkrümmung gesehen, während ich einen der Wege beim ‚Old Faithful'-Geysir entlanggegangen bin. Als ich über eine Brücke schritt, welche über einen wundervollen Fluss führt, sah ich ein uramerikanisches Paar, das offensichtlich verliebt war. (Und nein, sie haben nichts Sexuelles gemacht, sie sind nur dort gesessen und haben glückselig ihre Zweisamkeit genossen.) Beim Anblick der Frau hatte ich ein sehr starkes Wiedererkennungsgefühl und dies löste ein starkes Gefühl von Déjà-vu aus. Viele Erinnerungen kamen in Bezug auf ihr Leben zurück und ich lernte sie kennen, als ‚Sie, die mit dem Wind spricht'.

Dies ist einer der Gründe, warum ich gern ab und zu in den Yellowstone-Nationalpark gehe: Um diese beiden Liebenden zu sehen und um mich an diesem besonderen Ort wieder mit Energie aufzuladen.

Ich stellte fest, dass es einfacher ist, dieses für einander bestimmte Pärchen zu sehen, wenn es etwas neblig oder regnerisch war. Ich glaube, dass ich in einem vergangenen Leben diese uramerikanische Frau war und dieses intensive Gefühl der Liebe zwischen diesen zwei Menschen hat eine Öffnung in der Zeit geschaffen, jedoch auf eine andere Art als ein Schlachtfeld oder ein brutaler Tod.

Einmal kam ein Mann für ein Reading zu mir, durch dessen Haus geisterartige Uramerikaner wandelten. Er dachte, es seien Waywards, als ich jedoch in sein Haus ging, um diese ins göttliche Licht zu schicken, nahm ich wahr, dass dieses Phänomen eine Zeitkrümmung war. Denn diese Geister waren keine Waywards, und ich wusste nicht, wie ich die Situation für ihn ändern konnte. Ich sagte ihm, dass es harmlos sei und er solle Eintritt verlangen, von Leuten, die das sehen möchten. Hätte ich damals gewusst, was ich heute weiß, würde ich bezeugen, wie die Öffnung des Portals aus dem Haus an einen anderen Platz verschoben wird.

Eine Zeitkrümmung ist eine Öffnung in eine andere Zeit. Du kannst die Menschen dort sehen, aber sie können dich nicht sehen. Sie leben ihr Leben und diesen Moment siehst du in einer Zeitkrümmung.

Eine Zeitkrümmung von Quarzkristallen

Da Quarzkristalle übersinnliche Energien verstärken, habe ich viele Kristalle in meinem Haus. Ebenfalls habe ich das Mineral Kyanit, sodass die Energie der Quarzkristalle keine Kopfschmerzen bereitet.

In meinem früheren Zuhause, in Labell, Idaho, war so viel Energie, dass eine Zeitkrümmung entstand, und ich konnte einen geistartigen Farmer durch mein Wohnzimmer gehen sehen. Dem Bauern war mein Haus nicht bewusst und er glaubte, er pflüge sein Feld, jedoch war er an zwei Orten gleichzeitig. Er war kein Geist und ich konnte nur die Hälfte von ihm sehen, da die Geländehöhe zu seiner Zeit tiefer war als mein Wohnzimmer, also sah ich nur die Hälfte von ihm, wie sie auf meinem Wohnzimmerboden lief. Zugegeben, dies passierte nicht die ganze Zeit sondern nur, wenn die Umstände richtig waren, wie beispielsweise wenn es stark regnete.

Es gab auch andere Zeiten, als ich beim Blick durch mein Fenster bei der kleinen Brücke, die zum Pappelwald führte, ein uramerikanisches Tipi sah. Diese Vision war kein Geist, sondern ein Echo aus einer anderen Zeit.

DIE ERINNERUNGEN IN MUTTER ERDE

Erinnerungsbewahrer

Licht ist der große Sammler von Wissen und die Erinnerungen im Licht werden einfach in der Erde gespeichert. Die Mineralien der Erde bewahren die Erinnerungen von allen Ereignissen, die in der Vergangenheit passiert sind. Sie absorbieren Erinnerungen nicht nur von lebenden Pflanzen und Tieren, sondern auch von Pflanzen und Tieren, die gestorben sind und in die Erde zurückkehren. Edelsteine haben die Eigenschaft, Erinnerungen auf eine Art zu verstärken, die die anderen Mineralien bei Weitem übertrifft. Smaragde, Diamanten, Rubine, Saphire und Tansanite sind alle ausgezeichnet darin, Erinnerungen von lebenden Dingen und Erinnerungen der Sterne anzuhäufen. Obschon sie in der Erde begraben liegen, beinhalten sie die Erinnerungen des Lichts der Sonne und die Erinnerungen von anderen Sonnen des Universums. Dies ist einer der Gründe, weshalb wir inspiriert werden, wenn wir Kristalle tragen.

Vergangenes Wissen eines Edelsteins abrufen

1. Gehe hoch auf die Siebte Ebene der Existenz (Siehe Seite 14 und 15) und gib die Anweisung: *„Schöpfer von Allem was Ist, es ist angewiesen, dass ich alles vergangene Wissen dieses Steines abrufe."*
2. Sobald der Prozess beendet ist, reinige dich mit der Siebten-Ebenen-Energie und bleibe mit ihr verbunden.

Jeder Kristall hier auf der Erde hat Erinnerungen in sich und als Konsequenz eine Fähigkeit entwickelt, die die Energie von Tieren und Menschen anzieht. Darum kannst du Mineralien dazu nutzen, um deine Intelligenz oder um dich auf andere Weise zu verbessern.

Eine der Fähigkeiten von bestimmen Kristallen der ersten Ebene ist es, die Essenz der Dritten Ebene der Person, die sie trägt, anzuziehen. Dies bezeichnet man als Verbindung der Dritten und Ersten Ebene der Existenz-Energien, und wenn du diese Interaktion durch die Augen eines Intuitiven siehst, wäre es interessant, diesen Vorgang des Energieaustausches vom Stein in die Person und umgekehrt zu beobachten.

Es gibt beim Umgang mit Kristallen einige praktische Verhaltensregeln. Du solltest nie Kristalle und Mineralien direkt ins Wasser legen und dann das Wasser trinken. Einige Kristalle und Mineralien haben giftige Substanzen in sich wie Arsen, Blei, Cadmium, Magnesium, Eisen und viele andere weniger schmackhafte Substanzen, und diese können ins Wasser sickern. Wenn du es trinkst, kann daraus eine Schwermetallvergiftung resultieren.

Diese Erst-Ebene-Energien können nicht nur Eigenschaften, die du bereits hast, verstärken, sondern die Erdessenz kann auch programmiert werden, unser Leben zu ergänzen und für dich zu arbeiten. Die Mineralien und Kristalle, die in deinem Zuhause und bei deiner Arbeit sind, sollten alle mit einer bestimmten Aufgabe beauftragt werden.

Als ich mit der DNA-Aktivierung anfing, programmierte ich einige meiner Kristalle die DNA-Aktivierung bei anderen herunterzuladen. Dies habe ich gemacht, damit das Wissen nie verloren gehen würde. Du kannst einen besonderen Stein oder ein Schmuckstück dazu programmieren, dein Erinnerungsbewahrer zu sein.

Einen Erinnerungsbewahrer erschaffen

Lade deine Erfahrungen in deinen Archivar.

1. Gehe hoch auf die Siebte Ebene der Existenz (Siehe Seite 14 und 15) und gib die Anweisung: *„Schöpfer von Allem was Ist, es ist angewiesen [oder erbittet], dass ich das Wissen meiner Erfahrungen in diesen Archivar herunterlade. Umhülle ihn mit Liebe."*

2. Sobald der Prozess beendet ist, reinige dich mit der Siebten-Ebenen-Energie die in dir ist.

Du kannst einem Kristall einen Download von der Fähigkeit, alles, was du gelernt hast, aufzuzeichnen, machen, indem du ihn berührst. Wenn du reist, programmiere ihn so, dass, egal wo du bist, es sich für dich wie dein Zuhause anfühlt.

Wenn du Schmuck programmierst und er deinen Kindern vererbt wird, wird er deine Energiesignatur beinhalten und sie werden fähig sein, sich mit dir zu verbinden, wo immer du auf den Ebenen der Existenz auch bist.

Einige von uns suchen immer noch nach Schmuck, den sie in vergangenen Leben besessen haben, der mit historischem Wissen aufgeladen ist, das wir womöglich nie wieder finden …

Energie-Steine

Wenn Menschen in meinen Seminaren sehen, dass ich wunderschöne Edelsteine trage, sollten sie wissen, dass ich wegen der Energie, die sie ausstrahlen, sowie ihrer Schönheit zu ihnen hingezogen bin. Ich kaufe zum Beispiel selten Diamanten, da ich mich einfach nicht von ihnen angezogen fühle. Sie haben nicht die Energie, die ich mag. Ich habe festgestellt, dass einige Diamanten von den Erinnerungen der Gewalt und Intrigen, die sie mit sich tragen, gereinigt werden müssen. Darum würde ich keine Blutdiamanten kaufen.

Die nachfolgenden Steine sind die, die mir Schutz und Energie geben und meiner Energie entsprechen. Der Leser selbst wird erkennen müssen, was für Steine und Mineralien für ihn richtig sind.

Amethyst

Amethyst ist der Geburtsstein des Monats Februar. Er ist Teil der kryptokristallinen Familie von gewöhnlichem Quarzit. Er wird hergestellt, wenn ein Quarzkristall einen hohen Anteil an Eisen in sich hat. Dieser Eisenanteil verursacht die tiefviolette Farbe. Die meisten Amethyste auf dem Markt sind hitzebehandelt, um die Farbe zu verstärken.

Der Amethyst stammt aus einer Steinfamilie, die von einem Intuitiven genutzt werden kann. Der Name kommt aus dem Griechischen und hat die Bedeutung ‚nicht betrunken'. Der Amethyst wurde von den Griechen und den Römern als starkes Antidot gegen Trunkenheit betrachtet. Er symbolisiert bis zum heutigen Tage Nüchternheit.

Ein Mythos, woher er Ursprünglich stammt, kommt von den Griechen. Die Geschichte erzählt, dass Bacchus, der Gott des Weines, verärgert über eine Sterbliche, die es ablehnte, ihn anzuerkennen, war und er schwor, seine Wut an allen Sterblichen auszulassen, die seine trunkenen Gebräuche nicht mitmachten.

Amethyst war eine wunderschöne Jungfrau auf ihrem Weg, die Göttin Diana zu verehren, als sie durch den wütenden Gott aufgehalten wurde. Bacchus rief zwei Tiger herbei, um sie zu verschlingen, jedoch erflehte Amethyst Hilfe von Diana. Um das Mädchen zu retten, verwandelte sie Diana in eine Statue aus reinem weißen Quarz.

Als Bacchus diese wunderschöne Statue sah, war er zu Tränen gerührt und fing an, vor lauter Trauer über seine Handlungen zu weinen. Seine Tränen fielen in sein Weinglas und er brach zusammen und verschüttete den Wein über die Statue. Der klare weiße Quarz absorbierte die Farbe des Weins sowie die Träne des Gottes und so war Amethyst erschaffen.

Wie du sehen kannst, ist die Energie des Amethysts seit Tausenden von Jahren populär. Er ist einer meiner Favoriten. Dieser Stein öffnet den Intuitiven für die Ebenen der Existenz. Er öffnet das Dritte Auge und die Fähigkeiten, die dem Kronenchakra innewohnen. Wenn er auf dem Körper platziert wird, öffnet es eine Person für ihr übersinnliches Potenzial und verstärkt ihre Heilfähigkeiten. Als Gruppierung in deinem Haus reinigt und sortiert es negative Energien, die durch die Türe kommen oder durch die Wände absorbiert werden. Aus diesem Grund ist er für dein Haus unerlässlich.

Andradit Melanit Granat

Dieser Edelstein ist einer meiner Lieblingssteine. Er kann Energie unter einer Pyramide halten und war der erste Stein, der meine intuitiven Sinne erweckte.

Apophyllit

Apophyllit weckt unsere DNA ständig zu unserem Divine Timing auf.

Aquamarine

Aquamarine ist ein Stein aus der Beryll-Familie, den Heiler in ihrem Haus haben sollten, um Komfort und ihre Verbindung zu den Himmels- und Erdenergien und zum Schöpfer zu schaffen. Dieser ozeanfarbige Stein arbeitet als übersinnliche Brücke durch seine Verbindung mit der Energie des Wassers.

Schwarzer Onyx und Obsidian

Schwarzer Onyx und Obsidian sind beides gute Steine, um dich zu Hause und im Büro gegen freifließende, negative Gefühle zu schützen.

Coelestin

Coelestin macht uns unsere spirituellen Führer und Engel bewusst.

Zitrin

Zitrin ist die gelb-goldene Variante des Quarzes und eine Schwester des Amethysts. Natürlicher Zitrin ist selten und viele der Zitrine auf dem Markt sind wärmebehandelte Amethyste oder Rauchquarze.

Die goldene Farbe des Zitrins gibt ihm seine Fähigkeiten, Überfluss auszulösen und finanzielle Stabilität zu erschaffen, da es sich um die Farbe Gold handelt. Wenn ich von Überfluss rede, rede ich nicht nur von Geld, sondern auch von Gesundheit, Ausgleich in Beziehungen, familiärem und spirituellem Reichtum. Ich habe einen großen natürlichen goldenen Zitrin, den ich dazu nutze, meine Studenten mit Reichtum zu segnen.

Auf körperlicher Ebene hilft der Stein, die Leber zu reinigen und den Solarplexus auszugleichen.

Spirituell bringt er uns die Erkenntnis, dass wir erschaffen können, was wir wollen, und er integriert unsere Spiritualität auf vernünftige Weise in unser Leben. Er verstärkt Empathie, sodass wir die Gefühle anderer in ausgeglichener Weise wahrnehmen können.

Amethyst und Zitrin sind meine Lieblingskristalle für mein zu Hause.

Diamant

Diamant war lange das Symbol der Liebe. Der Stein ist ein Werkzeug für spirituelles Erwachen, ist aber, meiner Meinung nach, nicht so effektiv wie Apophyllit.

Dioptas

Immer mehr Menschen werden von Dioptas als übersinnlicher Stein angezogen, da er das Herz heilt, die Energien des Herzens verstärkt und Freundlichkeit bringt.

Ich habe einige sehr erlesene natürliche Exemplare dieses Steins, die die klassische smaragdgrüne Farbe haben, mit einer kräftigen blauen Note. Platzierst du Dioptas in deinem Haus, bringt er dir eine starke Erinnerung an die Eigenschaft Freundlichkeit, aber es liegt an dir, diesen starken Vorschlag des Steines anzunehmen.

Smaragd

Einer der großen, planetheilenden Edelsteine dieser Erde ist der Smaragd. Diesen Stein trugen in der Antike die Königinnen von Ägypten und dafür gibt es gute Gründe. In beiden Formen, roh wie auch veredelt, hat dieser erstaunliche Stein der Beryll-Familie eine hohe Schwingung. Echte Smaragde bringen Eigenschaften und Erfahrungen von vergangenen Leben zurück und erinnern uns an alles, was wir in der Zukunft sein werden. Er bringt ebenfalls multidimensionale Informationen aus verschiedenen Zeiten und Orten wieder. Er bringt Klarheit in alle Aufzeichnungen, die in der metaphysischen Welt gehalten wurden.

In seiner geschnittenen Edelsteinform hält uns der Smaragd ruhig und aufmerksam. Wenn wir ihn tragen oder bei uns zu Hause haben, bringt es das Beste, was wir sein können in uns zum Vorschein. Er verstärkt Heilung des körperlichen und spirituellen Körpers mit dem Schwerpunkt, bei Herzproblemen zu helfen.

Der Smaragd ist entscheidend in dieser Zeit der großen Veränderungen. Viele antike Aufzeichnungen warten darauf, in ihrem Herzen entdeckt zu werden. Weniger teure Versionen von Smaragden sind nun verfügbar und ein hoher Preis bedeutet nicht immer, dass der Edelstein bessere Eigenschaften hat.

Feuer-Opal

Der Feuer-Opal ist ein weiterer Stein, der heutzutage wichtig ist. Da er ein Weichgestein ist und primär von Wasser geformt ist, arbeitet er als Brücke zwischen Dimensionen, Orten und Zeiten. Er bringt verlorene Energie zurück, wenn jemand zu viel von sich an andere gibt, bringt er auch verlorene Seelenfragmente wieder. Er fördert zudem alle spirituellen Eigenschaften, die wir haben, und lässt sich, entgegen der Gerüchte, gut mit anderen Steinen vermischen.

Gold und Silber

Gold ist eines der wichtigsten Elemente in Bezug auf die Metaphysik. Es fördert alles und bringt den Körper zusätzlich zur Perfektion. Gold ist sowohl männlich als auch weiblich und beeinflusst beide Geschlechter auf dieselbe Weise, dies entgegen der Tradition, dass Gold ein Sonnenmetall (männlich) und Silber ein Mondmetall (weiblich) sei. Um in dieser Realität geerdet zu sein, sollte es getragen werden, aber es erlaubt uns, auch diese Illusion zu verlassen. Auf diese Weise hilft es uns, das spirituelle Reich zu erreichen und trotzdem im menschlichen Körper zu bleiben.

Weder Silber noch Gold stören die Energien von Kristallen. Gold verstärkt die Eigenschaften der Mineralien.

Hämatit

Der Hämatit ist ein Schutz und Kriegerstein. Er verstärkt die Balance von männlichen Energien, bei Männern und Frauen.

Jade

Jade ist der perfekte Heilstein und kann bei der Heilung aller Krankheiten helfen, körperlich und spirituell. Dies ist der eine Stein, der den Körper fördert, während er negative Energie aus ihm hinauszieht. Er kann und wird zerbrechen, wenn er einen Punkt erreicht hat, an dem er zu viel negative Energie absorbiert hat.

Kyanit

Kyanit ist einer der besten Steine, um Negativität zu reinigen. Es sollte einer der Steine in deinem Behandlungsraum sein, um seltsame Energien in positive zu transformieren. Es fügt sich der Energie des Heilungsraumes hinzu und mit dem Download einer bestimmten Aufgabe wird er sogar noch mächtiger. Er gleicht alle anderen Kristalle im Raum aus, sodass die verschiedenen Energien im Raum zusammenarbeiten.

Anders als die meisten Kristalle muss Kyanit nie gereinigt werden. Körperlich hilft es bei Bauch- und Kopfschmerzen.

Larimar

Larimar wurde 1974 in der Dominikanischen Republik entdeckt. Er bringt historische Erinnerungen und verborgene Talente zurück und uns ebenfalls in die Zukunft und zu zukünftigen Talenten. Er hilft, die DNA zu erwecken, sodass wir uns an unsere göttliche Mission der Vergangenheit und Gegenwart erinnern.

Moldavit

Moldavit ist aus einer Steinfamilie namens Tektiten. Sie sind das Produkt von Meteoriteneinschlägen, das Ergebnis aus der Fusion von Himmel und Erde, und darum als Energiestein sehr attraktiv für metaphysische Menschen. Sie sind das Glas, das unter der hohen Temperatur eines Meteors geformt wird, wenn er auf die Atmosphäre oder die Erde selbst trifft. Sie haben verschiedene Farben, abhängig von der Art des Meteoriteneinschlags, dem Ort, an dem es passiert, und der Zusammensetzung des Meteors selbst. Moldavit ist eine seltene und wunderschöne grüne Farbe.

Dieser Stein bringt die Erkenntnis, dass wir alle verbunden sind mit Allem was Ist. Er ist leicht strahlend, darum wirbelt er Energien auf und lässt Ereignisse schneller eintreten. Das bedeutet, es ist ein Manifestier-Stein. Er kann großartige Veränderungen in unser Leben bringen. Wenn wir ihn programmieren, gute Lektionen zu bringen, sind wir dazu in der Lage, ein wenig Kontrolle über die Einfachheit und Härte der gelernten Lektionen zu haben.

Peridot

Peridot funktioniert wie ein Smaragd nur in kleinerem Ausmaß. Viele Menschen, die sich keinen lichtdurchlässigen Smaragd leisten können, können sich einen klaren Peridot leisten. Sowohl Smaragd als auch Peridot verstärken unser wahres Wesen.

Pyrit

Pyrit ist ein Schutzstein.

Bergkristall

Bergkristall oder Quarz ist ein starker Energieverstärker, eine Tatsache, die die antiken Völker intuitiv wussten und die moderne Wissenschaft nun vollständig bestätigt. Quarzkristalle haben das, was die moderne Wissenschaft piezoelektrische Eigenschaften nennt. Das bedeutet, dass sie fähig sind, mechanische Kräfte in Elektrizität oder elektrischen Strom in eine mechanische Kraft zu verändern. Sie besitzen in der modernen Welt eine Vielzahl von Nutzungsmöglichkeiten – Elektronik, Optik und Herstellung von Glas, Mörser, Schleifsteinen, Schleifpapier und Reinigungsstoffen.

Quarz ist die zweithäufigste Substanz der Erde. In der Antike wurden Quarzkristalle in allen vier Himmelsrichtungen des Hauses gelegt, um es vor Negativität aller Art zu schützen. Die Idee war, dass die Negativität sanft durch das Haus geleitet werde, ohne Konflikte zu schaffen.

Quarz gibt es in vielen verschiedenen Farben.

Rubin

Menschen werden von der Energie der Rubine angezogen, da er den Mut stärkt. Im Besonderen gibt er dem Träger den Mut, anders zu sein und für das aufzustehen, woran er glaubt. Darum werden so viele Krieger von diesem Stein angezogen. Rubin hilft dem Träger ebenfalls dabei, fokussierter auf seine Ziele und die Realität, die er erschaffen will, zu sein. Er gibt ihm spirituellen gesunden Menschenverstand.

Saphir

Der Saphir kann jede Farbe des Amaryl-Mineralienspektrums haben außer Rot (da Rot der Rubin ist), es gibt ihn also in vielen verschiedenen Farben und ist so vielfältig wie das Farbspektrum des Regenbogens. Er ist ein wichtiger Stein, da er uns auf die höchste und beste Weise zurück auf unseren spirituellen Weg bringt. Er ist gut, um uns unserem spirituellen Selbst vorzustellen.

Ein Saphir bringt uns wahren Überfluss, wenn wir seine starke Energie tolerieren. Der blaue Saphir hat eine stärkere Energie als die anderen Farben. Ein guter Saphir wird uns ständig neu ausrichten und ist, wie eine

Person zu haben, die nörgelt und dir sagt, dass du aus deiner spirituellen und emotionalen Balance bist. Wenn wir ausgerichtet sind, verstärkt der Saphir unsere Fähigkeiten. Wenn wir ihn tragen, können wir im Gespräch mit anderen emotionale Balance halten.

Das Energieniveau eines Saphirs ist von Stein zu Stein verschieden. Den besten Ratschlag, den ich dir geben kann, ist, den Verkäufer zu kennen, bei dem du teure Edelsteine kaufst. Wenn ein Verkäufer dir sagt, dass ein Stein vollkommen ‚natürlich' ist, entspricht dies vermutlich nicht der Wahrheit. Die meisten farbigen Amaryl-Edelsteine sind entweder wärmebehandelt oder bestrahlt. Das bedeutet nicht, dass der Stein dann kein Saphir ist oder keine Energie verstärkt. Ein guter energieverstärkender Stein wird zu dir sprechen und dir in seiner eigenen Sprache sagen, ob er möchte, dass du ihn kaufst, und dann solltest du fähig sein, das Energieniveau des Steines zu fühlen, wenn er in seiner heiligen Sprache mit dir spricht.

Rauchquarz

Die Färbung von Rauchquarz ist das Ergebnis von (natürlichen oder künstlichen) Gammastrahlen und Aluminium-Verunreinigungen. Die Farbe variiert von Braun bis Schwarz und manchmal Grau.

Rauchquarz wird für seine Fähigkeit, negative Energien in positive umzuwandeln, angepriesen. Er hat eine kraftvolle Fähigkeit, unerwünschte Emotionen, die nach außen projiziert wurden, zu absorbieren und zu reinigen. Darum ist es sehr gut, in deinem Therapieraum einen solchen Stein zu haben.

Turmalin

Turmalin fördert alle unsere spirituellen Energien. Er hat die Fähigkeit, uns an die Schönheit der Schöpfung zu erinnern.

Türkis

Türkis wird in der ganzen Welt für Heilung verwendet, insbesondere für Arthritis. Es funktioniert als Brücke, um den materiellen und den spirituellen Geist zu verbinden und sie dazu zu bringen, zusammenzuarbeiten.

Die Edelstein-Heilige: Hildegard von Bingen

Unsere Heiltraditionen mit Kristallen stammen weitgehend von Hildegard von Bingen, eine christliche Äbtissin, die 1098 in Bermersheim, Deutschland, geboren wurde. Sie war die erste größere Mystikerin im deutschsprachigen Raum. Ihr Werk Scivias, welches ihre religiösen Visionen beschreibt, ist noch heute berühmt.

Bischof Marbod von Rennes hat Hildegard zu der Arbeit mit Edelsteinen, in ihrer medizinischen Abhandlung Physica, inspiriert, er hatte bereits sechzig Jahre zuvor ein Buch darüber zusammengestellt. Andere jedoch setzen ihre Arbeit als rein visionär in ihrem Ursprung.

Hildegard beschreibt die folgenden sechzehn Heilsteine: Achat, Amethyst, Beryll, Karneol, Chalcedon, Chrysolite, Chrysopras, Diamant, Hyazinth, Jaspis, Onyx, Prasem, Rubin, Saphir, Sardonyx und Topas. Höchstwahrscheinlich um ihre Lehren vor Angriffen zu schützen, lehrte sie keine direkten Segnungen der Edelsteine selbst an. Sie gab ihnen kein bestimmtes Bewusstsein, deutete aber an, dass sie in ihrer Natur sehr feindlich gegenüber dem Bösen und an sich von Gott stammen, indem sie schrieb:

> *Jeder Edelstein hat Feuer und Feuchtigkeit in sich. Der Teufel schreckt jedoch vor den Edelsteinen zurück, hasst und verachtet sie, weil er nicht vergessen hat, dass ihre Zier an ihm selbst erstrahlte, bevor er aus seiner von Gott gegebenen Herrlichkeit herabstürzte, und auch deswegen, weil einige Edelsteine aus dem Feuer entstehen, in dem er selbst seine Strafe erleidet. Denn nach dem Willen Gottes ist er durch das Feuer besiegt worden.*

Es wäre richtig zu sagen, dass die Wurzeln der heutigen Edelsteinheilung bis zum christlichen Mystizismus zurückreichen und durch die mittelalterliche Kirche nicht als Ketzerei angesehen wurden.

Alle Kulturen haben Edelsteine auf nahezu dieselbe Weise wie die Heilige Hildegard genutzt und, ob schon sie Tausende von Meilen weit weg waren, haben sie demselben Stein ungefähr dieselbe Fähigkeit zugeschrieben. Die Uramerikaner, Chinesen, Inder, Ägypter, Römer,

Griechen und Aborigines haben alle Edelsteine zur Heilung verwendet. Diese Praktiken sind Tausende von Jahre alt.

UNBELEBTE OBJEKTE PROGRAMMIEREN

Alle Mineralien haben die Fähigkeit, Erinnerungen zu speichern, und können Energien ausstrahlen, die ihnen gegeben werden – mit denen sie durch leichte Gedankenformen programmiert werden. Kristalle haben diese Fähigkeit *par excellence* und dies ist der Grund, nebst ihrer Schönheit, warum wir von ihnen als Gedankenhüter und Energieübermittler so angezogen werden.

Etwas, das wir mit dem Kristall machen können, ist, ihm einen Download der Gedankenform der Energie der Siebten Ebene zu machen und die Fähigkeit, die Energie dieser Gedankenform im ganzen Haus auszustrahlen.

Einer der Gründe dafür, warum wir Steinen einen Download einer Aufgabe wie dieser machen, ist, weil der Download jegliche negativen Erinnerungen, die bereits in ihm sind, überschreiben. Ein anderer Grund ist, dass die Energie, die wir möchten, an uns zurückgegeben wird.

Programmiere ein unbelebtes Objekt

1. Gehe hoch auf die Siebte Ebene der Existenz (Siehe Seite 14 und 15) und gib die Anweisung: *„Schöpfer von Allem was Ist, es ist angewiesen (oder erbittet), dass diesem Gegenstand der Download von der Fähigkeit [nenne die Fähigkeit] gemacht wird. Danke. Es ist vollbracht. Es ist vollbracht. Es ist vollbracht."*

2. Bezeuge wie der Download vom Schöpfer in den Gegenstand geht.

3. Sobald der Prozess beendet ist, reinige dich mit der Siebten-Ebenen-Energie und bleibe mit ihr verbunden.

Energie wird auf dieselbe Art an uns zurückgegeben, wenn wir symbolische Gegenstände in unserem Haus oder Geschäft platzieren. Einige Menschen haben Bilder von Jesus oder Kreuzen, die die tiefe Bedeutung der Erlösung in sich tragen. Andere Menschen hängen das OM-Symbol auf, das den Klang des Universums repräsentiert. In sich und von sich selbst haben diese anorganischen Symbole nur die Macht, die wir ihnen geben, und hätten ohne diese Energie nur wenig oder keinen Einfluss. Nichtsdestotrotz verändert dies unsere Umgebung zu unserem Vorteil.

Wenn du in mein Zuhause kommen würdest, würdest du sehen, dass es ein Symbol von allen Ebenen der Existenz ist. Ich habe Steine der Ersten Ebene, Feen und Pflanzen für die Zweite Ebene, Fotos meiner Kinder für die Dritte, Fotos meiner Vorfahren für die Vierte, Symbole der Meister für die Fünfte und heilige Geometrie für die Sechste. Dies habe ich so gemacht, um mich daran zu erinnern, dass ich Teil bin von Allem was Ist.

Programmiere deine Umgebung, um dein Leben zu verbessern

1. Gehe hoch auf die Siebte Ebene der Existenz (Siehe Seite 14 und 15) und gib die Anweisung: *„Schöpfer von Allem was Ist, es angewiesen (oder erbittet), dass alles in meiner Umgebung mein Leben verbessert. Danke. Es ist vollbracht. Es ist vollbracht. Es ist vollbracht."*

2. Bezeuge, wie die Gegenstände in deinem Haus und die, die dich umgeben, Downloads von Energien bekommen, die dein Leben bereichern.

3. Sobald der Prozess beendet ist, reinige dich mit der Siebten-Ebenen-Energie und bleibe mit ihr verbunden.

Wenn du anfängst, deine Umgebung zu programmieren, stellst du womöglich fest, dass es viele Dinge dort gibt, die du nicht mehr möchtest. Wie dein Körper ist auch dein Haus eine Spiegelung von dir. Wenn du ein Durcheinander hast, hat auch dein Geist ein Durcheinander. Wenn du ein Durcheinander auf deinem Pult, auf deinen Arbeitsplatten oder in deinem

Kühlschrank hast, hast du entweder kleine Kinder oder du trägst schwere Lasten in deinem Leben. Dies stammt vom Gefühl, dass du die Last der Welt auf deinen Schultern tragen musst. Reinige dein Haus und reinige deinen Geist. Trenne dich von allem, was dir Energie nimmt und keine für dich erzeugt. Behalte keine Kleider, die du nicht vorhast, jemals wieder zu tragen. Entferne alles aus deinem Haus, das dir nichts mehr nützt. Das bedeutet nicht, dass du dir neue Möbel kaufen musst, aber du solltest Gegenstände finden, die du magst und mit denen du dich wohlfühlen kannst. Wenn du etwas nicht magst, löse dich davon. Dies schafft Raum für Überfluss.

Lade deine Umgebung auf

Im Thetazustand kann eine verdichtete Gedankenform in jeden wichtigen Gegenstand deines Zuhauses geladen werden, um diese mit der richtigen Absicht zu versehen. Hier findest du einige Beispiele:

- Dein Küchentisch sollte aufgeladen sein, dass immer ein Überfluss an Essen vorhanden ist, und alle, die dort essen, den Tisch zufrieden und gesättigt verlassen.
- Deine Wände sollten dir erlauben, dich sicher zu fühlen.
- Dein Sofa sollte aufgeladen sein, sich bequem und einladend anzufühlen.
- Statuen und Steine können Heiligkeit spiegeln und Überfluss projizieren.
- Das Bett sollte mit Komfort, Liebe, Erholung und Verspieltheit aufgeladen werden.
- Bilder können mit genährt sein, Ehre und Inspiration aufgeladen werden (abhängig vom Thema des Bildes).
- Schnitzereien können mit Anerkennung ihrer Schönheit, Majestät und Kraft aufgeladen werden.

Lade alle Gegenstände in deinem Zuhause und in deinen Räumen mit der gewünschten Absicht auf. Du kannst viel Spaß dabei haben, dies zu tun.

Du solltest mit dem Land, auf dem du bist, beginnen und alle negativen Seelenfragmente, die zurückgelassen wurden, loswerden, wie auch alle Waywards.

Waywards und Seelenfragmente aus der Erde entlassen

1. Gehe hoch auf die Siebte Ebene der Existenz (Siehe Seite 14 und 15) und gib die Anweisung: *„Schöpfer von Allem was Ist, es angewiesen, dass alle Waywards und negativen Seelenfragmente von diesem Land befreit werden. Danke. Es ist vollbracht. Es ist vollbracht. Es ist vollbracht."*
2. Bezeuge, wie die Waywards und Seelenfragmente ins göttliche Licht geschickt werden.
3. Wenn du fertig bist, reinige dich mit der Siebten-Ebenen-Energie und bleibe mit ihr verbunden.

Ich habe einen Kristall in meinem Haus, der den Job hat, alle Waywards loszuwerden. Einen anderen habe ich mit der Aufgabe, jedem, der durch die Türe kommt, positive Energie zu schicken. Jeder Kristall und sogar die Bilder in meinem Haus haben einen Download mit einer Aufgabe, die sie machen sollen. Ich nenne dies Super-Feng-Shui. Zugegeben, ich bin ein bisschen eigenartig. Ich muss aus blauen Tassen trinken, die den Download haben: „Alles, was ich aus ihnen trinke, rein und voller Energie ist."

Du solltest alles in deinem Haus mit einer besonderen Aufgabe programmieren. Einer der Gründe hierfür ist, dass sie Geistabdrücke von allen Menschen, die die Gegenstände in der Vergangenheit je berührt haben, in sich tragen. Dies kann für einen Intuitiven etwas überwältigend sein!

Schütze dein Zuhause

Um die Energie, die du in deinem Zuhause hast, zu schützen und zu fördern, nimm deine Kristalle, programmiere sie anhand deiner Wünsche und setze sie in die vier Himmelsrichtungen deines Anwesens oder Apartments. Dies schafft einen Energiewirbel (Vortex), sodass du dich entspannt und energiegeladen fühlst, wenn du gehst.

Sobald du diesen Vortex erschaffen und die Gegenstände programmiert und dein Haus mit Kristallen dekoriert hast, wird es eine eigene Energiesignatur haben und kann zu einem Leuchtfeuer für Waywards, Geister, Engel und Feen werden, die von dem Licht angezogen werden. Darum solltest du dein Haus zwanzigmal täglich energetisch reinigen, indem du rundum Windspiele aufhängst.

Engel und Feen werden von Windspielen angezogen und du solltest dein Haus programmieren, dass es Feen-Energien akzeptiert, aber die Feen sollen anständig und nicht schadenfroh sein. Wenn du eine Klangschale schlägst, werden Engel und Feen ebenfalls angezogen. Waywards und böse Geister auf der anderen Seite hassen Klangspiele und Glocken. Indem du also Windspiele um dein Haus platzierst, stoppt dies alle negativen Energien vor dem Eintreten.

Wenn du die Windspiele aufhängst, mache ihnen einen Download: „Jedes Mal, wenn du klingst, wird das Haus und die Gegend von negativen Einflüssen gereinigt."

Uhren, die Glocken oder Klingeln haben, die jede Stunde läuten, werden dir im Haus helfen. Wenn ich für lange Zeit weg bin und niemand meine Uhren aufzieht, verlasse ich mich auf die batteriebetriebenen und lasse die Windspiele den Rest erledigen.

Ausgleichen intuitiver Fähigkeiten

Wie bereits erwähnt, sind einige intuitive Menschen natürlich dazu geneigt, Energiewirbel zu erschaffen. Ihre übersinnlichen Fähigkeiten können auch in wilde statische Elektrizität resultieren. Sind diese Art Menschen emotional in Balance, ist alles gut. Sind sie nicht ausgeglichen, können sich kleine technische Probleme manifestieren, wie elektrische Geräte, die kaputtgehen, Lichter die ausgehen, Uhren die stehen bleiben und so weiter. Anfangs ist dies amüsant, aber nach einer Weile wird es teuer. Darum ist es für Menschen mit übersinnlichen Fähigkeiten so wichtig, ihre emotionale Balance zu halten.

Dies lernte ich vor Jahren, als ich in einer Kartoffelverarbeitungsfabrik als Qualitätskontrolltechnikerin arbeitete. Ich testete die Produkte auf Sulfide und Zusatzstoffe. Ich ging jeweils in die Produktion, um die Teststücke zu holen, und als ich an den Maschinen vorbeilief, stoppten diese einfach. Es ging nicht lange, bis den Arbeitern dies auffiel.

Die Arbeit in einer Kartoffelfabrik ist hart, lang und monoton. Darum fingen die Arbeiter an, mich zu ihnen zu rufen, sodass ich bei der Maschine stand, um sich so kurz eine Pause zu gönnen. Wenn ich dastand, hatte die Maschine wie gerufen eine Panne. Die Arbeiter standen dann dort, machten nichts, außer eine Stunde lang miteinander zu quatschen und darauf zu warten, bis die Maschine wieder repariert war.

Keine Maschine war vor mir sicher. Ich konnte die riesigen Kartoffelflockenroller stoppen. Ich habe sogar schon einmal eine Röntgenmaschine gestoppt, als ich aufgebracht war.

Als ich einmal meine Freundin Chris, die ebenfalls ein Medium ist, besuchte, führten wir etwa eine Stunde lang ein emotionales Gespräch über das Leben und dann ging ich. Am nächsten Tag rief sie mich an und sagte: „Vianna, ich liebe dich, aber vielleicht sollten wir uns für eine Weile nicht treffen. Als du hier warst, hast du meine Mikrowelle, meinen Fernseher und meine Waschmaschine kaputt gemacht."

Ich erinnere mich, dass, wenn meine Mutter wütend wurde, ebenfalls seltsame Dinge geschahen. Einmal war sie so wütend über ihren Freund, dass alle Gläser im Schrank explodierten. Dies kann deiner Beziehung einen Dämpfer verpassen. Der Geist ist sehr mächtig! Ein gutes Zeichen, dass du deine Fähigkeiten ausgleichen solltest, ist, wenn um dich herum Sachen kaputtgehen.

Als Medium solltest du ebenfalls wissen, dass du nicht mit deinem Auto fahren solltest, wenn du aufgeregt oder wütend bist. Es wäre möglich, dass du etwas Elektrisches kaputt machst. Du solltest allem Elektrischen in deiner Umgebung den Download des Programmes machen, dass es vor dir geschützt ist und funktioniert. Und du solltest ruhig sein, bevor du irgendwelches Equipment nutzt. Wenn du in dein Auto steigst und gestresst bist, sage dir immer wieder selbst, dass du ausgeglichen bist. Wenn du dies für eine Weile machst, wirst du dich an diese zusätzliche übersinnliche Energie gewöhnen und Probleme werden nicht mehr so häufig auftreten.

Auf der anderen Seite ist es auch möglich, elektrische Geräte und andere Maschinen zu heilen. Vor zwanzig Jahren hatte ich ein Auto, welches mit reiner Liebe, Glaube und Gebet funktionierte. Einmal machte ich etwas, das die Kraftstoffleitung zertrümmerte, sodass der Kraftstoff nicht mehr den Motor erreichte. Als ich das Auto zum Mechaniker brachte, sagte er mir, dass er nicht wisse, wie dieses Auto überhaupt noch funktionieren könne.

Ein anderes Mal, als das Auto wieder Faxen machte, brachte ich es erneut zum Mechaniker. Er sagte mir, dass der Antriebsriemen herausgefallen war und die Zündkerzen so weit auseinanderklafften, dass er wieder nicht wisse, wie dieses Auto überhaupt noch fahren könne.

MIT DEM LAND INTERAGIEREN

Energie beeinflusst uns alle und sehr oft erkennen wir nicht, wie mächtig sie ist. Ich glaube, dass Menschen sogar spontan heilen und ihre Krankheit im eigenen Körper immer wieder erschaffen. Ich glaube, dies hängt mit vielen Umweltfaktoren zusammen, wie zum Beispiel dem Mangel an Schumann-Wellen.

Die Schumann-Wellen der Erde

1954 haben zwei Wissenschaftler Namens Schumann und König von ihrer Entdeckung der natürlich vorkommenden elektromagnetischen Pulsierungen der Erde berichtet, welche jetzt ‚Schumann-Wellen' genannt werden. Dies sind natürliche Wellen, welche durch Blitzschläge, im Hohlraum zwischen der Erdoberfläche und der Ionosphäre auftreten. Der Blitzschlag pumpt Energie in den Hohlraum und verursacht eine extrem niedrige Frequenz-Schwingung. So werden elektromagnetische Wellen erschaffen, die in Lichtgeschwindigkeit rund um die Erde reisen, sie umrunden den Globus im Durchschnitt 7.83 Mal pro Sekunde.

Ein Physiker, Dr. Ankermueller, erkannte, dass diese Frequenz mit der durchschnittlichen Frequenz von Alpha-Gehirnwellen bei Menschen korrelierte und schlussfolgerte daraus, dass die Schumann-Wellen in ihrer Essenz die ‚Gedanken-Wellen' der Erde seien. Er kontaktierte Professor Schumann, der einen seiner Doktoranden, Herbert König, bat, sich dies anzuschauen. Er verglich menschliche EEG-Aufzeichnungen mit elektromagnetischen Feldern in der Umgebung und es war ihm möglich zu zeigen, dass die Schumann-Wellen wirklich sehr nahe Alpha-Frequenz-Rhythmus waren.

Spätere Forschungen durch Dr. Wolfgang Ludwig stellten fest, dass menschlich-erzeugte elektromagnetische Signale in der Atmosphäre die exakte Messung der Schumann-Wellen in einer Stadt nahezu unmöglich machten. Im All, als die ersten Kosmonauten gar nicht den Schumann-Wellen ausgesetzt waren, berichteten sie von emotionalen Leiden und Migränen.

Aber auch wenn unsere Städte den Alles was Ist Rhythmus der Schumann-Wellen der Erde stören, können wir unseren Geist beauftragen, sie zu erschaffen, und dies wird den Mangel an ihnen kompensieren.

Das Land heilt uns

Wir interagieren auf so viele verschiedene Arten mit der Erde. Viele Heiler haben ein überwältigendes Bedürfnis, die Erde von der Umweltverschmutzung, die wir seit der industriellen Revolution verursachen, zu heilen. Obschon dies wichtig ist, sollten wir verstehen, dass die Erde uns ebenfalls heilt.

Die Erde hat alle Ereignisse, die sich hier abgespielt haben, aufgezeichnet. Es gibt einen Abdruck von Traurigkeit in diesen aufbewahrten Erinnerungen und viele Intuitive fühlen dies. Dies bedeutet jedoch nicht, dass das Land das Bedürfnis hat, dass wir es heilen. Es heilt sich selbst von den Fehlern, die wir hinsichtlich unserer Umgebung machen. Die Erde ist so alt, dass der Zyklus von Zerstörung und Wiedergeburt schon viele Male zuvor stattgefunden hat. Wir sind durch unsere kurze Lebensdauer unserer physischen Körper in unserem Verständnis begrenzt, wie mächtig die Heilerin Mutter Erde wirklich ist. Als unsterbliche Seelen werden wir eine Zeit sehen, in der die Erde wiedergeboren wird und die Natur sich wieder in Balance befindet. Möglicherweise zerstören wir unsere Umgebung, aber die Erde wird weiterbestehen. Leben, Sterben und Neugeburt sind natürliche Prozesse der Erde. Dies ist der göttliche Kreislauf.

Das bedeutet jedoch nicht, dass wir im Jetzt nicht handeln sollten, um die Art und Weise, wie wir unsere Ressourcen nutzen, zu verändern.

Wir sollten sofort Handeln, damit wir nicht die Umwelt und diese Existenz zerstören.

Erinnere dich, wenn die Gelegenheit besteht, wird sich das Land selbst heilen, und auf diese Heilenergie sollten wir uns fokussieren, nicht auf die Traurigkeit und Schuld, die wir fühlen. Wenn wir die Heilenergie der Erde akzeptieren, wird die Erde selbst stärker werden.

Wenn wir Heilenergie in die Erde schicken, sollten wir auch die Heilenergie akzeptieren, die wir zurück erhalten. Sogar eine Hauspflanze, die zu sehr geliebt wird, wird eingehen, wenn wir ihr einen Schwall Liebe schicken, ohne Liebe von ihr anzunehmen. Wenn du darum bittest, wird die Erde dir Heilenergie schicken. Du wirst überrascht sein, wenn du dich öffnest und sie empfängst.

Fokussiere dich darauf, dass dich das Land heilt, genauso stark wie du dich darauf fokussierst, das Land zu heilen. Das Land *wird* dich heilen, aber nur, wenn du nicht zu beschäftigt damit bist, zu versuchen das Land zu heilen. Je mehr Energie du dafür einsetzt, das Land zu heilen, desto mehr Traurigkeit wirst du hochbringen, da es sehr viele Schichten von Traurigkeit im Land gibt. Konzentrierst du dich darauf, wirst du unfähig sein, vorwärtszugehen. Schicke stattdessen Liebe ins Land und akzeptiere die Liebe, die zurückkommt. Dies wird einen göttlichen Kreislauf zwischen der Menschheit und der Erde erschaffen.

Alte Stammeskulturen der Antike folgten diesem göttlichen Zyklus und einige Elemente davon haben bis heute überlebt. Uramerikaner wissen noch, dass die Liebe der Erde akzeptiert werden soll. Es ist eine Ahnenerinnerung in ihrer DNA. Die Aborigines kennen die übersinnliche Wahrheit, dass sie sich vom Land führen lassen und nicht sie die Seele des Landes führen.

Die Seele der Erde ist zeitlos. Ich fragte den Schöpfer, wann das Ende dieser Welt kommen würde, und sah, dass es lange nach unserer Zeit sein würde. Ich sah, dass wir uns möglicherweise selbst zerstören würden, aber nach ein paar Tausend Jahren wäre die Erde wieder erholt und würde ohne uns weiterexistieren. Nun, da die Meister auf die Dritte Ebene gekommen sind, sind die Chancen, diese Zerstörung zu vermeiden und dem Planeten zu einer Höheren Schwingung von Liebe zu verhelfen, auf 65 Prozent gestiegen. Jedoch geht diese Prozentzahl hoch und runter, abhängig von den unseren täglichen Entscheidungen. Auf einer Ebene sind wir uns dessen bewusst. Wenn sich Dinge auf eine positive Weise verändern, fühlen wir uns körperlich gut. Wenn unsere Chancen, uns selbst zu retten sinken, kann es vorkommen, dass wir einige Schmerzen und Leiden haben, die wir zuvor nicht hatten.

Bis jetzt waren wir als Spezies so gesteuert, alles für unser Überleben zu tun, sogar auf Kosten ebenjenes Dinges, das uns Leben gibt: unsere Umwelt. Die Herausforderung, die sich uns stellt, ist es, diese altertümlichen Selbstzerstörungs-Programme zu überwinden.

Unglücklicherweise scheinen wir dazu veranlagt zu sein, Zerstörung und Krieg zu erschaffen. Es gibt immer irgendwo die Bedrohung eines Krieges. Diese Neigung gegenüber Konflikt hat sowohl Erinnerungen in der Erde als auch ein Gruppenbewusstsein unserer Spezies geschaffen, das wir zum Überleben überwinden müssen. Wenn wir uns in die Bedrohung von Krieg, die Menschen, die in der Vergangenheit getötet wurden, und die Peinigung und Zerstörung, die das Gesicht des Krieges sind, hineinsteigern, dann wird sich diese Bewusstseinsform durch unsere Gesellschaft hindurchziehen.

Hör auf, Angst vor Krieg, Verwüstung, Negativität und Hass zu haben. Lass die positive Energie der Erde in dich, um dich zu heilen. Gehe hoch und verbinde dich mit Allem was Ist und sage: *‚Ich bin für alle Liebe, die mir die Welt geben möchte, offen,‘* und dann werden dich die negativen Erinnerungen der Erde nicht mehr beeinflussen

Heilung von der Erde erhalten

1. Gehe hoch auf die Siebte Ebene der Existenz (Siehe Seite 14 und 15) und gib die Anweisung: *„Schöpfer von Allem was Ist, es angewiesen [oder erbittet], dass Mutter Erde mich heilt und ich es akzeptiere. Danke. Es ist vollbracht. Es ist vollbracht. Es ist vollbracht."*

2. Bezeuge wie die Heilenergie in deinen Raum kommt.

3. Wenn du fertig bist, reinige dich mit der Siebten-Ebenen-Energie und bleibe mit ihr verbunden.

Segnungen vom Land – Segnungen sind stärker als Flüche

Als Guy und ich zusammenkamen, wollte er lieber sein altes Haus reparieren, als es zu verlassen, weil er es so sehr liebte. Er versprach mir, dass er einen Anbau machen und es renovieren würde. Ich war damit einverstanden, stellte dann jedoch fest, dass das Haus viele Herausforderungen hatte! Insbesondere die Heizung und die Wasseraufbereitung. Rechtzeitig wurde der Anbau fertiggestellt – wie auch unzählige Renovierungen.

Als es fertig war, hatten wir daraus ein entzückendes kleines Landhäuschen gemacht. Egal, wie oft wir es jedoch renovierten, es schien einfach nicht mein Haus zu sein. Ich programmierte es, entfernte Flüche von ihm – alles, was mir vorgeschlagen wurde, habe ich ausprobiert. Jedes Mal, wenn ich es reinigte, kamen trotzdem Erinnerungen von den Vorbesitzern wieder hoch. Einige davon waren von Guys Exfrau und den Streitereien, die in dem Haus vor sich gegangen waren.

Ich brauchte ziemlich lange. bis ich das Thema erkannte, aber eines Tages ging ich ins Haus und erkannte, dass ich Guys Erinnerungen fühlte. Es war gar nicht das Haus, es war Guy und seine Gefühle über das Haus.

Eines Tages schaute ich meinen Ehemann an und sagte: ‚Du weißt, ich liebe dich, aber ich ziehe um.‘

Guy sagte mir, er werde nicht umziehen, außer er habe Bäume. Also manifestierten wir, was wir wollten, und wir fanden in nur einer Woche ein Haus mit Tausenden von Bäumen.

Dann mussten wir das alte Haus verkaufen. Zuerst ließ es sich nicht verkaufen, weil Guy noch immer daran festhielt. Also ging ich aus meinem Raum, um zu schauen, ob dort noch irgendeine Energie war, die ihn dort festhielt wie ein Fluch. Ich stellte fest, dass ihn dort statt eines Fluches eine Segnung am Land festhielt. Dies lag daran, dass ihm das Land eine Segnung gab. Mit Guys Erlaubnis löste ich diese Segnung und erlaubte dem Land, eine andere Person als seinen Besitzer zu segnen. Danach war es einfach für ihn, in seinem Leben voranzuschreiten.

Innerhalb einer Woche haben wir dann das alte Haus verkauft. Einige Monate später fuhr ich am Haus vorbei und konnte fühlen, dass es seinen aktuellen Besitzer nicht mochte. Direkt danach wurde es an eine andere Person verkauft, die verstand, wie ein Landhaus zu pflegen ist. Ich konnte sehen, dass das Haus wieder glücklich war.

Das neue Haus, welches wir kauften, wartete auf mich, dass ich seine Verwalterin wurde. Es war bereits ein Jahr auf dem Markt und wurde nicht verkauft. Bei der ersten Besichtigung konnte ich sehen, dass der Grund dafür war, dass das Teenager-Mädchen, welches dort gelebt hatte, die Menschen bei den Besichtigungen verschreckte oder dass der Geist seines Vaters, der im Haus Selbstmord begangen hatte, die Besucher heimsuchte. Dies erschreckte mich jedoch nicht.

Bei meinem zweiten Besuch wurde ich für einen Moment allein gelassen. Die Stimme des Hauses sagte mir, ich solle nach oben gehen und mir dort einen Schreibtisch anschauen. Auf dem Tisch befand sich ein Papier, auf dem stand, wie viel die Frau, die das Haus besaß, dafür bezahlt hatte, was ein stark von dem abwich, was sie selbst dafür haben wollte (sie wollte eine astronomische Summe). Dann wusste ich, was ich anbieten musste, um das Haus zu bekommen. Ich machte zwei Angebote und sie nahm das zweite an. Du siehst, Objekte, Häuser und alle Arten von Dingen haben ihre eigenen Gefühle und du solltest dir bewusst sein, dass du möglicherweise als sein Besitzer gesegnet bist.

Das Land selbst legen einen Zauber über die Menschen, die es besitzen. Die Erde, die Pflanzen und Bäume sowie die Tiere des Landes vereinen alle ihre Energien, um sicherzustellen, dass man sich richtig um sie kümmert. An und für sich ist dies nichts Schlimmes, wenn sich der Besitzer dessen bewusst ist. Einige Ländereien würden sich ihren Besitzer wörtlich zu Tode arbeiten lassen. Es sollte eine gesunde Beziehung zwischen dem Land und dem Besitzer bestehen. Jede Energie, die du einer Pflanze schickst, wird auf dich zurück gespiegelt und vervielfacht. Wenn du dem Land Liebe schickst, wird es dir Liebe zurück reflektieren. Wenn es dies tut, wirst du nicht von der Zusammenarbeit ausgelaugt.

Was wir manchmal als Flüche wahrnehmen, sind in Wahrheit manchmal nur die negativen Gedanken einer anderen Person. Ich glaube, dass Menschen so sensibel werden können, dass sie die negativen Gedanken anderer Menschen hören können und sie als Fluch, welcher gegen sie ausgesprochen wurde, wahrnehmen. Jedenfalls sind Segnungen stärker als Flüche, Eide und Schwüre. Wenn du dich selbst segnest, wird dich dies von einem Fluch schützen. (Ist dir dies nicht möglich, hast du wahrscheinlich genetische Programme durch vergangenen Aberglauben. Mache dafür den Muskeltest.)

Um eine Segnung vom Land zu lösen, nutze den folgenden Prozess.

Auflösen einer Segnung des Landes

1. Gehe hoch auf die Siebte Ebene der Existenz (Siehe Seite 14 und 15) und gib die Anweisung: *„Schöpfer von Allem was Ist, es angewiesen [oder erbittet], dass ich aus dieser Segnung, diesem Zauber, des Landes entlassen werde. Danke. Es ist vollbracht. Es ist vollbracht. Es ist vollbracht."*
2. Bezeuge, wie die Energie des Zaubers in Gottes Licht geschickt wird.
3. Wenn du fertig bist, reinige dich mit der Siebte-Ebene-Energie und bleibe mit ihr verbunden.
4. Mache nun ein Foto des Landes.

BRINGE ALLES ZUSAMMEN

Diese Abschlussübung wird dich auf eine Reise, um die verschiedenen Ebenen zu fühlen, zu schmecken, zu berühren und zu sehen. Durch diese Erfahrung kannst du dein Bewusstsein erweitern, um alle Ebenen zusammenzubringen und zu entdecken, dass *du* die Ebenen der Existenz bist.

Erfahre alle Ebenen der Existenz

1. Gehe hoch auf die Siebte Ebene der Existenz (Siehe Seite 14 und 15) und gib die Anweisung: *„Schöpfer von Allem was Ist, es angewiesen [oder erbittet], zu jeder Ebene der Existenz zu reisen, um jede zu fühlen, zu berühren, zu schmecken und in all ihrer Pracht zu erfahren, heute am [Monat, Tag, Jahr, Zeit]. Danke. Es ist vollbracht. Es ist vollbracht. Es ist vollbracht."*
2. Visualisiere, wie dein Bewusstsein auf die Erste Ebene der Existenz geschickt wird.

3. Verbinde dich mit den Mineralien der Ersten Ebene der Existenz und wie sie heilen. Die Erste Ebene sind die Mineralien, die Kristalle, die Erde und die Steine. Sie ist jedes Stück Erde, vom kleinsten Kristall bis zum größten Berg, in seiner anorganischen Form. Erfahre die Kristalle und ihre Energie.

4. Verbinde dich mit der Zweiten Ebene der Existenz und fühle die Kraft der Kräuterheilkunde. Die Zweite Ebene besteht aus organischen Stoffen: Vitaminen, Pflanzen, Bäumen und den Elementarwesen.

5. Verbinde dich mit der Dritten Ebene der Existenz und nimm die Illusion wahr. Die dritte Ebene besteht aus proteinbasierten Molekülen, kohlenstoffbasierten Strukturen und aminosäurenbasierten Verbindungen. Diese organischen Verbindungen sind die Basis alles Lebens auf dieser Ebene.

6. Verbinde dich mit der Vierten Ebene der Existenz und deinen Vorfahren. Die Vierte Ebene ist die Geisterwelt.

7. Verbinde dich mit der Fünften Ebene der Existenz und den Meistern. Die Fünfte Ebene ist die Ebene der Engel, der Räte der Zwölf, unserer Seelenfamilie, den Meistern, unserem himmlischen Vater und unserer himmlischen Mutter.

8. Verbinde dich mit der Sechsten Ebene der Existenz und den Gesetzen.

9. Bringe das Wissen all dieser Ebenen in dir mit und wisse, dass du die Ebenen der Existenz bist.

10. Wenn du fertig bist, reinige dich mit der Siebte-Ebene-Energie und bleibe mit dieser göttlichen Energie verbunden.

Anhang

DIE FÜNF SCHRITTE DER GLAUBENSARBEIT UND DIE ACHT ARTEN DES GRABENS

DIE FÜNF SCHRITTE DER GLAUBENSARBEIT

Die fünf Schritte sind wie folgt:

1. Schaffe eine Vertrauensverbindung mit der anderen Person, dies fördert eine offene Kommunikation.

2. Identifiziere das Thema, an welchem die Person arbeiten möchte.

3. Fange mit dem Prozess des Grabens an. Dies ist die Suche nach dem Grundglaubenssatz, der alle Glaubenssätze die darauf gestapelt sind auflösen wird.

4. Gehe hoch und verbinde dich mit dem Schöpfer und bezeuge wie die Glaubenssätze auf den vier Glaubensebenen verändert werden – der Kern, genetischen, historischen und Seelenebene.
5. Bestätige mit dem Muskeltest, dass der Glaubenssatz aufgelöst und ersetzt wurde

DIE ACHT ARTEN DES GRABENS

Graben ist zu wissen wie du die richtigen Fragen stellst um den zugrundeliegenden Grundglaubenssatz zu identifizieren, der alle anderen Glaubenssätze, die ihn erschaffen haben, auflöst. Es gibt acht gängige Ansätze des Grabens.

1. Grundliegende Fragen

Diese sind:

‚Wer?'

‚Was?'

‚Wo?'

‚Warum?'

‚Wie?'

Beispiel:

‚Warum denkst du das?'

‚Was hast du daraus gelernt?'

‚Wie hat dir dies genützt?'

Wenn die Person sagt ‚Ich weiß es nicht,' frage, ‚Was wäre wenn du es wüsstest?' oder ‚Aber wenn du es wüstest…?' Dies ist eine Öffnung für tiefere Glaubens-Programme.

2. Phobien

Identifiziere die tiefste Angst, die unter allen anderen Ängsten liegt. Frage:

‚Was ist das Schlimmste, dass passieren könnte wenn du in dieser Situation wärst?'

‚Was würde in dieser Situation als nächstes passieren?'

3. Drama (Trauma)

- Identifiziere eine Situation in der Vergangenheit die diese traumatische Emotionen, wie Ärger, Traurigkeit, Groll, Schuld und Zurückweisung, das erste Mal hervorgerufen haben.
- Dann identifiziere die jetzigen Indikatoren der Gefühle dieser Person:

  ‚Wann hast du angefangen dich so zu fühlen?'

  ‚Gegenüber wem hast du dich so gefühlt?'

  ‚Wo warst du, als du dich so gefühlt hast?'

  ‚Was geschah zu dieser Zeit?'

  ‚Wie fühlst du dich in Bezug auf diese Situation?'

  ‚Was würdest du gerne für Handlungen, aus den Gefühlen die du aus dieser Situation hattest, machen?'
- Identifiziere wann das Gefühl sich entwickelte:

  ‚Wann warst du zum ersten Mal in einer ähnlichen Situation und erfuhrst ähnliche Gefühle?'

  ‚Wie hast du dich damals gefühlt?'
- Bezeuge wie der Glaubenssatz auf allen vier Glaubensebenen (Kern, genetisch, historisch und Seelen) aufgelöst und verändert wird.
- Mache Downloads der Gefühle die gebraucht werden damit die Person den Grundglaubenssatz erkennt.
- Frage:

  ‚Was hast du aus dieser Erfahrung gelernt?'

  ‚Warum musstest du dies Erfahren?'

  ‚Wie hat es dir genutzt und wie wird es dir weiter nützen?'

4. Krankheit

- Finde heraus was das Problem ist und dann fang an tiefer zu graben.

- Finde heraus warum die Person krank wurde:

  ‚Wann hat die Krankheit begonnen?'

  ‚Was ging damals in deinem Leben vor?'

- Finde heraus warum die Person krank bleibt:

  ‚Was war das Beste was dir als Ergebnis seit du krank bist passiert ist?'

  ‚Was hast du aus dem Krank sein gelernt?'

- Finde heraus warum die Person nicht gesund werden kann:

  ‚Was würde passieren wenn du wieder vollkommen gesund werden würdest?'

5. Manifestieren

- Bitte den Klienten zu visualisieren was er machen würde, wenn er alles Geld hätte, was er bräuchte.
- Frage den Klienten wo er sein würde, wenn er alles Geld hätte, das er haben wollte.
- Wie fühlt sich die Person mit allem Geld, das sie jemals haben wollte?
- Gibt es eine Partnerschaft im Leben der Person und wenn es eine gibt, wie reagiert die Familie/Freunde/Seelenpartner auf all das Geld und so weiter? Entdecke Themen die den Klienten sich in der Visualisierung unwohlfühlen lassen und fange an tiefer zu Graben um die Themen aufzulösen. Frage:

  ‚Was würdest du machen, wenn du alles Geld hättest, das du jemals haben wolltest?'

  ‚Was könnte in der Situation schief gehen?'

6. Genetische Arbeit

Wenn du beim Muskeltest feststellst, dass die Person bestimmte Glaubenssätze hat, an welche sie jedoch nicht bewusst glaubt, stellst du möglicherweise fest, dass sie verwirrt ist und es dir schwierig macht mit der Grabensarbeit weiter zu kommen. Ihr Glaubenssatz ist womöglich der genetische Glaubenssatz ihrer Vorfahren, welcher an sie vererbt wurde. Frage sie die folgenden Fragen um weiter zu kommen:

‚Ist das der Glaube deiner Mutter?'

‚Ist das der Glaube deines Vaters?'

‚Ist das der Glaube deiner Vorfahren?'

7. Gruppenbewusstseins Glaubenssätze

Wenn viele Menschen denselben Glaubenssatz haben akzeptieren sie diesen als Tatsache und er wird zu einem Gruppenbewusstseins Glaubenssatz. Ziehe diese Glaubenssätze heraus und eliminiere sie, so dass der Klient vorwärtsgehen kann.

Beispiel:

'Diabetes ist unheilbar.'

'Ich habe Angst meine Kraft zu nutzen.'

‚Ich habe ein Armutsgelübde abgelegt.'

Downloads:

‚Diabetes ist heilbar.'

‚Ich kann meine Kraft sicher und in Frieden nutzen.'

‚Das Armutsgelübde ist erfüllt und beendet.'

8. Das Unmögliche

Diese Arbeit wird nicht ausgeführt um Blockaden zu finden sondern um dein Gehirn neu zu programmieren, dass was als unmöglich wahrgenommen wird zu akzeptieren. Frage:

‚Was würde passieren wenn…?'

Dieser Anhang wurde von Hiroyuki Miyazaki aus den Arbeitsmaterialien von Vianna Stibal zusammengestellt.

QUELLEN

ThetaHealing® Seminare

ThetaHealing ist eine Energieheilmodalität begründet durch Vianna Stibal, mit zertifizierten Lehrern rund um die Welt. Die Seminare und Bücher von ThetaHealing sind als therapeutische Selbsthilfe Bücher gestaltet um die Heilfähigkeit des Geistes zu entwickeln. ThetaHealing beinhaltet die folgenden Seminare und Bücher:

ThetaHealing® Seminare unterrichtet durch zertifizierte ThetaHealing® Lehrer:

ThetaHealing Basis DNA Anwenderseminar

ThetaHealing Aufbau DNA Anwenderseminar

ThetaHealing Manifestieren und Überfluss Anwenderseminar

ThetaHealing Intuitive Anatomie Anwenderseminar

ThetaHealing Regenbogenkinder Anwenderseminar

ThetaHealing Krankheiten und Beschwerden Anwenderseminar

ThetaHealing Weltenbeziehungen Anwenderseminar

ThetaHealing DNA 3 Anwenderseminar

ThetaHealing Tiere Anwenderseminar

ThetaHealing Grabe Tiefer Anwenderseminar

ThetaHealing Pflanzen Anwenderseminar

ThetaHealing Seelenpartner Anwenderseminar

ThetaHealing RHYTHM Anwenderseminar

ThetaHealing Ebenen der Existenz Anwenderseminar

Zertifizierungsseminare exklusiv unterrichtet von Vianna im ThetaHealing Institute of Knowledge:

ThetaHealing Basis DNA 1 und 2 Lehrerseminar

ThetaHealing Aufbau DNA 2 ½ Lehrerseminar

ThetaHealing Manifestieren und Überfluss Lehrerseminar

ThetaHealing Intuitive Anatomie Lehrerseminar

ThetaHealing Regenbogenkinder Lehrerseminar

ThetaHealing Krankheiten und Beschwerden Lehrerseminar

ThetaHealing Weltenbeziehungen Lehrerseminar

ThetaHealing DNA 3 Lehrerseminar

ThetaHealing Tiere Lehrerseminar

ThetaHealing Grabe Tiefer Lehrerseminar

ThetaHealing Pflanzen Lehrerseminar

ThetaHealing Seelenpartner Lehrerseminar

ThetaHealing RHYTHM Lehrerseminar

ThetaHealing Ebenen der Existenz Lehrerseminar

ThetaHealing wächst immer weiter und dehnt sich aus, und es gibt immer wieder neue.

Bücher:

ThetaHealing® (Hay House, 2006, 2010)

Advanced ThetaHealing® (Hay House, 2011)

ThetaHealing® Diseases and Disorders (Hay House, 2012)

On the Wings of Prayer (Hay House, 2012)

ThetaHealing® Rhythm for Finding Your Perfect Weight (Hay House, 2013)

Verbinde dich mit uns, um immer auf dem Laufenden zu bleiben. Finde Informationen über weiterführende Seminare und Events, ThetaHealing Downloads, Produkte und vieles Mehr!

ThetaHealingbyVianna

ThetaHealingbyVianna

@thethetahealing

thethetahealing

ThetaHealingVianna

www.thetahealing.com
www.thetahealing.de
www.thetahealingswiss.com

ÜBER DIE AUTORIN

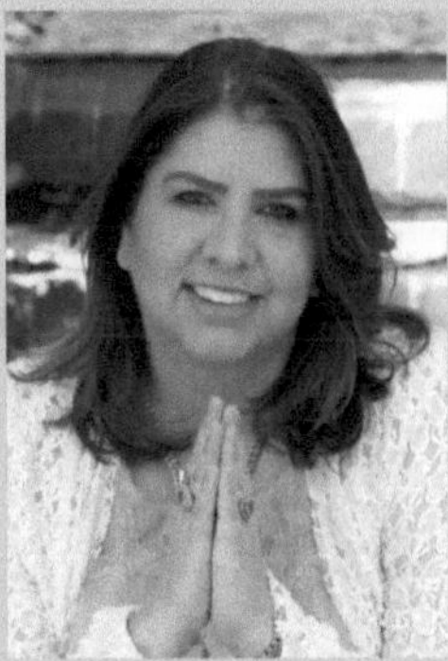

Vianna Stibal Begründerin der ThetaHealing®-Technik, ist Großmutter und Mutter, Künstlerin und Autorin. Aufgrund ihres natürlichen Charismas und Mitgefühls für Menschen und diejenigen, die Hilfe benötigen, wird sie auch intuitive Lehrerin genannt.

Nachdem ihr gezeigt wurde, wie sie sich mit dem Schöpfer verbinden konnte, um den einzigartigen Prozess mit dem Namen ThetaHealing®, durchzuführen und mit zu erschaffen, wusste sie, dass sie dieses Geschenk mit so vielen Menschen wie möglich teilen sollte. Es ist diese Liebe und Wertschätzung für den Schöpfer und die Menschheit, die ihr die Fähigkeit ermöglichen, klar in den menschlichen Körper zu sehen, zu entwickeln und viele Spontanheilungen zu bezeugen.

Ihr umfassendes Wissen über die Körpersysteme und ihr tiefes Verständnis der menschlichen Psyche, basierend auf ihren Erfahrungen wie auch den Einsichten, die ihr durch den Schöpfer gegeben wurden, machen Vianna zu einem ausgezeichneten Anwender dieser wundervollen Technik. Sie konnte bisher erfolgreich an verschiedenen medizinischen, körperlichen und geistigen Herausforderungen arbeiten.

Vianna weiss, dass die ThetaHealing®-Technik unterrichtet werden kann, darüber hinaus weiss sie, dass sie unterrichtet werden sollte. Sie leitet Seminare in der ganzen Welt, um Menschen aller Rassen, Glaubenssysteme und Religionen zu unterrichten. Sie hat Lehrer und Praktizierende unterrichtet, die in über 25 Ländern arbeiten, ihre Arbeit ist jedoch noch nicht am Ende. Sie hat sich verpflichtet, diese spirituelle Philosophie auf der gesamten Welt zu verbreiten.

www.thetahealing.com

NOTIZEN

NOTIZEN